"十四五"职业教育国家规划教材

全国中医药行业高等职业教育"十四五"规划教材

全国高等医药职业院校规划教材（第六版）

针灸学

（第二版）

（供中医学、中医骨伤等专业用）

主　编　甄德江　张海峡

全国百佳图书出版单位

中国中医药出版社

·北　京·

图书在版编目（CIP）数据

针灸学 / 甄德江，张海峡主编 . -- 2 版 . -- 北京：
中国中医药出版社，2025.1. --（全国中医药行业高等
职业教育"十四五"规划教材）.
ISBN 978-7-5132-9193-4

Ⅰ . R245

中国国家版本馆 CIP 数据核字第 2024NB7816 号

融合教材服务说明

全国中医药行业职业教育"十四五"规划教材为新形态融合教材，各教材配套数字教材和相关数字化
教学资源（PPT 课件、视频、复习思考题答案等）仅在全国中医药行业教育云平台"医开讲"发布。

资源访问说明

到"医开讲"网站（jh.e-lesson.cn）或扫描教材内任意二维码注册登录后，输入封底"激活码"进行
账号绑定后即可访问相关数字化资源（注意：激活码只可绑定一个账号，为避免不必要的损失，请您
刮开序列号立即进行账号绑定激活）。

联系我们

如您在使用数字资源的过程中遇到问题，请扫描右侧二维码联系我们。

中国中医药出版社出版

北京经济技术开发区科创十三街 31 号院二区 8 号楼

邮政编码　100176

传真　010-64405721

保定市西城胶印有限公司印刷

各地新华书店经销

开本 850×1168　1/16　印张 17.75　字数 477 千字

2025 年 1 月第 2 版　2025 年 1 月第 1 次印刷

书号　ISBN 978 – 7 – 5132 – 9193 – 4

定价　68.00 元

网址　www.cptcm.com

服 务 热 线　010-64405510

购 书 热 线　010-89535836

维 权 打 假　010-64405753

微信服务号　zgzyycbs

微商城网址　https://kdt.im/LIdUGr

官 方 微 博　http://e.weibo.com/cptcm

天猫旗舰店网址　https://zgzyycbs.tmall.com

如有印装质量问题请与本社出版部联系（010-64405510）

"十四五"职业教育国家规划教材
全国中医药行业高等职业教育"十四五"规划教材
全国高等医药职业院校规划教材（第六版）

《针灸学》编委会

主　编

甄德江（邢台医学院）　　　　　　　张海峡（渭南职业技术学院）

副主编（以姓氏笔画为序）

王艳杰（渭南职业技术学院）　　　　刘春梅（南阳医学高等专科学校）

张训浩（重庆三峡医药高等专科学校）　张永静（濮阳医学高等专科学校）

张晓哲（邢台医学院）　　　　　　　高华伟（山东中医药高等专科学校）

霍秀红（安阳职业技术学院）

编　委（以姓氏笔画为序）

杜平平（黑龙江护理高等专科学校）　张　程（湖北中医药高等专科学校）

陈　潇（江苏医药职业学院）　　　　周　文（保山市人民医院）

赵惠连（江西中医药高等专科学校）　黄华聪（广东江门中医药职业学院）

彭俊亮（娄底职业技术学院）　　　　樊沙沙（重庆医药高等专科学校）

"十四五"职业教育国家规划教材
全国中医药行业高等职业教育"十四五"规划教材
全国高等医药职业院校规划教材（第六版）

《针灸学》
融合出版数字化资源编创委员会

前　言

"全国中医药行业高等职业教育'十四五'规划教材"是为贯彻党的二十大精神和习近平总书记关于职业教育工作和教材工作的重要指示批示精神，落实《中医药发展战略规划纲要（2016—2030年）》等文件精神，在国家中医药管理局领导和全国中医药职业教育教学指导委员会指导下统一规划建设的，旨在提升中医药职业教育对全民健康和地方经济的贡献度，提高职业技术院校学生的实践操作能力，实现职业教育与产业需求、岗位胜任能力严密对接，突出新时代中医药职业教育的特色。鉴于由中医药行业主管部门主持编写的"全国高等医药职业院校规划教材"（三版以前称"统编教材"）在2006年后已陆续出版第三版、第四版、第五版，故本套"十四五"行业规划教材为第六版。

中国中医药出版社是全国中医药行业规划教材唯一出版基地，为国家中医、中西医结合执业（助理）医师资格考试大纲和细则、实践技能指导用书，全国中医药专业技术资格考试大纲和细则唯一授权出版单位，与国家中医药管理局中医师资格认证中心建立了良好的战略伙伴关系。

本套教材由50余所开展中医药高等职业教育的院校及相关医院、医药企业等单位，按照教育部公布的《高等职业学校专业教学标准》内容，并结合全国中医药行业高等职业教育"十三五"规划教材建设实际联合组织编写。本套教材供中医学、中药学、针灸推拿、中医骨伤、中医康复技术、中医养生保健、护理、康复治疗技术8个专业使用。

本套教材具有以下特点：

1. 坚持立德树人，融入课程思政内容和党的二十大精神。把立德树人贯穿教材建设全过程、各方面，体现课程思政建设新要求，发挥中医药文化的育人优势，推进课程思政与中医药人文的融合，大力培育和践行社会主义核心价值观，健全德技并修、工学结合的育人机制，努力培养德智体美劳全面发展的社会主义建设者和接班人。

2. 加强教材编写顶层设计，科学构建教材的主体框架，打造职业行动能力导向明确的金教材。教材编写落实"三个面向"，始终围绕中医药职业教育技术技能型、应用型中医药人才培养目标，以学生为中心，以岗位胜任力、产业需求为导向，内容设计符合职业院校学生认知特点和职业教育教学实际，体现了先进的职业教育理念，贴近学生、贴近岗位、贴近社会，注重科学性、先进性、针对性、适用性、实用性。

3. 突出理论与实践相结合，强调动手能力、实践能力的培养。鼓励专业课程教材融入中医药特色产业发展的新技术、新工艺、新规范、新标准，满足学生适应项目学习、案例学习、模块化学习等不同学习方式的要求，注重以典型工作任务、案例等为载体组织教学单元，有效地激发学生的学习兴趣和创新潜能。同时，编写队伍积极吸纳了职业教育"双师型"教师。

4. 强调质量意识，打造精品示范教材。将质量意识、精品意识贯穿教材编写全过程。教材围绕"十三五"行业规划教材评价调查报告中指出的问题，以问题为导向，有针对性地对上一版教材内容进行修订完善，力求打造适应中医药职业教育人才培养需求的精品示范教材。

5. 加强教材数字化建设。适应新形态教材建设需求，打造精品融合教材，探索新型数字教材。将新技术融入教材建设，丰富数字化教学资源，满足中医药职业教育教学需求。

6. 与考试接轨。编写内容科学、规范，突出职业教育技术技能人才培养目标，与执业助理医师、药师、护士等执业资格考试大纲一致，与考试接轨，提高学生的执业考试通过率。

本套教材的建设，得到国家中医药管理局领导的指导与大力支持，凝聚了全国中医药行业职业教育工作者的集体智慧，体现了全国中医药行业齐心协力、求真务实的工作作风，代表了全国中医药行业为"十四五"期间中医药事业发展和人才培养所做的共同努力，谨此向有关单位和个人致以衷心的感谢。希望本套教材的出版，能够对全国中医药行业职业教育教学发展和中医药人才培养产生积极的推动作用。需要说明的是，尽管所有组织者与编写者竭尽心智，精益求精，本套教材仍有一定的提升空间，敬请各教学单位、教学人员及广大学生多提宝贵意见和建议，以便修订时进一步提高。

国家中医药管理局教材办公室
全国中医药职业教育教学指导委员会
2024 年 12 月

编写说明

　　《针灸学》是"十四五"职业教育国家规划教材和全国中医药行业高等职业教育"十四五"规划教材之一,供全国高等医药职业院校中医学和中医骨伤等专业教学使用,也可供基层医务工作者临床参考之用。

　　为了进一步提高国家级规划教材的质量,牢固确立职业教育在国家人才培养体系中的重要位置,使之更好地适用于"十四五"期间日益发展的中医药事业的教学和临床需要,我们积极采纳了兄弟院校和各方面的意见与建议,在全国中医药职业教育教学指导委员会、国家中医药管理局教材办公室的统一规划、宏观指导下,力求课程内容与职业标准、教学过程与岗位实习过程的良好对接,提升人才培养质量,做到学以致用,突出质量意识、精品意识,通过内容规范化、结构模块化、素材数字化,实现中医药行业高等职业教育教材与现代职业教育数字技术的最广泛结合。由此本教材在继承传统理论与技能的基础上,尝试运用新的观点和方法阐释相关的理论,并采用科学和合理的技能训练方法,力求易教易学、生动有趣、主次分明、深入浅出,对提高教学效果、便于临床应用、提高学科水平具有非常重要的推动作用和现实意义,较好地融合了先进性和继承性,真正做到继承上的发展与创新。本教材具有以下特点。

　　1. 贯彻党的二十大精神,强化课程思政。全面贯彻党的教育方针,落实立德树人的根本任务,夯实二十大报告提出的"坚持为党育人、为国育才,全面提高人才自主培养质量,着力造就拔尖创新人才"的号召,着力促进中医药传承创新和发展,培育救死扶伤、全心全意为人民服务的高素质合格中医人才,将爱国主义教育、中医传统文化融入课程思政,有助于学生完整人格的塑造、专业知识的掌握、职业道德的形成。

　　2. 突出针灸学特色,结构模块标准化。本版教材的主体结构分为6个模块,突出针灸学特色。在标准化方面,基础篇腧穴定位参照中华人民共和国国家标准《经穴名称与定位》(GB/T 12346–2021)和《经外奇穴名称与定位》(GB/T 40997–2021);技能篇针灸技术的内容,参照中华人民共和国国家标准《针灸技术操作规范》(GB/T 21709–2021);治疗篇中病证的诊断参照中华人民共和国中医药行业标准《病证诊断疗效标准》(ZY/T 001.1–94)。按照中医执业助理医师《针灸学》考试大纲的要求,凡腧穴右上角标注星号者,均是重点腧穴;常见重点病证设置案例导入,提高学生分析问题、解决问题的能力,并激发学生的学习兴趣。

3. 更新完善，不断提高。根据本教材的教学时数，删除临床不常用的内容，对某些表述不够完善或有缺漏之处，进行认真的充实，努力使教材达到简练而精准，突出教材的前瞻性和权威性；并注重吸收近年来针灸学发展的成熟成果，将最新的研究成果在教材中有所体现，以保证教材的先进性、科学性、创新性。

4. 融合教材创新，学习更加方便灵活。紧跟数字化发展，充分利用多媒体的技术优势，以PPT、短视频等数字化资源，将重要知识点展现出来，增强教材实用性。

本版教材由全国15所高等职业教育院校合作编写。模块一由甄德江编写；模块二由张晓哲、周文、陈潇、杜平平编写；模块三由高华伟、王艳杰、张程、赵惠连、樊沙沙、张晓哲编写；模块四由张训浩、彭俊亮、黄华聪、张晓哲、张永静编写；模块五由甄德江、张晓哲、张永静编写；模块六由甄德江、张海峡、霍秀红、刘春梅、张晓哲编写；附篇由甄德江编写。

在教材编写期间，各参编院校的领导和同道们给予了极大的支持和帮助，中国中医药出版社承担了许多具体的组织工作，在此表示衷心感谢。恳请各兄弟院校广大师生与专家学者对本教材继续加以关注和厚爱，在使用过程中如发现问题或不妥之处，请及时反馈与指导，以便于我们今后进一步修订与完善。

《针灸学》编委会

2024 年 10 月

目 录

技能篇

基础篇

模块一　绪　论

【学习目标】

1.掌握：针灸学的概念和特点。

2.熟悉：针灸学在不同时期的发展。

3.了解：学习针灸学的方法。

针灸学是以中医理论为指导，研究经络、腧穴及刺灸方法，探讨运用针灸防治疾病规律的一门学科。其主要内容包括经络腧穴、针灸技术、针灸治疗等，是中医学的重要组成部分。

针灸疗法具有操作方便、适应证广、疗效显著、科学性强、经济安全的特点。千百年来一直深受广大人民群众的欢迎，对中华民族的繁衍昌盛和世界文明的进步作出了巨大的贡献。

项目一　针灸学发展简史

一、远古时期

1.针刺的起源　针刺起源于远古时代。在原始社会，人类在艰苦的生存和劳动生产中，经常发生损伤和病痛，因而会不自觉地用石片叩击痛处，或放血或排脓，以此来缓解病痛，这样的小石片经过古人的加工打磨，称为"砭石"，又叫"针石"，是最早的针刺工具，由此就形成了一门古代的针灸医术。

2.灸法的起源　灸法的产生是在火的发明和使用以后，人类通过长期的实践，发现身体的病痛经过火的烘烤后感到舒适且可减轻，因而从各种施灸材料发展到以艾叶为主要原料的艾灸。

二、先秦两汉时期

1.针灸学的理论奠基　先秦两汉是针灸学奠基和发展的重要时期。1973 年在湖南长沙马王堆三号汉墓出土的医学帛书中，有两篇现存最早的针灸文献，即《足臂十一脉灸经》和《阴阳十一脉灸经》，书中记载了经脉的循行分布、病候表现、灸治的方法。

在此时期，《黄帝内经》（简称《内经》）的问世，奠定了针灸学的理论基础。《内经》是我国现存最早的医学典籍，对经络、腧穴、刺灸方法、针灸治疗原理进行了较全面而系统的论述，其中以《灵枢》所载内容更为详尽，故后世又将《灵枢》称为《针经》。此书标志着针灸学理论体系的基本形成。成书晚于《内经》的《难经》，以阐明《内经》思想为宗旨，对奇经八脉和五行学说与五输穴的理论和应用进行了详细的论述和解释，并提出了八会穴，补充了

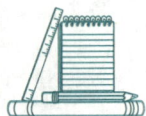

《内经》的不足。

2. 针灸学的临床应用　《史记·扁鹊仓公列传》记载了秦时扁鹊运用针灸汤药成功地抢救尸厥患者的医案，《韩诗外传》也有关于"扁鹊砭针砺石"的记载。汉代张仲景《金匮要略》曾言："若人能养慎……即导引吐纳针灸膏摩……"便能养生保健，减少疾病的发生。

由此可见，先秦两汉时期针灸疗法的理论化、系统化，标志着针灸学已成为一门独特的学科，是针灸发展史上的一个鼎盛时期。

三、魏晋时期

魏晋间医家皇甫谧将《灵枢》《素问》《明堂孔穴针灸治要》的针灸内容去其重复，择其精要，编撰成《针灸甲乙经》，确立了349个腧穴的位置、主治、操作方法、针灸宜忌和常见病的治疗，这是我国现存最早的针灸学专著，也是继《内经》后对针灸学的又一次总结。晋代葛洪《肘后备急方》中载录医方109条，99条为灸方，其妻鲍姑是我国历史上第一位女灸疗家，尤擅长用灸法防病治病。

四、隋唐时期

1. 针灸教育　隋代，国家有组织地开展针灸方面的教育，至唐代更具规模化、正规化，唐太医署负责管理针灸医学教育，内设针灸专业，其中"针博士一人，针助教一人，针师一人，针工二十人，针生二十人。针博士掌教针生以经脉孔穴，使识浮、沉、滑、涩，又以九针为补泻之法"。

2. 彩色经络腧穴图　唐代医家孙思邈在《备急千金要方》中，用五色绘制了"明堂三人图"，成为历史上最早的彩色经络腧穴图（已佚）。

3. 首创阿是穴和手指同身寸取穴法　唐代医家孙思邈首创了阿是穴和手指同身寸取穴法，至今仍被临床所常用，同时主张用灸法防病，强调针、药、灸治病的重要性，使灸法盛行。

五、宋时期

1. 政府设置教育机构　宋代继唐以后建立了更为系统的针灸教学机构，设立针科、灸科，非常重视开展针灸教育。北宋王惟一重新考证明堂经穴，于公元1026年撰《铜人腧穴针灸图经》，考证了354个腧穴，全书雕印刻碑，由政府颁布实施。次年设计铸造了两座铜人，为我国最早的针灸模型，开创了针灸模具直观教学的先河。

2. 提倡灸法防病保健　南宋王执中于公元1220年著《针灸资生经》，提倡和重视灸疗及压痛点的诊断与治疗作用，此期灸法防病保健盛极一时。

六、金元时期

金元时期，国家医学机构中没有设置针灸专科，但针灸的发展也非常令人瞩目。元代滑伯仁著《十四经发挥》，系统阐述了十四经循行及有关腧穴，对后人研究经络很有益处。此时期子午流注针法的兴起，使子午流注针法的理论更趋系统和完善。

七、明时期

明代是针灸学发展史上的又一个昌盛时期。名医辈出，理论进一步深化、系统和透彻，针

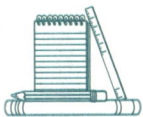

灸学专著颇丰。国家非常重视针灸学的教育，太医院设十三科进行医学教育，其中针灸为十三科的重要组成部分。此时期杨继洲的《针灸大成》，是继《内经》《针灸甲乙经》之后对针灸学的又一次总结，其内容丰富且精辟，特别是对针灸歌赋记载颇丰，直到今日仍是学习针灸学的重要参考书，并被译成英、德、法、日等多种文字，在国际上影响深远。其他如徐凤的《针灸大全》、汪机的《针灸问对》、陈会的《神应经》、高武的《针灸聚英》、李时珍的《奇经八脉考》等，诸家各有所为，促进了针灸学的昌盛和大发展。

八、清时期

清代，统治者极不重视针灸，太医院未设针灸专科，但是针灸疗法深受广大人民群众的信任，在民间广泛流传和应用。此期代表性的针灸著作是李学川于公元1817年撰成的《针灸逢源》，此书强调辨证取穴，针药并用，完整地列出361个经穴。

九、民国时期

民国时期，由于其政府推崇西医，企图取缔中医，中医受到很大冲击。由于广大群众相信并且欢迎针灸治病，针灸仍在民间得到广为应用和流传。许多针灸医家为保存和发展针灸学这一祖国瑰宝，自发成立了针灸学社、编印针灸书刊，开展针灸学教育，活跃了针灸学的学术氛围，对针灸学得以延续和发展起到了一定的推动作用。

十、中华人民共和国成立后

中华人民共和国成立后，中国共产党和政府非常重视继承发扬中医学遗产，制定了多项中医政策，并采取了一系列保护和发展中医的措施，使针灸学事业出现了前所未有的繁荣景象。

1. 针灸教育正规化　全国各地相继成立了中医药院校、中医院和中医药研究机构，针灸学成为中医药院校学生必修课程，针灸科是中医院必设的科室。各层次中医药院校先后建立了针灸系，使用了全国统一的针灸学教材，并开展了针灸硕士、博士研究生的培养，逐渐形成了针灸学教学、医疗、科研的完整体系。

2. 针灸文献的整理出版　翻印、点校、注释了一大批古代针灸书籍，出版了大量针灸学术著作和论文，并成立了中国针灸学会，学术交流十分活跃。

3. 针灸基础研究　开展了针灸实验研究，应用解剖学、神经生理学、生物化学、组织化学、免疫学、分子生物学及光、电、声、磁等先进的科学技术手段，对针灸学的相关问题进行了深入广泛的研究，尤其是对针灸治病机理和镇痛原理有了更深刻的认识。

4. 针灸临床疗效总结　广泛地进行了针灸临床疗效总结。临床研究证实，针灸对内、外、妇、儿、五官、骨伤等科400余种病证有一定的治疗效果，尤对其中100余种左右的病证有较好或显著的效果。

项目二　针灸学的对外交流

1. 针灸学的对外传播　大约在公元6世纪，针灸学传到朝鲜、日本等国家。公元562年，梁元帝将《针经》赠与日本钦明天皇，同年，吴人知聪携《明堂图》《针灸甲乙经》等书东渡日

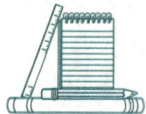

本。公元 16 世纪针灸传入欧洲，法国是欧洲传播针灸医学的主要国家。

2. 世界针灸学会联合会的成立　近年来，许多国家和地区已把针灸纳入医疗保健体系，在世界范围内兴起了针灸热。1979 年 12 月，世界卫生组织（World Health Organization，WHO）向全世界推荐 43 种疾病可应用针灸治疗。为适应针灸医学的对外传播和国际化发展要求，中国受WHO 委托，成立了多所国际针灸培训中心，为许多国家培养了大批针灸人才。1987 年 11 月在WHO 的支持下，在中国北京召开了世界针灸学会联合会（简称"世界针联"）成立暨第一届针灸学术大会，由此充分肯定了中国针灸医学在世界的地位。随之世界针联组织了多次国际性针灸学术大会，广泛开展世界性的针灸学术研究。

总之，针灸学具有独特的医疗和保健作用，是一门古老而又年轻且具有发展前途的医学科学，正在为中国和世界各国人民的繁衍和昌盛发挥着巨大的作用，并将作出更大的贡献。

知识链接

学习针灸学的方法

针灸学是一门理论性和实践性均较强的课程，与临床各科有着紧密的联系，在学习时既要熟记本课程的基础知识，又要复习临床各科的相关知识，更应在平时勤学苦练技能和切身实践体会，熟练掌握各种针灸操作技术，为临床工作打下扎实的基本功。为了更好地掌握本课程的内容，必须注意以下几个方面。

1. 归纳总结，分类对比　针灸学的内容博大精深，要善于归纳总结、分类对比。如针灸治病是在"经脉所过，主治所及"和"腧穴所在，主治所在"规律的指导下，选取腧穴进行治疗，故应熟练掌握经脉腧穴的循行分布和腧穴的分经主治规律。再如十四经脉的循行分布各有规律和特点，本经腧穴均有主治本经脉所联系的脏腑、器官组织及循行部位病证的作用，分布在相同部位或邻近部位的腧穴，均可以治疗该部位的病证。又如哪些腧穴禁止针刺、哪些腧穴禁止艾灸、哪些腧穴孕妇禁止针刺……这些内容都需要总结归纳，将书本上的知识真正变成你的知识和经验，学习才能做到事半功倍。

2. 熟读默记，不断学习　腧穴选择得当与否，是直接影响针灸治病疗效高低的因素之一。如何做到选择腧穴准确无误，首先要多读书，不断学习，温故而知新。"书读百遍，其义自见"，讲的是书要多读，才能理解和掌握知识的要点及重点。只有反复熟读经脉的循行走向规律和特点，不断诵读腧穴的定位和归经主治，加深理解，才能做到临床选择腧穴时信手拈来，得心应手，避免和防止"穴到用时才知少"的尴尬。

3. 学以致用，勤于实践　针灸学不但理论精深，也是实践性很强的一门临床学科。针灸疗效的好坏与腧穴的选择和针刺手法的应用有密切的关系。只有不断地、反复地在自身或他人身上画经脉循行和标点腧穴，才能做到选择腧穴时便捷准确；同时不断地在纸垫上反复练习进针，才能增强腕力和指力；尽量做到在自己身上练习进针，才能使你真正地理解和体会针刺感应，最终做到无痛进针，提高针灸治病的效果。

扫一扫，查阅
复习思考题答案

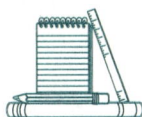

复习思考

1. 什么是针灸学？针灸疗法的特点有哪些？

2. 如何才能学好针灸学？

模块二　经络腧穴总论

> 【学习目标】
> 1.掌握：经络的概念及经络的功能；腧穴的概念、主治特点及规律、定位方法。
> 2.了解：经络学说；特定穴的临床应用。

项目一　经络总论

一、经络的概念

经络是人体运行气血、联络脏腑、沟通内外、贯穿上下的通道。经络由经脉和络脉组成，"经"有"路径"的含义，是经络中大的直行的主干，多循行于人体的深部；"络"有"网络"的含义，是经络中细小的分支，纵横交错，有如网格，分布于人体的浅表部位。经络"内属于腑脏，外络于肢节"，纵横交错地遍布全身，是人体组织结构和功能的重要组成部分。

经络学说是研究人体经络的生理功能、病理变化、循行分布与脏腑间相互关系的学说。是中医学理论体系的重要组成部分，对中医临床各科尤其是针灸临床实践具有重要的指导意义。

二、经络系统的组成

经络系统由经脉和络脉两大部分组成。经脉包括十二经脉、奇经八脉以及附属于十二经脉的十二经别、十二经筋、十二皮部；络脉包括十五络脉及无计其数的孙络、浮络等。经络系统的组成见图2-1。

（一）十二经脉

1.命名　十二经脉的命名是根据手足、阴阳、脏腑而定。用手、足将十二经脉分为手六经和足六经。根据中医理论，内属阴，外属阳，脏属阴，腑属阳，因此属于五脏和心包，循行于人体前侧、内侧的经脉为阴经，属于六腑，循行于人体后侧、外侧的经脉为阳经。十二经脉的名称分别为手太阴肺经、手阳明大肠经、足阳明胃经、足太阴脾经、手少阴心经、手太阳小肠经、足太阳膀胱经、足少阴肾经、手厥阴心包经、手少阳三焦经、足少阳胆经、足厥阴肝经。

2.表里属络关系　十二经脉与脏腑之间有特定的联系，脏与腑有表里相合的关系，因此十二经脉有明确的脏腑属络和表里关系。经脉直接归属联系的脏或腑称为"属"，而与之相对应表里联系的脏或腑称为"络"。阳经属腑络脏在表，阴经属脏络腑在里。如手太阴肺经属肺在里

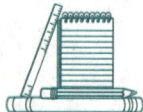

联络大肠；手阳明大肠经属大肠在表联络肺；足阳明胃经属胃在表联络脾；足太阴脾经属脾在里联络胃；手少阴心经属心在里联络小肠；手少阳小肠经属小肠在表联络心；足太阳膀胱经属膀胱在表联络肾；足少阴肾经属肾在里联络膀胱；手厥阴心包经属心包在里联络三焦；手少阳三焦经属三焦在表联络心包；足少阳胆经属胆在表联络肝；足厥阴肝经属肝在里联络胆。由此可见，互为表里的脏腑与经脉在生理上有密切的联系，因此在发生病变时也可相互影响，临床治疗时可相互为用。

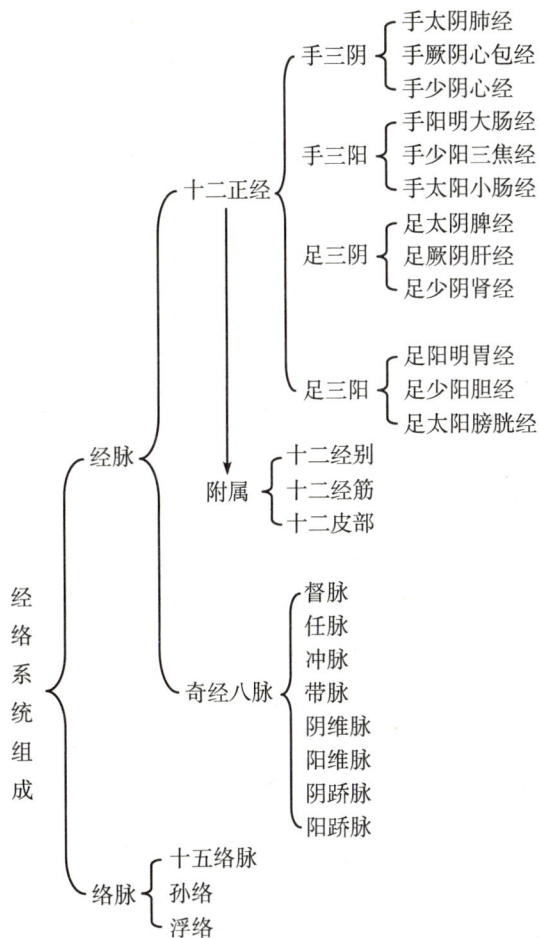

图 2-1 经络系统组成

3. 循行走向特点 十二经脉的循行走向特点概括为：手三阴经从胸走手；手三阳经从手走头；足三阳经从头走足；足三阴经从足走腹（胸）。正如《灵枢·逆顺肥瘦》所言："手之三阴，从脏走手；手之三阳，从手走头；足之三阳，从头走足；足之三阴，从足走腹。"

4. 交接规律

（1）相表里的阴经与阳经在四肢末端交接 如手太阴肺经与手阳明大肠经在食指末端交接；手厥阴心包经与手少阳三焦经在无名指末端交接；手少阴心经与手太阳小肠经在小指末端交接；足太阴脾经与足阳明胃经在足大趾内侧端交接；足厥阴肝经与足少阳胆经在足大趾外侧端交接；足少阴肾经与足太阳膀胱经在足小趾端交接。

（2）同名的阳经与阳经在头面部交接 如手阳明大肠经与足阳明胃经在鼻翼旁交接；手太阳小肠经与足太阳膀胱经在目内眦交接；手少阳三焦经与足少阳胆经在目外眦交接。

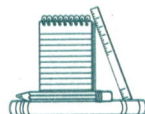

（3）阴经与阴经在胸中交接　如足太阴脾经与手少阴心经交接于心中；足少阴肾经与手厥阴心包经交接于胸中；足厥阴肝经与手太阴肺经交接于肺中。

5. 分布概况　十二经脉左右对称地分布于人体的头面、躯干和四肢，其分布概况如下。

（1）头面部　阳经皆上达头面。手足阳明经分布于面部；手足少阳经分布于侧头部；手太阳经分布于颊部；足太阳经分布于后头及头顶部。

（2）颈项部　以面部为前描述，前正中线为任脉，从前向后两侧依次为足阳明胃经、手阳明大肠经、手太阳小肠经、手少阳三焦经、足少阳胆经、足太阳膀胱经，至后正中线为督脉。

（3）躯干部　手三阴经在胸膺部的分布是手太阴经在上胸部外侧，手厥阴经在乳旁，手少阴经在腋下。手三阳经在肩部的分布是手阳明经在肩前，手少阳经在肩上，手太阳经在肩胛。躯干前正中线为任脉，向两侧依次为足少阴肾经、足阳明胃经、足太阴脾经、足厥阴肝经、足少阳胆经。躯干后正中线为督脉，向两侧依次为足太阳膀胱经第1侧线、第2侧线。

（4）四肢部　上肢手三阴三阳经的分布为：手三阴经分布于上肢掌侧面，以手拇指为前、小指为后的体位描述，手太阴肺经在前，手厥阴心包经在中，手少阴心经在后；手三阳经分布于上肢背侧，手阳明大肠经在前，手少阳三焦经在中，手太阳小肠经在后。下肢足三阴三阳经的分布为：下肢外侧前缘及次趾外侧端为足阳明胃经，外侧中间及第4趾外侧端为足少阳胆经，外侧后缘及小趾外侧端为足太阳膀胱经；下肢内侧前缘为足太阴脾经，内侧中间为足厥阴肝经，内侧后缘为足少阴肾经，但在内踝上8寸以下则是足厥阴肝经居前，足太阴脾经居中，足少阴肾经居后。

6. 流注次序　十二经脉的流注次序是：肺经→大肠经→胃经→脾经→心经→小肠经→膀胱经→肾经→心包经→三焦经→胆经→肝经，肝经又流注于肺经，依次循环往复，周流不息（歌诀：肺大胃脾心小肠，膀肾包焦胆肝详）。十二经脉流注次序见图2-2。

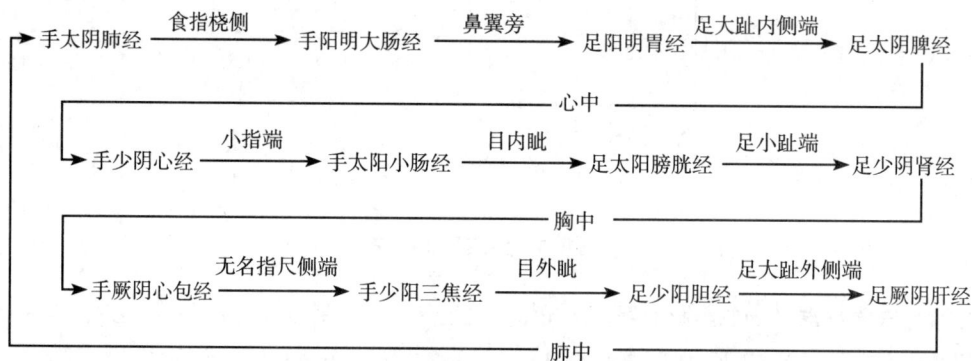

图2-2　十二经脉流注次序

7. 主治概要　十二经脉各有其属络的脏腑，又有其特定的循行路线、分布区域，所以每条经脉有其不同的主治病证范围。总的规律是每条经脉均可以治疗该经所属络脏腑的病证，还可治疗经脉循行部位的病证及经脉所联系的组织器官的病证。如手太阴肺经属肺络大肠，经脉循行经过上肢掌侧面桡侧缘终止于拇指桡侧端，分支终止于食指桡侧端，主治喉、胸、肺病，如咳嗽、气喘、少气不足以息、咯血、伤风、胸部胀满、咽喉肿痛，以及经脉循行部位的病证，如缺盆部及手臂内侧前缘痛、肩背部寒冷、疼痛等。

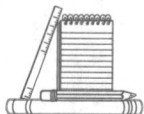

（二）奇经八脉

1. 命名 奇经八脉是指别道奇行的经脉，包括督脉、任脉、冲脉、带脉、阴维脉、阳维脉、阴跷脉、阳跷脉共八条。奇经八脉一名，首见于《难经·二十八难》："凡此八者，皆不拘于经，故曰奇经八脉也。"认为奇经八脉是区别于十二经脉的一个独立的经脉体系。

2. 特点 ①不直接与脏腑相联系；②无阴阳表里属络关系。

3. 作用 奇经八脉是经络系统的重要组成部分，其综合作用归纳如下。

（1）联络、沟通作用 奇经八脉将部位相近、功能相似的经脉联系起来，加强了十二经脉之间的联系。任脉与足三阴经交会于关元、中极；督脉与手、足三阳经交会于大椎；带脉横行于腰腹而"约束诸经"；阳维脉联系各阳经，阴维脉联系各阴经，共同维络一身之阴阳；冲脉与手厥阴心包经、足阳明胃经脉气相通，上行"渗诸阳"，下行"渗三阴"。通过这些交会和沟通，进一步密切了经脉之间的联系，加强了机体内部的整体性和统一性。

（2）统领、主导作用 督脉被称为"阳脉之海"，与诸阳经相联系，具有调节全身阳经之气的作用；任脉被称为"阴脉之海"，与诸阴经相联系，具有调节全身阴经之气的作用；冲脉被称为"十二经之海"，又称"血海"和"五脏六腑之海"，与十二经脉联系密切，可溢蓄调节十二经脉气血；阳维脉、阴维脉联系阳经与阴经，分别主一身之表里，维系手足三阳经和三阴经的协调与稳定。跷脉之"跷"有足跟、矫捷之意，阴、阳跷脉主肢体两侧的阴阳，调节下肢运动与寤寐。由此可见奇经八脉对十二经脉的气血具有统领和主导的作用。

（3）渗灌、调整作用 奇经八脉纵横交错于十二经脉之间，对十二经脉的气血有蓄积和渗灌的调整作用。当十二经脉气血旺盛时，则流注于奇经中，蓄以备用，十二经脉气血不足时，则由奇经"溢出"而"渗灌"于十二经脉中以供其需要。

4. 循行分布特点 奇经八脉中的督、任、冲脉皆起于胞中，下出会阴，故有"一源三歧"之说。督脉循行于脊背正中，上至头面，诸阳经与之交会；任脉循行于腹胸正中，上抵颏部，诸阴经与之交会；冲脉与足少阴肾经相伴上行，环绕口唇，与十二经脉密切联系。带脉起于胁下，环行腰间一周，约束纵行诸脉；阴跷脉起于足跟内，沿小腿内侧上行，至目内眦，阳跷脉起于足跟外侧，沿小腿至肩部，上与阴跷脉合于目内眦；阴维脉起于筑宾处，沿下肢内侧上行至颈部，阳维脉起始于阳交处，沿下肢外侧上行颈部，以维系阴经和阳经之间的协调与平衡。

5. 主治概要 督脉主治脑、五官、脊柱、胞宫、神志和生殖功能方面的病证；任脉主治泌尿、生殖及咽喉部的病证；冲脉主治生长、发育、生殖及气机上逆的病证；带脉主治机体功能弛缓、痿废及生殖器官的病证；阴跷脉主治下肢内侧肌肉经筋痉挛、拘急，外侧肌肉经筋弛缓；阳跷脉主治下肢外侧肌肉经筋痉挛、拘急，内侧肌肉经筋弛缓；阳维脉主治发冷、发热等；阴维主治心痛、胃痛等。

（三）十五络脉

由十二经脉和任、督脉各别出一条络脉及脾之大络组成，共计15条。称为"十五络脉"。十五络脉分别以其络穴命名。

1. 循行分布特点 十二正经的别络从四肢肘、膝关节以下本经脉分出后走向其表里的经脉，即阴经的络脉走向互为表里的阳经，阳经的络脉走向互为表里的阴经，由此加强了表里经之间的联系。任脉的别络从鸠尾分出后，散布于腹部，以沟通腹部诸阴经之气；督脉的络脉从长强分出后，上行后背、头、项，以沟通诸阳经之气；脾之大络从大包分出，布散于胸、胁之间。

2. 作用 十五络脉的作用可概括为两方面：①加强了表里经两经间的联系。十二正经的别络加强了表里经之间的联系，扩大了腧穴的主治范围。十五络脉从经脉分出处的腧穴为络穴。

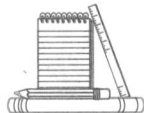

络穴除主治本经病证外，还可治疗表里经的病证。如列缺为手太阴肺经之络脉（络穴），沟通了与手阳明大肠经的联系，不但可治疗肺经咳嗽、气喘等病证，也可治疗落枕、颈椎病等头项病证。②任脉、督脉、脾之大络加强了头身、躯干部经气的联系。

（四）十二经别

经别是正经别行深入人体胸腹腔的支脉，以十二经命名。

1. 循行分布特点 十二经别的循行分布具有离、入、出、合的特点。"离"是指十二经别均从四肢肘、膝附近的正经别出；"入"是指十二经别均深入胸、腹腔；"出"是指十二经别均在头项部浅出体表；"合"是指十二经别均到头面后阴经合于相表里的阳经，阳经合于本经，故有"六合"之称。

2. 作用 十二经别的作用主要有：①加强了表里经之间的联系；②加强了经脉与脏腑的联系；③补充了十二经脉在体内外循行的不足，扩大了经穴的主治病证范围，如手足三阴经腧穴可以治疗头面和五官疾病，与阴经经别在头面合于阳经的特点有密切的关系。

（五）十二经筋

十二经筋是十二经脉之气结聚于筋肉关节的组织，亦是十二经脉的外周连属组织的重要组成部分，以十二经命名。

1. 循行分布特点 十二经筋均起于四肢末端，走向头身，行于体表，有的进入胸腹腔，但不属络脏腑。足三阳经筋起于足趾，循股外侧上行结于头面；足三阴经筋起于足趾，循股内侧上行，结于腹部；手三阴经筋起于手指，循臑内上行，结于胸膈上下；手三阳经筋起于手指，循臑外上行，结于头部。

2. 作用 十二经筋的作用主要是联络和约束骨骼，利于关节的屈伸活动，以维持人体正常的运动功能。

（六）十二皮部

十二皮部是十二经脉功能活动反映在体表的区域，也是络脉之气散布所在。正如《素问·皮部论》所说："凡十二经络脉者，皮之部也。""皮者，脉之部也。"十二皮部以十二经命名。

1. 分布特点 十二皮部的分布区域，以十二经脉体表的分布范围为依据。即《素问·皮部论》所说："欲知皮部，以经脉为纪者，诸经皆然。"

2. 作用 十二皮部分布在人体最外层，并与经络相联，与脏腑气血相通，是机体的卫外屏障。外邪侵袭人体，首先犯及皮肤，正如《素问·皮部论》所说："是故百病之始生也，必先客于皮毛，邪中之则腠理开，开则入客于络脉，留而不去，传入于经，留而不去，传入于腑，廪于肠胃。"可见十二皮部的作用主要起着保卫机体，抗御外邪和反应病候的作用。

三、经络的标本、根结、气街、四海

标本、根结、气街、四海之理论亦是经络学说的重要组成部分。理解这些理论，对进一步认识经络循行分布及经气运行特殊规律，从而更有效地指导临床实践有着非常重要的意义。

1. 标本 是指经脉腧穴分布部位的上下对应之关系。"标"是指经气弥漫地分布于头面躯干部位；"本"是指经气集中分布在四肢的部位。由此形成了四肢为本、头面躯干为标的标本理论，是上病下取、下病上取的选穴理论依据之一。正如《素问·至真要大论》所说："知标与本，用之不殆，明知逆顺，正行无问。"又说："夫标本之道，要而博，小而大，可以言一而知百病之害。"十二经脉标本部位的分布见表2-1。

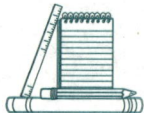

表 2-1　十二经脉标本

十二经脉	本		标	
	部位	相应腧穴	部位	相应腧穴
足太阳	跟以上 5 寸中	跗阳	两络命门（目）	睛明
足少阳	窍阴之间	足窍阴	窗笼（耳）之前	听会
足阳明	厉兑	厉兑	颊下，夹颃颡	人迎
足太阴	中封前上 4 寸中	三阴交	背俞与舌本	脾俞、廉泉
足厥阴	行间上 5 寸所	中封	背俞	肝俞
足少阴	内踝下上 3 寸中	交信、复溜	背俞与舌下两脉	肾俞、廉泉
手太阳	手外踝之后	养老	命门（目）之上 1 寸	攒竹
手少阳	小指次指之间上 2 寸	中渚	耳后上角下外眦	丝竹空
手阳明	肘骨中上至别阳	曲池	颜下合钳上	迎香
手太阴	寸口之中	太渊	腋内动脉	中府
手厥阴	掌后两筋之间 2 寸中	内关	腋下 3 寸	天池
手少阴	锐骨之端	神门	背俞	心俞

2. 根结　是指经气所起与所归。"根"为经气始于四肢末端的"井穴"；"结"为经气归结于头、胸、腹部。根者、本者部位在下，是经气起源之处，也即经气所出；结者、标者，部位在上，是经气聚结之所，即经气所归。十二经脉与脏腑紧密相连，气血周流不息、如环无端，经气循行既有"根"与"本"，也有"结"与"标"。标本、根结理论补充说明了经气的流注运行情况，其临床意义正如《标幽赋》所说："更穷四根三结，依标本而刺无不痊。"

十二经脉的"根"与"本"，"结"与"标"位置相近或相同，意义也相似，但在具体内容上有所不同，即"根上有本"，"结外有标"，说明"标本"的范围比"根结"广。"标本"理论侧重于经脉腧穴分布上下部位的对应关系，"根结"理论则强调经气上下间的联系。《灵枢·根结》记载了足三阴经和足三阳经的根结（表 2-2）。

表 2-2　足三阴经和足三阳经根结

经脉	根（井穴）	结
足太阳	至阴	命门（目）
足阳明	厉兑	颡大（钳耳）……头
足少阳	足窍阴	廉泉
足少阴	涌泉	窗笼（耳）
足厥阴	大敦	玉英、膻中……胸
足太阴	隐白	太仓（胃）……腹

3. 气街　是指经气聚集通行的共同道路。《灵枢·卫气》说："胸气有街，腹气有街，头气有街，胫气有街。"气街多为"结"与"标"的部位，分布于头身的腧穴可以治疗局部和内脏病证，部分腧穴又可以治疗四肢病证。

4. 四海　是指人体气血精髓等精微物质汇聚之处，即髓海、气海、血海、水谷之海的总称。

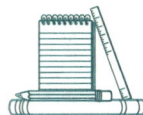

经络学说认为人体的气血犹如水流，百川归海，因而《灵枢·海论》说："人有髓海，有血海，有气海，有水谷之海，凡此四者，以应四海也。"又进一步明确地说："胃者，水谷之海……冲脉者，为十二经之海……膻中者，为气之海……脑为髓之海。"

四海的分布与气街的分布相类似，髓海位于头部，气海位于胸部，水谷之海位于上腹部，血海位于下腹部，各部间相互联系，主持全身气血、津液的生成与功能活动。

四海理论明确了经气的组成和来源。四海病变，主要表现为有余和不足两方面，临床上可以此辨证施治。

四、经络的功能及应用

（一）经络的功能

1. 联络脏腑，沟通内外 经络的循行分布纵横交错，入里出表、通达上下，联系脏腑器官。十二经脉和十二经别着重在人体的脏腑与体表及脏腑与各组织器官之间的联系；奇经八脉加强了经脉之间的联系；经筋和十五络脉着重在体表与体表、以及体表与脏腑之间的联系；经筋、皮部联结了肢体筋肉皮肤；标本、根结、气街和四海沟通了人体前后腹背和头身上下间的联系。由此可见，经络系统将人体的五脏六腑、四肢百骸、五官九窍、皮肉筋骨等组织器官构成一个有机的整体，使全身内外、上下、前后保持协调和统一。

2. 运行气血，营养全身 气血是构成人体和维持人体生命活动的基本物质之一。《灵枢·本脏》说："经脉者，所以行血气而营阴阳，濡筋骨，利关节者也。"指出经络具有运行气血、营养全身、协调阴阳的功能，借此以维持人体正常的生理活动。《灵枢·营卫生会》说："营在脉中，卫在脉外，营周不息，五十而复大会，阴阳相贯，如环无端。"指出了经络不但具有运行气血的功能，且有阻遏血液溢出脉外的功能。

3. 抗御外邪，保卫机体 《灵枢·本脏》说："卫气者，所以温分肉，充皮肤，肥腠理，司关合者也……卫气和则分肉解利，皮肤调柔，腠理致密矣。"《素问·四时刺逆从论》则说："经满气溢，入孙络受血，皮肤充实。"《素问·气穴论》进一步说："孙络三百六十五穴会……以溢奇邪，以通荣卫。"孙络分布遍及全身各部，卫气通过孙络散布全身。当外邪侵犯人体时，卫气通过孙络迅速密布于体表，与外邪抗争，在体表出现病候。如果正能胜邪，则外邪迅速出表，机体得安；如果邪胜正衰，邪气通过孙络，其次络脉，进而经脉由表向里逐步深入犯及六腑，最后侵犯五脏。针灸等治法激发了经络抗御病邪、保卫机体的功能，从而使正气得复，外邪得泄，病证好转，机体得以康复。

4. 传导感应，调整虚实 经络具有传导机体内外的各种刺激，进而影响脏腑功能及调整脏腑虚实的作用。在致病因素的作用下，通过经络的传导，机体便会出现气血失和、阴阳偏盛偏衰的虚实证候，此时运用针灸等方法治疗，以"泻其有余，补其不足"刺激腧穴，通过经络的传导及调整作用，以达到调和气血、扶正祛邪、协调阴阳、治愈疾病的目的。

（二）经络的应用

1. 说明病理变化

（1）传注病邪 经络传注病邪的途径主要表现为两方面：①外邪入里。《素问·缪刺论》说："夫邪之客于形也，必先舍于皮毛，留而不去，入舍于孙脉，留而不去，入舍于络脉，留而不去，入舍于经脉，内连五脏，散于肠胃，阴阳俱感，五脏乃伤。"当机体受到病邪侵袭时，外邪可经皮部、孙脉、络脉、经脉的传注，由表及里，由浅入深，从皮毛腠理内传于脏腑。②脏

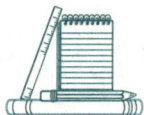

腑之间、脏腑与体表组织器官之间病变相互影响。如肝病，影响到胃则出现肝胃不和，影响到肺则出现木火刑金，波及眼睛则目赤肿痛或视物不清等；心火下移小肠则小便淋沥涩痛等。这些都是脏腑病变通过经络传注而相互影响的结果。

（2）反映病候　经络气血阻滞不通，则会出现相关部位的疼痛或肿胀及不适等。如心脉痹阻除见胸闷、心悸、发作性心前区闷痛或刺痛外，尚可见痛引肩背等。经络与经络之间、经络与脏腑之间，在病候反应上也互相影响。

2. 指导辨证归经　依据经络循行分布以及与脏腑相应的属络关系，可将错综复杂的临床表现归属某经或某脏腑。如足厥阴肝经夹胃属肝络胆，上连目系等，故肝经病变可犯及胃，出现胃痛或呕吐，并影响胆汁的排泄而出现黄疸、胁痛、目赤肿痛等。此外，脏腑病证也会在经络循行通路上，或经气聚集的某些穴位上，出现明显的压痛、结节或条索状反应物，以及皮肤形态、温度、电阻等改变，据此有助于疾病的辨证归经。如在肺俞及中府处有压痛或不适，可考虑肺有病；在胃俞及足三里处有压痛或不适，可考虑胃有病等。临床上还采用循经诊察、扪穴诊察、电阻测定等方法检查有关经络、腧穴的反应，以确定某经某脏腑有病。

3. 指导针灸治疗

（1）选取经脉　根据经脉循行与脏腑的关系，若某一脏腑或部位发生病证即可选择相关的经脉治疗。如《灵枢·癫狂》曰："狂言、惊、善笑、好歌乐、妄行不休者，得之大恐，治之取手阳明、太阳、太阴。"《灵枢·杂病》曰："心痛，但短气不足以息，刺手太阴。"又说："腰痛，痛上寒，取足太阳阳明，痛上热，取足厥阴，不可以俯仰，取足少阳。"强调了选取经脉在针灸治病中的重要性。

（2）选取腧穴　针灸取穴，一般在明确辨证的基础上，根据经络与脏腑的关系及病证特点，选择相关的腧穴进行治疗。临床上除选用局部穴外，还常以循经取穴为主，即某一经络或脏腑有病，选用该经或该脏腑所相应经脉的远部腧穴来治疗。如胃病取足三里、膀胱病取委中等。另《灵枢·厥病》："胃心痛也，取之大都、太白……脾心痛也，取之然谷、太溪……肝心痛也，取之行间、太冲。"都是经络学说在选取腧穴中的具体运用。

（3）刺灸方法　刺灸方法的选择主要是以经络学说为依据，经脉盛者多用泻法，多针少灸或刺络出血；经脉虚者多用补法，多灸少针或不针。临床具体应用可概括为：①针刺深浅。针刺深浅与多方面因素有关，其中经脉的虚实决定着针刺的深浅，如《灵枢·终始》中所说"脉实者，深刺之，以泄其气；脉虚者，浅刺之，使精气无得出"即是此意。②针刺补泻。补泻手法根据人体经脉循行逆顺、阴阳属性、经气的盛衰、经脉气血多少、脏腑虚实、新病旧病而定，历代医家在经络学说的指导下，根据"虚则补之，实则泻之"的原则，创立了许多针刺补泻手法，如迎随补泻法、开阖补泻法等。③刺络放血。对于急性热病、疼痛、瘀血、体盛者，均可刺络放血。如《灵枢·热病》："心疝暴痛，取足太阴、厥阴，尽刺去其血络。"④艾灸法。对阴寒病证、气虚下陷、四肢不温、久病阳虚、久泻不止、脱肛者，均可用艾灸治疗。如《灵枢·经脉》"陷下则灸之"，《灵枢·寿夭刚柔》有"刺布衣者，以火焠之；刺大人者，以药熨之"。⑤针刺工具。邪犯经络的不同，其治疗工具也不同，如治疗经筋病，在《灵枢·经筋》中说"治在燔针劫刺"，治疗顽痹，在《灵枢·官针》中则说"病在经络痼痹者，取以锋针"等。

4. 指导药物归经　药物归经理论是运用经络学说对药物性能进行分析、归类，以此阐明药物按其主治性能归入某经或某几经，也就是某些药物对脏腑、经络的作用有一定的选择性。药

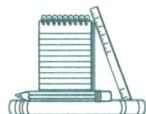

物归经理论的意义在于使药达病所，发挥其最直接和最高效的治疗作用。如麻黄具有发汗、平喘、利尿的作用，则麻黄归肺经、膀胱经；杏仁、贝母能治喘咳、胸闷，故归肺经；白芷入胃经，善治眉棱骨痛。又如同属清热药，但有的偏于清肺热，有的偏于清胃火，均为滋补药，又有补脾、补肾、补肺的差异，正是药物归经不同所致。药物归经理论的形成使药物在临床应用方面更为灵活多变，由此拓展了药物的主治范围。金·张元素还根据经络学说，创立了"引经报使药"理论，如治疗头痛，后枕部头痛属太阳经，故选用归太阳经的药物羌活，头两侧疼痛属少阳经，故选用归少阳经的药物柴胡等。

复习思考

1. 经络的作用有哪些?
2. 如何根据经络学说选择腧穴和刺灸方法?

项目二　腧穴总论

一、腧穴的概念

腧穴是脏腑经络之气输注于体表的部位，亦是接受针灸等技术刺激的处所。历代文献中腧穴有"砭灸处""节""会""骨空""气府""穴道"等名称，《铜人腧穴针灸图经》通称"腧穴"，《神灸经纶》则称为"穴位"。《素问·气府论》认为腧穴是"脉气所发"。《灵枢·九针十二原》进一步解释说："节之交，三百六十五会……所言节者，神气之所游行出入也，非皮肉筋骨也。"由此可见，腧穴所在位置不单纯是皮肉筋骨所形成的空隙，更为主要的是人体脏腑经络之气游行出入的门户。

在古时"腧""输""俞"三字皆指腧穴，近代针灸著作则区分为"腧"泛指全身所有的穴位，"输"特指五输穴中的第三个穴位"输穴"；"俞"专指脏腑之气输注于背腰部足太阳膀胱经上的穴位，即"背俞穴"。

腧穴与脏腑经络的关系十分密切。《灵枢·小针解》说："节之交三百六十五会者，络脉之渗灌诸节者也。"而《千金翼方》更进一步指出："凡孔穴者，是经络所行往来处。"明确指出腧穴均归属经络，通过经络系统与人体各部发生紧密联系。脏腑病证能使某些相应经穴出现异常反应，刺激这些腧穴，对相应脏腑的功能活动具有特定的调节作用。从十二经脉病候及各经腧穴的主治作用来看，各经病候与本经腧穴主治重点基本一致，由此更进一步说明腧穴 – 经络 – 脏腑是一个完整和统一的系统。

二、腧穴的分类

（一）十四经穴

十四经穴是指归属于十二经脉、任脉和督脉的腧穴。简称"经穴"，共有 362 个。其特点为：归属于十二经脉、有固定的位置、明确的名称及各自的主治病证。

经穴不但具有主治本经脏腑及相关他经脏腑病证的作用，同时亦能反映所属经脉及相应脏腑的病证。十四经穴是腧穴的重要组成部分，为临床所常用。

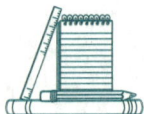

(二) 经外奇穴

经外奇穴是指不归属于十四经脉的腧穴，简称"奇穴"。经外奇穴特点是：有特定的名称、固定的位置和特殊的治疗作用。如阑尾穴主治阑尾炎，胆囊穴主治胆囊炎、胆结石等。

(三) 阿是穴

阿是穴是以压痛点或敏感反应点作为腧穴，又称"压痛点""不定穴""天应穴"。其特点为：没有固定的位置和具体的名称。

三、腧穴的主治特点及规律

(一) 腧穴的主治特点

1. 近治作用 是指腧穴具有治疗该穴位所在部位及邻近脏腑组织器官病证的作用。如眼部附近的穴位可治疗目疾，上腹部的穴位可治疗胃痛、呕吐、腹胀、腹痛，下腹部的穴位可治疗腹痛、腹胀、便秘等。这是所有腧穴治疗作用的普遍性和共同特点，即"腧穴所在，主治所能"。

2. 远治作用 是指某些腧穴既有近治作用，还具有治疗距离该穴位较远的脏腑组织器官病证的作用。尤其是十二经脉分布在四肢肘膝关节以下的腧穴，远治作用效果显著，有的甚至影响到全身。如足三里不仅治疗下肢疼痛、麻木不遂，还能治疗胃痛、呕吐，还具有保健强身的作用等，此即"经脉所过，主治所及"理论的体现。

（1）**本经远治作用** 是指本经腧穴主治远离该穴的本经脉所属脏腑及循行所过部位的病证。如通里为手少阴心经穴，可治疗心、胸、神志及经脉循行部位的病证；内庭、厉兑、足三里为足阳明胃经穴，可治疗胃病如呕吐、呃逆、消化不良，及本经所过部位的疼痛、麻木、厥冷等。

（2）**异经远治作用** 是指某些腧穴既治疗远离该穴的本经脏腑组织器官的病证，还能治疗远离该穴的其他经脏腑组织器官的病证。如手阳明大肠经的合谷穴，不仅治疗本经的头痛、目赤肿痛、鼻衄、齿痛、热病，且可治疗他经的病证，如经闭、滞产、疟疾、小儿惊风；足少阴肾经的涌泉，既可治疗本经的头痛、失眠、目眩、咽喉肿痛、便秘、小便不利，还可治疗小儿惊风、癫狂、昏厥等。这些都是腧穴异经远治作用的体现。

3. 特殊作用 是指某些腧穴具有双向的良性调整作用和相对的特异性治疗作用。

（1）**双向作用** 是指同一腧穴对机体不同的病理状态，可以起到两种不同的治疗作用。如心动过速时，针灸内关能减慢心率，心动过缓时，针灸内关又可加快心率，使之恢复正常；遗尿、小便失禁时，针灸中极可以缩尿止遗，小便癃闭时，针灸中极穴又可通利小便；针灸天枢既可治疗便秘，又可治疗腹泻。腧穴这种双向作用与机体的功能状态密切相关。

（2）**特异作用** 是指某些腧穴具有相对的特异性治疗作用。如人中急救、大椎退热、至阴纠正胎位不正、四缝消食、丰隆豁痰、少泽通乳、胆囊穴治疗胆囊炎、神阙回阳固脱等。

(二) 腧穴的主治规律

1. 分经主治 十四经腧穴既有主治本经病证为主的特点，又有主治两经或三经相同病证的共性。十四经腧穴的分经主治是经穴的主要治病特点之一，也是临床"宁失其穴，勿失其经"理论的重要依据。腧穴分经主治见表 2-3 ~ 表 2-7。

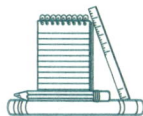

表2-3 任脉、督脉分经主治

经脉名称	本经病	两经病
任脉	具有固脱、回阳、强壮作用	神志病、脏腑病、妇科病
督脉	中风、昏迷、热病、头面病	

表2-4 手三阴经分经主治

经脉名称	本经病	两经病	三经病
手太阴经	肺、喉病		
手厥阴经	胃、心病	神志病	胸部病
手少阴经	心病		

表2-5 手三阳经分经主治

经脉名称	本经病	两经病	三经病
手阳明经	前额、鼻、口齿并病		
手少阳经	侧头、胁、肋病	耳病	眼病、咽喉病、热病
手太阳经	后头、肩胛、神志病		

表2-6 足三阳经分经主治

经脉名称	本经病	两经病	三经病
足阳明经	前额、口齿、咽喉、胃肠病		
足少阳经	侧头、耳病、胁肋病	眼病	神志病、热病
足太阳经	后头、目、项、背、腰、脏腑病		

表2-7 足三阴经分经主治

经脉名称	本经病	三经病
足太阴经	脾胃病	
足厥阴经	肝胆病	前阴病、妇科病
足少阴经	肾、肺、咽喉病	

2. 分部主治 因腧穴所在部位不同，主治也不同。躯干、头面、颈项部腧穴，多数治局部病证；肘膝关节以下的腧穴不但可治局部病证，而且还可以治疗头面、五官、颈项、脏腑及发热、神志等全身疾病。十四经腧穴的分部主治体现了经穴具有同部位腧穴治疗同部位病证的特点。腧穴分部主治规律见图2-3～图2-8。

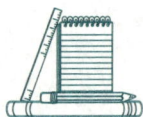

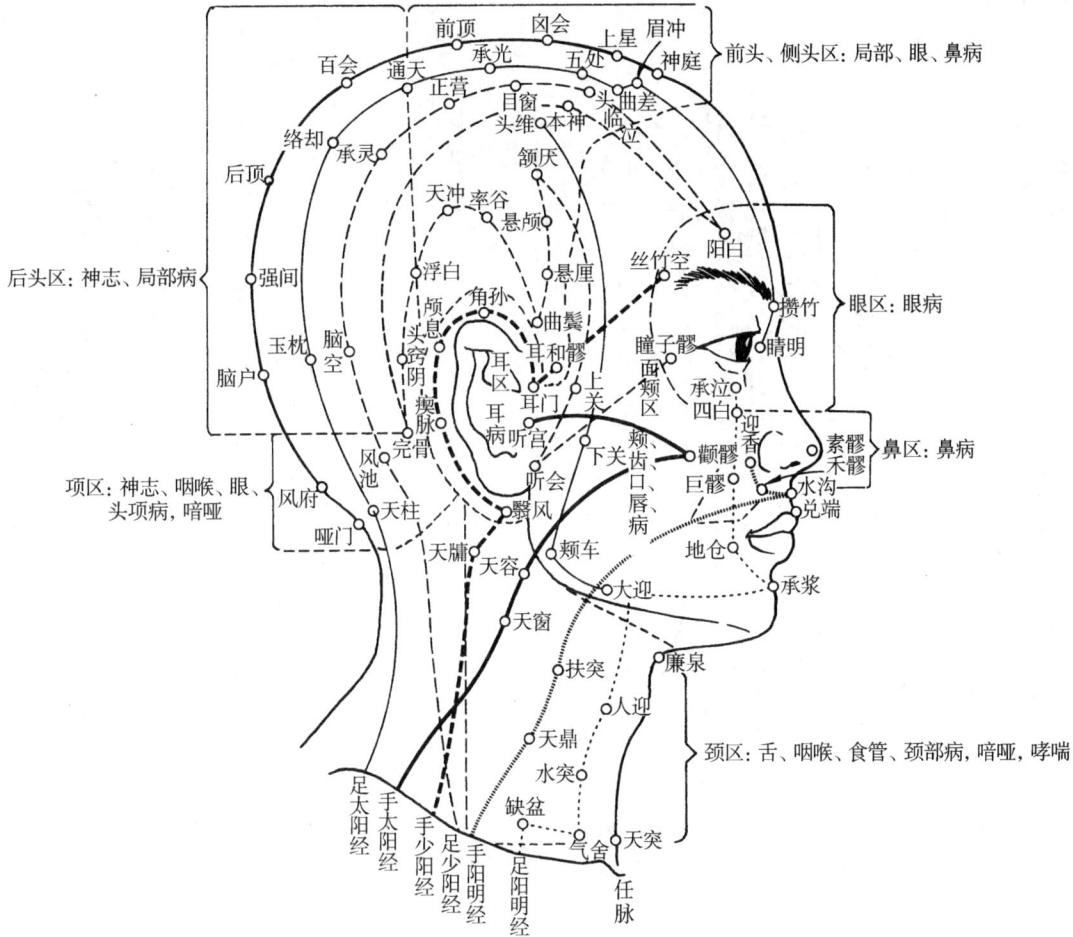

图 2-3 头面颈项部经穴分部主治规律示意图

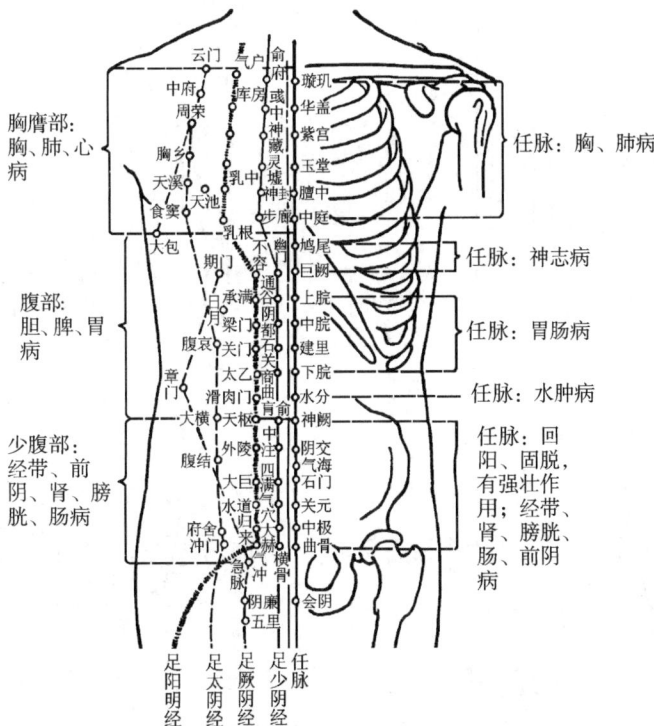

图 2-4 胸膺胁腹部经穴分部主治规律示意图

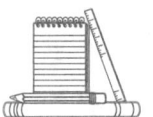

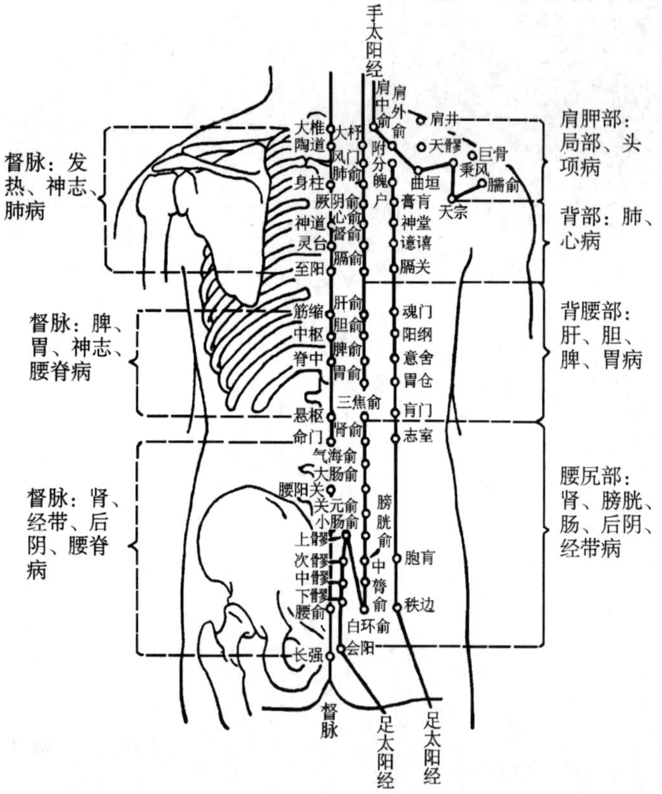

图 2-5 肩背腰尻部经穴分部主治规律示意图

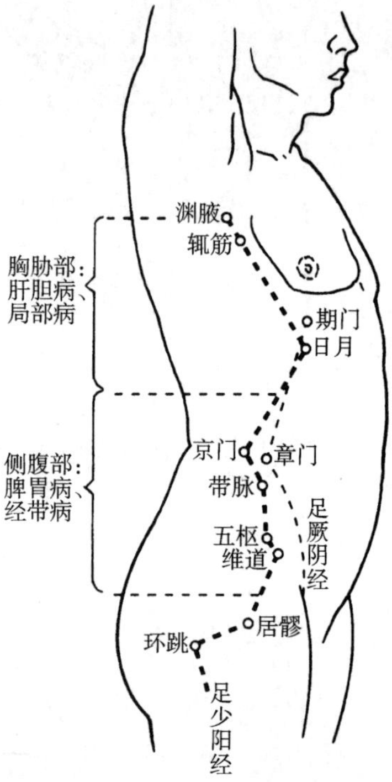

图 2-6 腋胁侧腹部经穴分部主治规律示意图

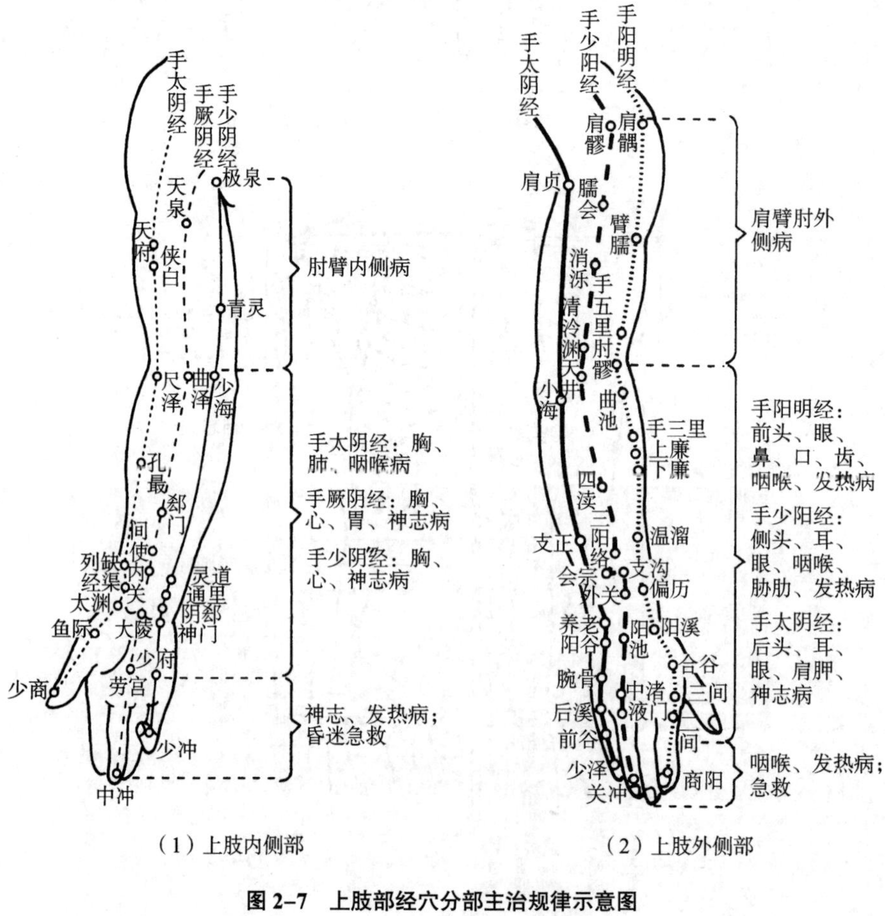

（1）上肢内侧部

（2）上肢外侧部

图 2-7 上肢部经穴分部主治规律示意图

（1）下肢后面部

（2）下肢前面部

（3）下肢内侧部

（4）下肢外侧部

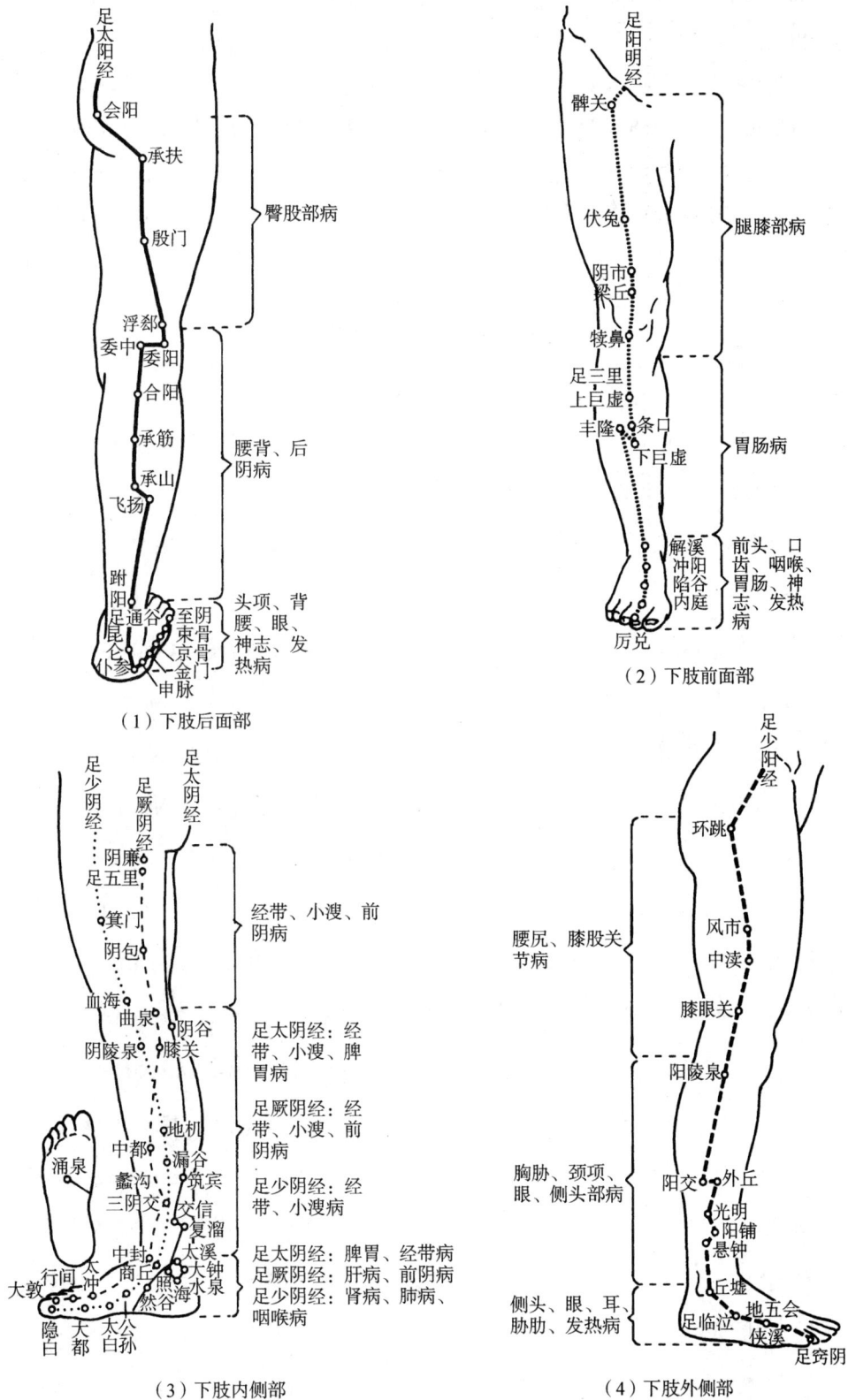

图 2-8　下肢部经穴分部主治规律示意图

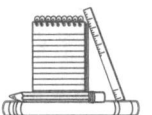

四、腧穴的定位方法

腧穴的定位方法一般分骨度折量定位法、体表解剖标志定位法、指寸定位法三种。三者在应用时互相结合。

（一）骨度折量定位法

骨度折量定位法是以体表骨节为主要标志折量全身各部的长度和宽度，定出分寸，用于腧穴定位的方法。以《灵枢·骨度》规定的人体各部分寸为基础，并结合历代学者创用的折量分寸（将设定的两骨节点之间的长度折量为一定的等分，每一等分为1寸），作为定穴的依据。全身常用骨度分寸见图2-9、表2-8。

表 2-8　常用骨度折量寸表

部位	起止点	折量寸	度量法说明
头面部	前发际正中—后发际正中	12直寸	用于确定头部经穴的纵向距离
	眉间（印堂）—前发际正中	3直寸	用于确定前发际及其头部经穴的纵向距离
	第7颈椎棘突下（大椎）—后发际正中	3直寸	用于确定后发际及其头部经穴的纵向距离
	两额角发际（头维）之间	9横寸	用于确定头前部经穴的横向距离
	耳后两乳突（完骨）之间	9横寸	用于确定头后部经穴的横向距离
胸腹胁部	胸骨上窝（天突）—剑胸结合中点（歧骨）	9直寸	用于确定胸部任脉穴的纵向距离
	剑胸结合中点（歧骨）—脐中	8直寸	用于确定上腹部经穴的纵向距离
	脐中—耻骨联合上缘	5直寸	用于确定下腹部经穴的纵向距离
	两乳头之间（两锁骨中线之间）	8横寸	用于确定胸腹部经穴的横向距离
	腋窝顶点—第11肋游离端（章门）	12直寸	用于确定胁肋部经穴的纵向距离
腰背部	肩胛骨内缘—后正中线	3横寸	用于确定腰背部经穴的横向距离
	肩峰缘—后正中线	8横寸	用于确定肩背部经穴的横向距离
上肢部	腋前、后纹头—肘横纹（平肘尖）	9直寸	用于确定臂部经穴的纵向距离
	肘横纹（平肘尖）—腕掌（背）侧横纹	12直寸	用于确定前臂部经穴的纵向距离
下肢部	耻骨联合上缘—股骨内上髁上缘	18直寸	用于确定下肢内侧足三阴经穴的纵向距离
	胫骨内侧髁下方—内踝尖	13直寸	用于确定下肢内侧足三阴经穴的纵向距离
	股骨大转子—腘窝横纹	19直寸	用于确定下肢外侧足三阳经穴的纵向距离
	臀沟—腘窝横纹	14直寸	用于确定下肢外侧足三阳经穴的纵向距离
	腘窝横纹—外踝尖	16直寸	用于确定下肢外侧足三阳经穴的纵向距离
	内踝尖—足底	3直寸	用于确定内踝至足底的纵向距离

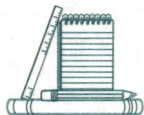

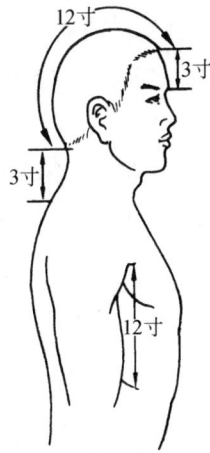

（1）头部

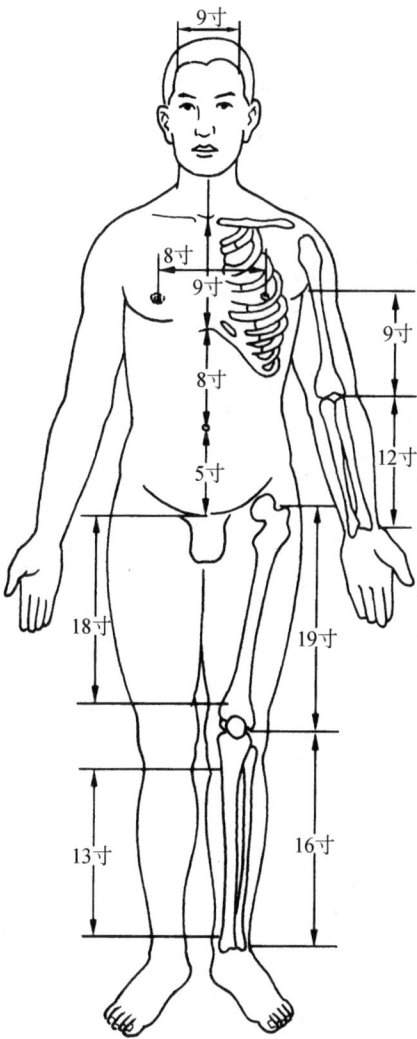

（2）正面

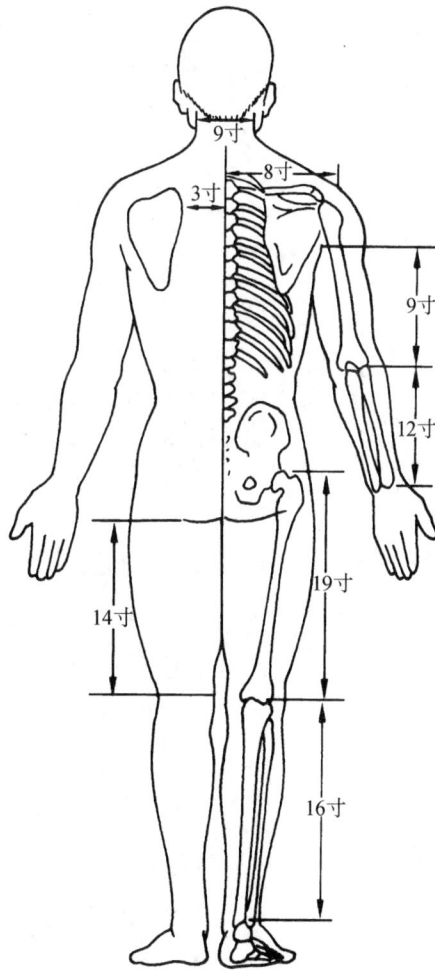

（3）背面

图 2-9　全身骨度折量寸示意图

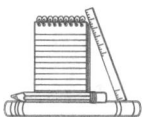

（二）体表解剖标志定位法

体表解剖标志定位法是以解剖学的各种体表标志为依据来确定腧穴位置的方法。

1. 固定标志　是指各部由骨节和肌肉所形成的突起或凹陷、五官轮廓、发际、指（趾）甲、乳头、脐窝等。例如，于腓骨头前下方定阳陵泉，三角肌尖端部定臂臑，眉头定攒竹，两眉之中间定印堂，两乳头之中间定膻中等。

2. 活动标志　是指各部的关节、肌肉、肌腱、皮肤随着活动而出现的空隙、凹陷、皱纹、尖端等。全身各部的主要体表解剖标志见表2-9。

表 2-9　全身各部的主要体表解剖标志

部位	体表解剖标志
头部	前发际正中（头部有发部位的前缘正中）
	后发际正中（头部有发部位的后缘正中）
	额角（发角，前发际额部曲角处）
	完骨（颞骨乳突）
面部	眉间（印堂，两眉头之间的中点处）
	瞳孔（正坐平视，瞳孔中央）或目中（目内眦至外眦连线的中点处）
颈、项部	喉结（喉头凸起处）
	第7颈椎棘突
胸部	胸骨上窝（胸骨切迹上方凹陷处）
	胸剑联合中点（胸骨体和剑突结合部）
	乳头（乳头的中央）
腹部	脐中（神阙，脐窝的中央）
	耻骨联合上缘（耻骨联合上缘与前正中线的交点处）
	髂前上棘（髂骨峰前部的上方突起处）
侧胸、侧腹部	腋窝顶点（腋窝正中央最高点）
	第11肋端（第11肋骨游离端）
背、腰、骶部	胸椎棘突1～12、腰椎棘突1～5、骶正中嵴、尾骨
	肩胛冈根部点（肩胛骨内侧缘近脊柱侧点）
	肩峰角（肩峰外侧缘与肩胛冈连续处）
	髂后上棘（髂骨峰后部的上方突起处）
上肢	腋前纹头（腋窝皱襞前端）
	腋后纹头（腋窝皱襞后端）
	肘横纹
	肘尖（尺骨鹰嘴）
	腕掌、背侧横纹（尺、桡二骨茎突远端连线上的横纹）
下肢	髀枢（股骨大转子）
	股骨内侧髁（内辅上）
	胫骨内侧髁（内辅下）
	臀下横纹（臀与大腿的移行部）
	犊鼻（外膝眼，髌韧带外侧凹陷处的中央）
	腘横纹（腘窝处横纹）
	内踝尖（内踝向内侧的凸起处）

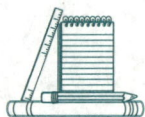

（三）指寸定位法

指寸定位法是指依据患者本人手指所规定的分寸以量取腧穴的方法。又称"手指同身寸定位法"。常用的指寸定位法有以下 3 种。

1. 中指同身寸 以患者中指中节桡侧两端纹头之间的距离作为 1 寸（图 2-10）。

2. 拇指同身寸 以患者拇指的指间关节的宽度作为 1 寸（图 2-11）。

3. 横指同身寸 患者手四指并拢，以其中指中节横纹为难，其四指的宽度作为 3 寸。又称"一夫法"（图 2-12）。此法主要用于下肢部腧穴定位。

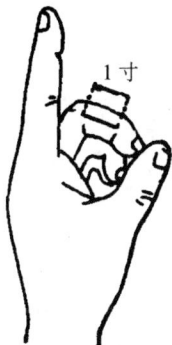

图 2-10 中指同身寸　　　图 2-11 拇指同身寸　　　图 2-12 横指同身寸

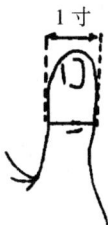

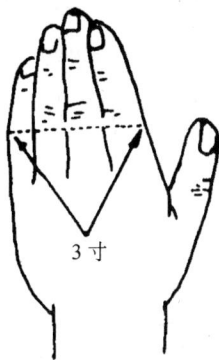

临床具体取穴时，应当在骨度折量定位法的基础上，参照被取穴对象自身的手指进行比量，并结合一些简便的活动标志取穴方法，以确定腧穴的标准部位。

知识链接

针灸学对人体部位与方位的描述

1. 上肢的掌心一侧即屈侧称为"内侧"，是手三阴经穴所分布的部位；上肢掌背一侧即伸侧称为"外侧"，是手三阳经穴所分布的部位。下肢靠近正中线的一侧称为"内侧"，是足三阴经穴分布的部位，下肢远离正中线的一侧称为"外侧"，下肢的后部称为"后侧"，是足三阳经穴分布的部位。

2. 关节以远端为"前"，近端为"后"。如掌指关节或跖趾关节都称"本节"，以关节两端的圆形突起（包括关节囊所覆盖处）为准，区分为"本节前"和"本节后"。上肢的前后方位则以拇指侧即桡侧为"前"，小指侧即尺侧为"后"。

五、特定穴的应用

特定穴是指十四经脉中具有特殊作用和特定名称的一类腧穴。分为"五输穴""原穴""络穴""俞穴""募穴""八会穴""八脉交会穴""郄穴""下合穴""交会穴"等。

（一）五输穴

五输穴是指十二经脉分布在肘、膝关节以下的井、荥、输、经、合五个腧穴。简称"五输"。各经五输穴及其五行属性见表 2-10、表 2-11。

1. 内容 五输穴首见于《灵枢·九针十二原》："所出为井，所溜为荥，所注为输，所行为经，所入为合。"古代医家把经气在十二经脉中的运行比作自然界的水流由小到大、由浅入深的

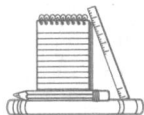

变化。"井"为经气所出，似水之源头；"荥"为经气所溜，似水之微流；"输"为经气所注，似水流由小到大，由浅入深；"经"为经气所行，似水流变大，在通畅的河道中流过；"合"为经气所入，似水流汇入湖海，经气充盛，由此深入会合于脏腑的部位。

表 2-10   阴经五输穴

五输穴 经脉名称	井（木）	荥（火）	输（土）	经（金）	合（水）
手太阴肺经	少商	鱼际	太渊	经渠	尺泽
手厥阴心包经	中冲	劳宫	大陵	间使	曲泽
手少阴心经	少冲	少府	神门	灵道	少海
足太阴脾经	隐白	大都	太白	商丘	阴陵泉
足厥阴肝经	大敦	行间	太冲	中封	曲泉
足少阴肾经	涌泉	然谷	太溪	复溜	阴谷

表 2-11   阳经五输穴

五输穴 经脉名称	井（金）	荥（水）	输（木）	经（火）	合（土）
手阳明大肠经	商阳	二间	三间	阳溪	曲池
手少阳三焦经	关冲	液门	中渚	支沟	天井
手太阳小肠经	少泽	前谷	后溪	阳谷	小海
足阳明胃经	厉兑	内庭	陷谷	解溪	足三里
足少阳胆经	足窍阴	侠溪	足临泣	阳辅	阳陵泉
足太阳膀胱经	至阴	足通谷	束骨	昆仑	委中

2.分布特点   五输穴分布在肘、膝关节以下，从四肢末端向肘、膝关节方向按照井、荥、输、经、合依次排列。

3.临床应用

（1）根据五输穴主病选穴   《难经·六十八难》说："井主心下满，荥主身热，输主体重节痛，经主喘咳寒热，合主逆气而泄。"即井穴用于急救，荥穴主治热证，输穴治肢体关节酸痛沉重病证，经穴治咽喉及咳喘证，合穴治五脏六腑病等。

（2）子母补泻的应用   根据病证虚实，结合脏腑、经脉和五输穴的五行相生关系，虚则补其母穴，实则泻其子穴。具体应用时可分为：①本经子母补泻：如肺经（金）实证泻其子，取尺泽（水），肺经（金）虚证补其母，取太渊（土）。②异经子母补泻：肺经（金）实证泻其子，取肾经（水）阴谷（水），肺经（金）虚证补其母，取脾经（土）太白（土）。

（3）按时应用   ①按季节应用：如《难经·七十四难》则提出"春刺井，夏刺荥，季夏刺输，秋刺经，冬刺合。"②子午流注针法：以一日之中十二经脉气血盛衰开阖的时间，选用不同的五输穴进行治疗。

（4）根据病变部位和特点应用   《灵枢·顺气一日分为四时》言："病在脏者，取之井；病变于色者，取之荥；病时间时甚者，取之输；病变于音者，取之经；经满而血者，病在胃及以饮食不节得病者，取之合。"

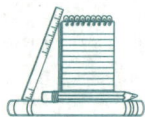

（二）原穴

原穴是脏腑原气经过和留止的腧穴。十二经脉各有一个原穴，又称"十二原"。十二经原穴见表 2-12。

表 2-12 十二经原穴

经脉（阴经）	原穴	经脉（阳经）	原穴
手太阴肺经	太渊	手阳明大肠经	合谷
手少阴心经	神门	手太阳小肠经	腕骨
手厥阴心包经	大陵	手少阳三焦经	阳池
足太阴脾经	太白	足阳明胃经	冲阳
足少阴肾经	太溪	足太阳膀胱经	京骨
足厥阴肝经	太冲	足少阳胆经	丘墟

1. 内容 原穴首见于《灵枢·九针十二原》："五脏有六腑，六腑有十二原，十二原出于四关。"肺之原出于太渊，心之原出于大陵，肝之原出于太冲，脾之原出于太白，肾之原出于太溪，《灵枢·本输》补充了六腑原穴，膀胱之原出于京骨，胆之原出于丘墟，胃之原出于冲阳，三焦之原出于阳池，小肠之原出于腕骨，大肠之原出于合谷。阴经原穴是五输穴中的输穴，即"阴经以输代原"；阳经原穴则是位于五输穴中的输穴之后、经穴之前的单独一穴。

2. 分布特点 十二经原穴多分布于腕、踝关节附近。

3. 临床应用

（1）主治脏腑病证 《灵枢·九针十二原》指出："凡此十二原者，主治五脏六腑之有疾者也。"如合谷治疗大肠病、太冲治疗肝病等。

（2）反映脏腑病候 《灵枢·九针十二原》指出："五脏有疾也，应出十二原。"如心病在神门可触摸到结节，按压则酸痛；胆病在丘墟按压酸痛，或可触摸到硬结等。

（3）原络配穴 在取原穴治疗脏腑病的同时配合络穴应用，以治疗表里经和脏腑病证。如肺病取其原穴太渊，同时配合大肠经络穴偏历；大肠病取其原穴合谷，同时配合肺经络穴列缺等。此又称"主客原络配穴法"。

（三）络穴

络穴是十五络脉从经脉分出处的腧穴，又称"十五络穴"。见表 2-13。

表 2-13 十五络穴

经脉（阴经）	络穴	经脉（阳经）	络穴
手太阴肺经	列缺	手阳明大肠经	偏历
手少阴心经	通里	手太阳小肠经	支正
手厥阴心包经	内关	手少阳三焦经	外关
足太阴脾经	公孙	足阳明胃经	丰隆
足少阴肾经	大钟	足太阳膀胱经	飞扬
足厥阴肝经	蠡沟	足少阳胆经	光明
任脉	鸠尾	督脉	长强
脾之大络	大包		

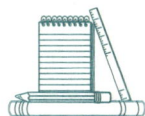

1. 内容　十四正经各别出一络，加上脾之大络，共有十五络穴。"络"有联络、散布之意。络穴的名称与本经络脉的名称相同，络穴有加强表里两经之间联系的作用。

2. 分布特点　十二经脉的络穴位于肘膝关节以下；任脉络穴鸠尾位于上腹部；督脉络穴长强位于尾骶部；脾之大络大包位于胸胁部。

3. 临床应用　络穴的应用可概括为两点。

（1）治疗局部病证　络穴可治疗所在部位的病证，如列缺治疗手腕痛、丰隆治疗小腿疼痛及麻木不遂等。

（2）治疗表里两经病证　络穴不但治疗本经循行所过部位及其所属脏腑的疾病，还可治疗其相表里经的病证。如手太阴肺经的络穴列缺，既治疗手腕痛、咳喘、鼻塞、流涕，又可治疗落枕、颈椎病等。

（四）俞穴

俞穴是脏腑之气输注于背腰部的腧穴，又称"背俞穴"。五脏六腑各有一俞穴，共12个（表2-14）。

表 2-14　十二经脉俞、募穴

所属经脉名称	俞穴	脏腑	募穴	所属经名称
足太阳膀胱经	肺俞	肺	中府	手太阴肺经
足太阳膀胱经	厥阴俞	心包	膻中	任脉
足太阳膀胱经	心俞	心	巨阙	任脉
足太阳膀胱经	肝俞	肝	期门	足厥阴肝经
足太阳膀胱经	胆俞	胆	日月	足少阳胆经
足太阳膀胱经	脾俞	脾	章门	足厥阴肝经
足太阳膀胱经	胃俞	胃	中脘	任脉
足太阳膀胱经	三焦俞	三焦	石门	任脉
足太阳膀胱经	肾俞	肾	京门	足少阳胆经
足太阳膀胱经	大肠俞	大肠	天枢	足阳明胃经
足太阳膀胱经	小肠俞	小肠	关元	任脉
足太阳膀胱经	膀胱俞	膀胱	中极	任脉

1. 内容　俞穴的内容首见于《灵枢·背俞》，后代医家又不断补充，至唐代《千金要方》方臻完备。《灵枢·背俞》说："则欲得而验之，按其处，应在中而痛解，乃其俞也。"说明俞穴在临床上反映五脏六腑的虚实盛衰。

2. 分布特点　俞穴均分布于足太阳膀胱经背腰部的第1侧线上，大体上依脏腑位置高低而上下排列，分别冠以脏腑之名。

3. 临床应用

（1）诊断疾病　脏腑有病，大多在相应的俞穴有所反应。如肺俞按压酸痛或触摸有结节，考虑肺脏有病变；心俞按压酸胀疼痛或触摸有硬结，考虑心脏有病变；胃俞按压酸痛或有硬结，考虑胃腑有病变等。

（2）治疗脏腑病证　背俞穴对脏腑病证有良好的治疗作用。如心痛、不寐取心俞；胃痛、呕吐取胃俞；肝俞治疗黄疸、口苦等。

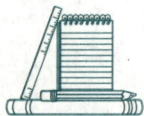

（3）治疗五官及肢体病证　背俞穴不仅对脏腑病证有治疗作用，同时也用于治疗与之相应脏腑有关的五官及肢体疾病。如肝俞治疗目赤肿痛、眼睑下垂、雀目，肺俞治疗鼻塞、流涕等。

（4）俞募配穴　背俞穴常与募穴配伍，称"俞募配穴法"，也称"前后配穴法""夫妻阴阳配穴法"，用以治疗脏腑及相应五官、肢体疾病。

（五）募穴

募穴是指脏腑之气汇聚于胸腹部的腧穴，又称为"腹募穴"。五脏六腑各有一募，共12个（表2-16）。

1. 内容　募穴首见于《素问·通评虚实论》："腹暴满，按之不下，取手太阳经络者，胃之募也。"《脉经》记述了除三焦、心包以外的10个脏腑募穴，后人又不断补充，募穴内容才趋于完善。

2. 分布特点　募穴分布在胸腹部，位置与其相关脏腑所处部位相近。

3. 临床应用　募穴应用可概括为以下三点。

（1）诊断疾病　脏腑有病多于募穴有反应点，如肝胆病可在日月或期门出现压痛，胃病可在中脘穴有压痛等。

（2）治疗脏腑病证　如中极治疗癃闭、遗尿和少腹痛，天枢治疗便秘、腹泻，中府治疗咳嗽、气喘，巨阙治疗胸闷、心痛等。

（3）俞募配穴　详见俞穴的临床应用。

（六）八会穴

八会穴是指脏、腑、气、血、筋、脉、骨、髓的精气会聚的八个腧穴（表2-15）。

表 2-15　八会穴

八会	穴名	所属脏腑	所属经脉
脏会	章门	脾	足厥阴肝经
腑会	中脘	胃	任脉
气会	膻中	心包	任脉
血会	膈俞	膀胱	足太阳膀胱经
筋会	阳陵泉	胆	足少阳胆经
脉会	太渊	肺	手太阴肺经
骨会	大杼	膀胱	足太阳膀胱经
髓会	绝骨	胆	足少阳胆经

1. 内容　八会穴首见于《难经》，后世医家又不断地注释，明确了八会穴的具体内容。即脏会章门、腑会中脘、气会膻中、血会膈俞、筋会阳陵泉、脉会太渊、骨会大杼、髓会绝骨。

2. 分布特点　八会穴分布于躯干和四肢部。

3. 临床应用　八会穴临床多治疗其相关的病证，如五脏病证选章门、六腑病证选中脘、血证或血分病选膈俞、骨病选大杼等。现代研究也证实，骨折患者如刺激大杼穴，可加速骨小梁的形成，促进骨折的愈合。八会穴还用于治疗某些热病等。

（七）郄穴

郄穴是指经气深聚之处的一类腧穴。

1. 内容　十二经脉及阴维脉、阳维脉、阴跷脉、阳跷脉各有一个郄穴，共16个（表2-16）。

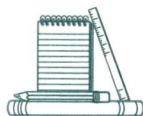

表 2-16　十六郄穴

阴经	郄穴	阳经	郄穴
手太阴肺经	孔最	手阳明大肠经	温溜
手厥阴心包经	郄门	手少阳三焦经	会宗
手少阴心经	阴郄	手太阳小肠经	养老
足太阴脾经	地机	足阳明胃经	梁丘
足厥阴肝经	中都	足少阳胆经	外丘
足少阴肾经	水泉	足太阳膀胱经	金门
阴跷脉	交信	阳跷脉	跗阳
阴维脉	筑宾	阳维脉	阳交

2. 分布特点　郄穴大都分布于四肢肘膝以下。

3. 临床应用　郄穴的应用可概括为两点。

（1）协助诊断　临床多选取郄穴作为协助诊断之用。触按郄穴有酸胀疼痛，可考虑相应脏腑有病变，如梁丘按压酸痛可考虑胃病，水泉触摸到硬结则考虑肾病等。

（2）治疗急性病证和痛证　郄穴是治疗急性病证和痛证的重要腧穴，如梁丘治疗急性胃脘痛、地机治疗痛经、孔最治疗咯血等。且有"阳经郄穴多治气分病，阴经郄穴多治血分病"之说。

（八）八脉交会穴

八脉交会穴是指奇经八脉与十二正经脉气相通的八个腧穴，又称"交经八穴"。古人对八脉交会穴非常重视。《医学入门》说："周身三百六十穴，统于手足六十六穴，六十六穴又统于八穴。"

1. 内容　脾经的公孙通于冲脉，心包经的内关通于阴维脉，二者合于胃、心、胸部；胆经的足临泣通于带脉，三焦经的外关通于阳维脉，二者合于目外眦、耳后、颈、肩、缺盆、胸膈部；小肠经的后溪通于督脉，膀胱经的申脉通于阳跷脉，二者合于目内眦、颈项、耳后、肩背部；肺经的列缺通于任脉，肾经的照海通于阴跷脉，二者合于肺系、咽喉、胸膈部。（表 2-17）

表 2-17　八脉交会穴

穴名	所属经脉	所通经脉	配合主治
内关	手厥阴	阴维脉	心、胸、胃
公孙	足太阴	冲脉	
后溪	手太阳	督脉	颈项、肩背、内眦、耳
申脉	足太阳	阳跷脉	
外关	手少阳	阳维脉	耳后、颊、外眦、颈、肩
足临泣	足少阳	带脉	
列缺	手太阴	任脉	胸、膈、肺、喉咙
照海	足少阴	阴跷脉	

2. 分布特点　八脉交会穴均分布于腕踝部的上下。

3. 临床应用　八脉交会穴既可治疗各自所属脏腑经脉的病证，也可治疗所通奇经的病证。

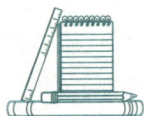

如公孙配内关，常用于治疗胸闷、胸痛、心痛、胃痛、恶心、呕吐、呃逆、嗳气、反酸、腹痛、腹胀、气上冲心等病证。八脉交会穴也是上下配穴法的具体应用。另外，古人以八脉交会穴为基础，创立了按时取穴的灵龟八法和飞腾八法。

（九）下合穴

下合穴是指六腑之气下合于足三阳经的六个腧穴，又称"六腑下合穴"（表2-18）。

表2-18 下合穴

六腑	下合穴	所属经脉
胃	足三里	足阳明经
大肠	上巨虚	足阳明经
小肠	下巨虚	足阳明经
膀胱	委中	足太阳经
三焦	委阳	足太阳经
胆	阳陵泉	足少阳经

1. 内容 下合穴首见于《灵枢·本输》："六腑皆出足之三阳，上合于手者也。"《灵枢·邪气脏腑病形》则进一步明确："此阳脉之别入于内，属于腑者也……胃合于三里，大肠合入于巨虚上廉，小肠合入于巨虚下廉，三焦合入于委阳，膀胱合入于委中央，胆合入于阳陵泉。"

2. 分布特点 下合穴均分布于下肢膝关节以下。

3. 临床应用 下合穴的主治首见于《灵枢·邪气脏腑病形》提出的"合治内腑"。下合穴在临床上多用于治疗六腑病证，如足三里治胃痛，上巨虚治便秘、腹痛，下巨虚治泄泻，阳陵泉治胆病，委中治疗遗尿、小便不利等。

（十）交会穴

交会穴是指两条或两条以上的经脉相交会的腧穴（表2-19）。

表2-19 经脉交会穴（"○"为所属经脉 "√"为交会经脉）

经脉／腧穴	足太阴经	手太阴经	足厥阴经	手厥阴经	足少阴经	手少阴经	足太阳经	手太阳经	足少阳经	手少阳经	足阳明经	手阳明经	任脉	冲脉	督脉	带脉	阴维脉	阳维脉	阴跷脉	阳跷脉
承浆											√	√	○		√					
廉泉													○				√			
天突													○				√			
上脘								√			√		○							
中脘								√		√	√		○							
下脘	√												○							
阴交													○	√						
关元	√		√		√								○							
中极	√		√		√								○							
曲骨			√										○							
会阴													○	√	√					

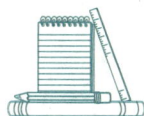

续表

腧穴 \ 经脉	足太阴经	手太阴经	足厥阴经	手厥阴经	足少阴经	手少阴经	足太阳经	手太阳经	足少阳经	手少阳经	足阳明经	手阳明经	任脉	冲脉	督脉	带脉	阴维脉	阳维脉	阴跷脉	阳跷脉
三阴交	○		√		√															
冲门	○		√																	
府舍	○		√														√			
大横	○																√			
腹哀	○																√			
中府	√	○																		
章门			○						√											
期门	√		○														√			
天池				○					√											
横骨					○									√						
大赫					○									√						
气穴					○									√						
四满					○									√						
中注					○									√						
肓俞					○									√						
商曲					○									√						
石关					○									√						
阴都					○									√						
腹通谷					○									√						
幽门					○															
照海					○														√	
交信					○														√	
筑宾					○												√			
神庭							√				√				○					
水沟											√	√			○					
百会							√								○					
脑户							√								○					
风府															○			√		
哑门															○			√		
大椎							√	√	√						○					
陶道							√								○					
长强					√				√						○					
睛明							○	√			√								√	√
大杼							○	√												
风门							○								√					

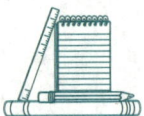

续表

经脉＼腧穴	足太阴经	手太阴经	足厥阴经	手厥阴经	足少阴经	手少阴经	足太阳经	手太阳经	足少阳经	手少阳经	足阳明经	手阳明经	任脉	冲脉	督脉	带脉	阴维脉	阳维脉	阴跷脉	阳跷脉
附分							○	√												
跗阳							○													√
申脉							○													√
仆参							○													√
金门							○											√		
臑俞								○										√		√
秉风								○	√	√		√								
颧髎								○		√										
听宫								○	√	√										
瞳子髎								√	○	√										
上关									○	√	√									
颔厌									○	√	√									
悬厘									○	√	√									
曲鬓							√		○											
率谷							√		○											
浮白							√		○											
头窍阴							√		○											
完骨							√		○											
本神									○									√		
阳白									○									√		
头临泣							√		○									√		
目窗									○									√		
正营									○									√		
承灵									○									√		
脑空									○									√		
风池									○									√		
肩井									○	√								√		
日月	√								○									√		
环跳							√		○											
带脉									○							√				
五枢									○							√				
维道									○							√				
居髎									○											√
阳交									○									√		
天髎										○								√		

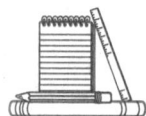

续表

经脉 腧穴	足太阴经	手太阴经	足厥阴经	手厥阴经	足少阴经	手少阴经	足太阳经	手太阳经	足少阳经	手少阳经	足阳明经	手阳明经	任脉	冲脉	督脉	带脉	阴维脉	阳维脉	阴跷脉	阳跷脉
翳风									√	○										
角孙									√	○	√									
和髎								√	√	○										
承泣											○		√							√
巨髎											○									√
地仓											○	√								√
下关									√		√									
头维									√		○							√		
气冲											○			√						
臂臑												○								
肩髃												○								√
巨骨												○								√
迎香											√	○								

1. 内容   交会穴首见于《灵枢·寒热病》："三结交者，阳明、太阴也，脐下三寸关元也。"后世医家不断注释、增补，至晋《针灸甲乙经》已颇为详实。一般阳经与阳经相交会，阴经与阴经相交会。

2. 分布特点   交会穴多分布于躯干、头面部。

3. 临床应用   交会穴既能治疗本经病证，亦能治疗与其交会经的疾病。如大椎属督脉，与足三阳经相交会，它既能治疗督脉的疾病，又可治疗足三阳经的疾病等。

复习思考

1. 什么是腧穴？腧穴分几类？
2. 腧穴有哪些作用？
3. 腧穴的定位方法有几种？
4. 简述特定穴的内容和临床应用。

扫一扫，查阅
复习思考题答案

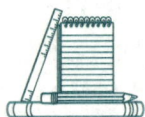

模块三　经络腧穴各论

【学习目标】

1. 掌握：常用十四经穴和经外奇穴的定位和主治。

2. 熟悉：十四经脉的循行。

3. 了解：十四经脉的主治概要。

注：腧穴右上角＊标记为中医执业助理医师《针灸学》大纲要求掌握的常用穴位。

项目一　十二经脉及其腧穴

一、手太阴肺经及其腧穴

【经脉循行】

起于中焦，向下联络大肠，回绕胃口，过膈，属于肺脏。从肺系（肺与喉咙相联系的部位）横行出来，沿上臂内侧下行，行于手少阴经和手厥阴经的前面，经肘窝入寸口，沿鱼际边缘，出拇指桡侧端（少商）。

支脉：从列缺处分出，走向食指桡侧端，与手阳明大肠经相接。（图 3-1）

【主治概要】

本经腧穴主治咳嗽、气喘、咯血、咽痛、外感伤风及经脉循行部位的其他病证。

【腧穴】

本经单侧 11 穴，穴起自中府，止于少商（图 3-2）。

1. 中府 Zhōngfǔ（LU1）肺募穴

【定位】　在胸部，横平第 1 肋间隙，锁骨下窝外侧，前正中线旁开 6 寸（图 3-3）。

【主治】　①咳嗽、气喘、胸满痛；②肩背痛。

【操作】　向外斜刺 0.5～0.8 寸，不可向内深刺，以免伤及肺脏，引起气胸。

2. 云门 Yúnmén（LU2）

【定位】　在胸部，锁骨下窝凹陷处，肩胛骨喙突内缘，前正中线旁开 6 寸（图 3-3）。

【主治】　①咳嗽，气喘，胸痛；②肩背痛。

【操作】　向外斜刺 0.5～0.8 寸，不可向内深刺，以免伤及肺脏，引起气胸。

3. 天府 Tiānfǔ（LU3）

【定位】　在臂前区，腋前纹头下 3 寸，肱二头肌桡侧缘处（图 3-4）。

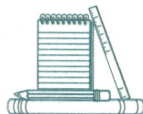

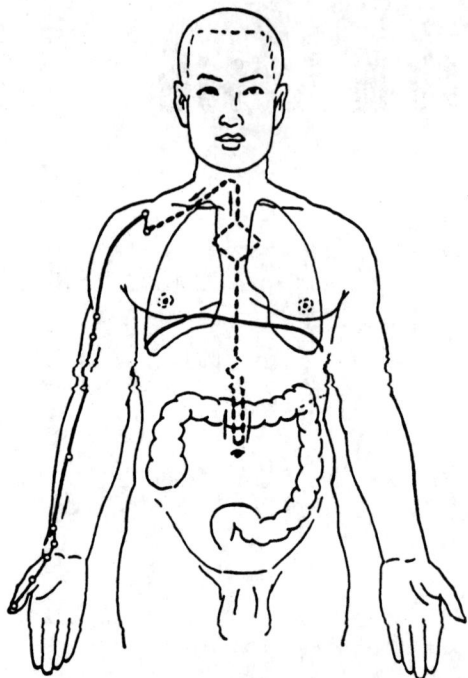

图 3-1　手太阴肺经经脉循行示意图

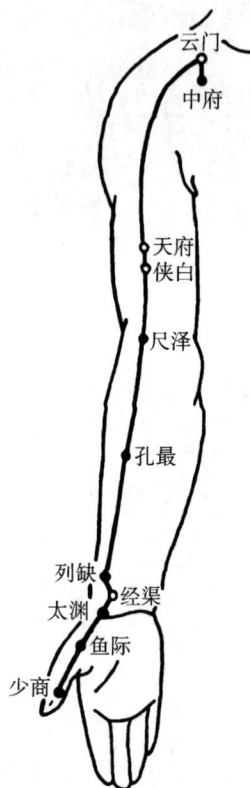

图 3-2　手太阴肺经经穴图

【主治】①咳嗽，气喘，鼻衄；②瘿气；③上臂痛。

【操作】直刺 0.5 ～ 1.0 寸。

4. 侠白 Xiábái（LU4）

【定位】在臂前区，腋前纹头下 4 寸，肱二头肌桡侧缘处（图 3-4）。

【主治】①咳嗽，气喘；②干呕；③上臂痛。

【操作】直刺 0.5 ～ 1.0 寸。

5. 尺泽* Chǐzé（LU5）合穴

【定位】在肘区，肘横纹中，肱二头肌腱桡侧缘凹陷中（图 3-4）。

【主治】①咳嗽，气喘，咯血，咽喉肿痛；②肘臂挛痛；③急性吐泻，中暑，小儿惊风。

【操作】直刺 0.8 ～ 1.2 寸。可点刺放血。

6. 孔最 Kǒngzuì（LU6）郄穴

【定位】在前臂前区，腕掌侧远端横纹上 7 寸，尺泽与太渊连线上（图 3-5）。

【主治】①咯血，咳嗽，气喘，咽喉肿痛；②肘臂挛痛。

【操作】直刺 0.5 ～ 1.0 寸。

7. 列缺* Lièquē（LU7）络穴、八脉交会穴

【定位】在前臂，腕掌侧远端横纹上 1.5 寸，拇短伸肌腱与拇长展肌腱之间，拇长伸肌腱沟的凹陷中（图 3-5）。

【主治】①咳嗽，气喘，咽喉肿痛；②头痛，齿痛，项强，口眼歪斜。

【操作】向上斜刺 0.5 ～ 0.8 寸。

8. 经渠 Jīngqú（LU8）经穴

【定位】在前臂前区，腕掌侧远端横纹上 1 寸，桡骨茎突与桡动脉之间（图 3-5）。

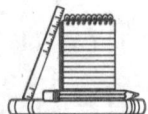

【主治】①咳嗽，气喘，胸痛，咽喉肿痛；②手腕痛。

【操作】避开桡动脉，直刺 0.3～0.5 寸。

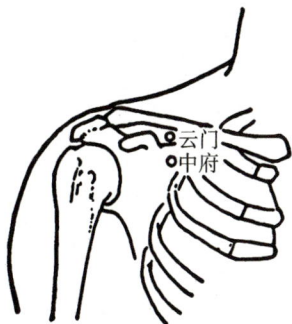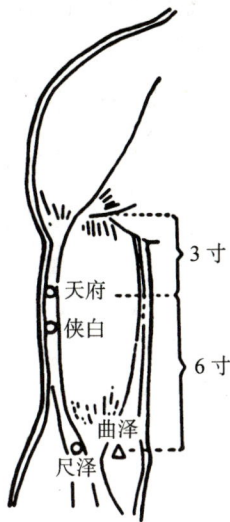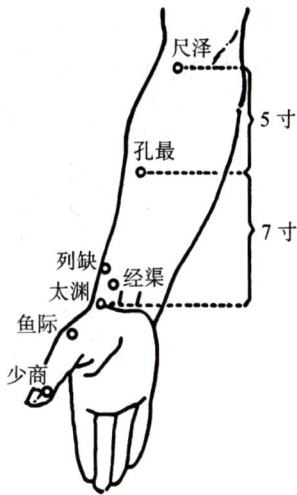

图 3-3　　　　　图 3-4　　　　　图 3-5

9. 太渊* Tàiyuān（LU9）输穴、原穴、脉会

【定位】在腕前区，桡骨茎突与舟状骨之间，拇长展肌腱尺侧凹陷中（图 3-5）。

【主治】①咳嗽，气喘；②无脉症；③腕臂痛。

【操作】避开桡动脉，直刺 0.3～0.5 寸。

10. 鱼际* Yújì（LU10）荥穴

【定位】在手外侧，第 1 掌骨桡侧中点赤白肉际处（图 3-5）。

【主治】①咳嗽，咯血；②咽干，咽喉肿痛，失音；③小儿疳积。

【操作】直刺 0.5～0.8 寸。

11. 少商* Shàoshāng（LU11）井穴

【定位】在手指，拇指末节桡侧，指甲根角侧上方 0.1 寸（指寸）（图 3-5）。

【主治】①咽喉肿痛，鼻衄；②心下满胀；③高热，昏迷，癫狂。

【操作】浅刺 0.1 寸；或点刺出血。

复习思考
1. 简述手太阴肺经的经脉循行、联系脏腑及器官。
2. 简述手太阴肺经腧穴主治概要。

二、手阳明大肠经及其腧穴

【经脉循行】

起于食指末端（商阳），沿食指桡侧向上，通过第 1、2 掌骨之间（合谷），向上进入两筋（拇长伸肌腱与拇短伸肌腱）之间的凹陷处，沿前臂前方，并肘部外侧，再沿上臂外侧前缘，上走肩端（肩髃），沿肩峰前缘向上出于颈椎（大椎），再向下入缺盆（锁骨上大窝）部，联络肺脏，通过横膈，属于大肠。

缺盆部支脉：上走颈部，通过面颊，进入下齿龈，回绕至上唇，交叉于人中，左脉向右，

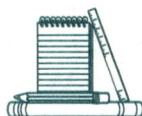

右脉向左，分布在鼻孔两侧（迎香），与足阳明胃经相接。（图 3-6）

【主治概要】

本经腧穴主治头面、五官病，热病，肠胃病及经脉循行部位的其他病证。

【腧穴】

本经单侧 20 穴，穴起商阳，止于迎香（图 3-7）。

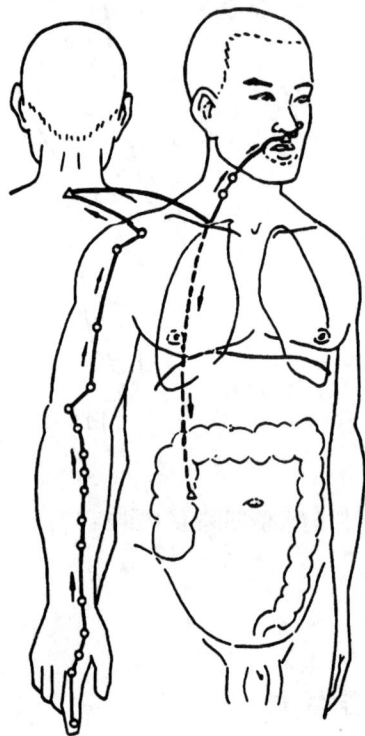

图 3-6 手阳明大肠经经脉循行
示意图

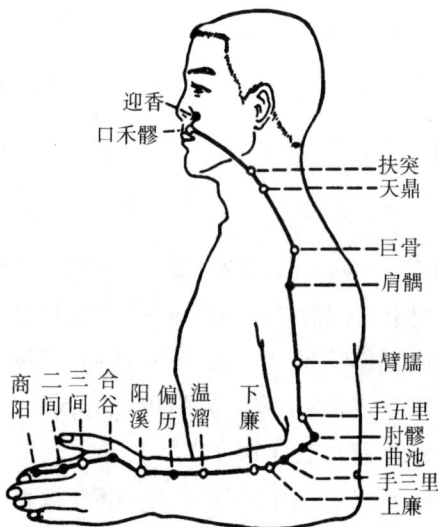

图 3-7 手阳明大肠经经穴图

1. 商阳* Shāngyáng（LI1）井穴

【定位】在手指，食指末节桡侧，指甲根角侧上方 0.1 寸（指寸）（图 3-8）。

【主治】①齿痛、咽喉肿痛等五官病证；②热病，昏迷。

【操作】浅刺 0.1 寸；或点刺出血。

2. 二间 Èrjiān（LI2）荥穴

【定位】在手指，第 2 掌指关节桡侧远端赤白肉际处（图 3-8）。

【主治】①鼻衄、齿痛等五官病证；②热病。

【操作】直刺 0.2～0.3 寸。

3. 三间 Sānjiān（LI3）输穴

【定位】在手指，第 2 掌指关节桡侧近端凹陷中（图 3-8）。

【主治】①齿痛，咽喉肿痛；②腹胀，肠鸣；③嗜睡。

【操作】直刺 0.3～0.5 寸。

4. 合谷* Hégǔ（LI4）原穴

【定位】在手背，第 2 掌骨桡侧的中点处（图 3-8）。

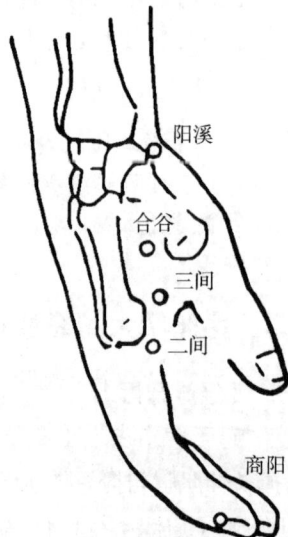

图 3-8

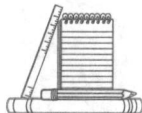

【主治】①齿痛、头痛、目赤肿痛、鼻衄、口眼㖞斜、耳聋等头面五官诸疾；②各种痛证；③热病，无汗，多汗；④经闭，滞产。

【操作】直刺 0.5 ～ 1.0 寸。孕妇禁针；妇女月经期间慎针刺。

5. 阳溪 Yángxī（LI5）经穴

【定位】在腕区，腕背侧远端横纹桡侧，桡骨茎突远端，解剖学"鼻烟窝"凹陷中（图 3-8）。

【主治】①手腕痛；②头痛、目赤肿痛、耳聋等头面五官病证。

【操作】直刺 0.5 ～ 0.8 寸。

6. 偏历 Piānlì（LI6）络穴

【定位】在前臂，腕背侧远端横纹上 3 寸，阳溪与曲池连线上（图 3-9）。

【主治】①牙痛、耳鸣、鼻衄等五官病证；②手臂酸痛；③腹部胀满，水肿。

【操作】直刺或斜刺 0.5 ～ 0.8 寸。

7. 温溜 Wēnliū（LI7）郄穴

【定位】在前臂，腕背侧远端横纹上 5 寸，阳溪与曲池连线上（图 3-9）。

【主治】①急性肠鸣、腹痛；②疔疮；③头痛，面肿，咽喉肿痛；④肩背酸痛。

【操作】直刺 0.5 ～ 1.0 寸。

8. 下廉 Xiàlián（LI8）

【定位】在前臂，肘横纹下 4 寸，阳溪与曲池连线上（图 3-9）。

【主治】①肘臂痛；②头痛，眩晕，目痛；③腹胀，腹痛。

【操作】直刺 0.5 ～ 1.0 寸。

9. 上廉 Shànglián（LI9）

【定位】在前臂，肘横纹下 3 寸，阳溪与曲池连线上（图 3-9）。

【主治】①肘臂痛，半身不遂，手臂麻木；②头痛；③肠鸣腹痛。

【操作】直刺 0.5 ～ 1.0 寸。

10. 手三里* Shǒusānlǐ（LI10）

【定位】在前臂，肘横纹下 2 寸，阳溪与曲池连线上（图 3-9）。

【主治】①手臂无力，上肢不遂；②腹痛，腹泻；③齿痛，颊肿。

【操作】直刺 0.8 ～ 1.2 寸。

11. 曲池* Qūchí（LI11）合穴

【定位】在肘区，在尺泽与肱骨外上髁连线中点凹陷处（图 3-9）。

【主治】①手臂痹痛，上肢不遂；②热病，高血压，癫狂；③腹痛，吐泻；④五官疼痛；⑤瘾疹，湿疹，瘰疬。

【操作】直刺 0.5 ～ 1 寸。

12. 肘髎 Zhǒuliáo（LI12）

【定位】在肘区，肱骨外上髁上缘，髁上嵴的前缘（图 3-10）。

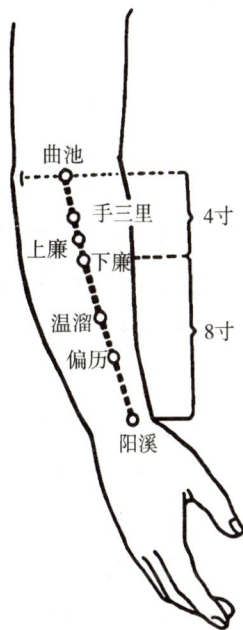

图 3-9

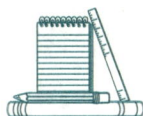

【主治】肘臂部疼痛、麻木、挛急。

【操作】直刺 0.5～1.0 寸。

13. 手五里 Shǒuwǔlǐ（LI13）

【定位】在臂部，肘横纹上 3 寸，曲池与肩髃连线上（图 3-10）。

【主治】①肘臂挛痛；②瘰疬。

【操作】避开动脉，直刺 0.5～1.0 寸。

14. 臂臑 Bìnào（LI14）

【定位】在臂外侧，曲池上 7 寸，三角肌前缘处（图 3-10）。

【主治】①肩臂疼痛不遂，颈项拘挛；②瘰疬；③目疾。

【操作】直刺或向上斜刺 0.8～1.5 寸。

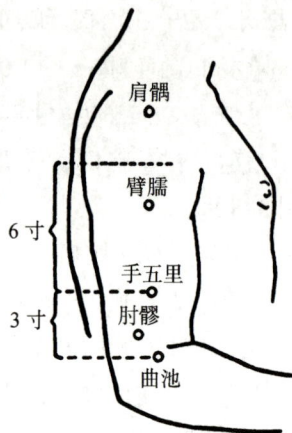

图 3-10

15. 肩髃* Jiānyú（LI15）

【定位】在三角肌区，肩峰外侧缘前端与肱骨大结节两骨间凹陷中（图 3-10）。

【主治】①肩臂挛痛，上肢不遂；②瘾疹。

【操作】直刺或向下斜刺 0.8～1.5 寸。

16. 巨骨 Jùgǔ（LI16）

【定位】在肩胛区，锁骨肩峰端与肩胛冈之间凹陷处（图 3-11）。

【主治】①肩臂挛痛，臂不举；②瘰疬，瘿气。

【操作】直刺，微斜向外下方，进针 0.5～1.0 寸。直刺不可过深。

17. 天鼎 Tiāndǐng（LI17）

【定位】在颈部，横平环状软骨，胸锁乳突肌后缘（图 3-12）。

【主治】①暴喑气梗，咽喉肿痛；②瘰疬，瘿气。

【操作】直刺 0.5～0.8 寸。

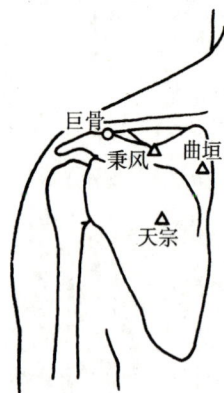

图 3-11

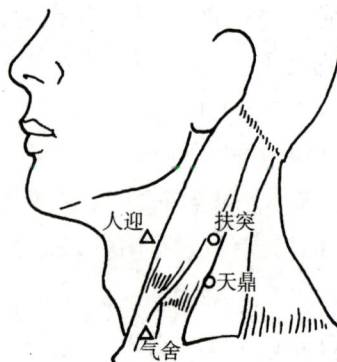

图 3-12

18. 扶突 Fútū（LI18）

【定位】在胸锁乳突肌区，横平喉结，胸锁乳突肌前、后缘中间（图 3-12）。

【主治】①咽喉肿痛，暴喑；②瘿气，瘰疬；③咳嗽，气喘。

【操作】直刺 0.5～0.8 寸。注意避开颈动脉，不可过深。禁灸。

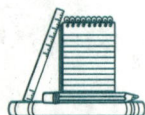

19. 口禾髎 Kǒuhéliáo（LI19）

【定位】在面部，横平人中沟上 1/3 与下 2/3 交点，鼻孔外缘直下（图 3–13）。

【主治】①鼻塞，衄衃；②口歪，口噤。

【操作】直刺或斜刺 0.3 ～ 0.5 寸。

20. 迎香* Yíngxiāng（LI20）

【定位】在面部，鼻翼外缘中点旁，鼻唇沟中（图 3–13）。

【主治】①鼻塞，衄衃；②口歪；③胆道蛔虫症。

【操作】向内上方斜刺或平刺 0.3 ～ 0.5 寸。禁灸。

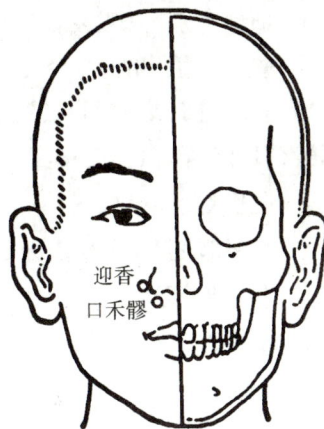

图 3–13

复习思考

1. 简述手阳明大肠经的经脉循行、联系脏腑及器官。

2. 简述手阳明大肠经腧穴主治概要。

三、足阳明胃经及其腧穴

【经脉循行】

起于鼻旁，上行到鼻根部与足太阳经交会，向下沿鼻外侧进入上齿龈内，回出环绕口唇，向下交会于颏唇沟承浆处，再向后沿口腮后下方，出于下颌大迎处，沿下颌角颊车，上行耳前，经上关，沿发际，到达前额（前庭）。

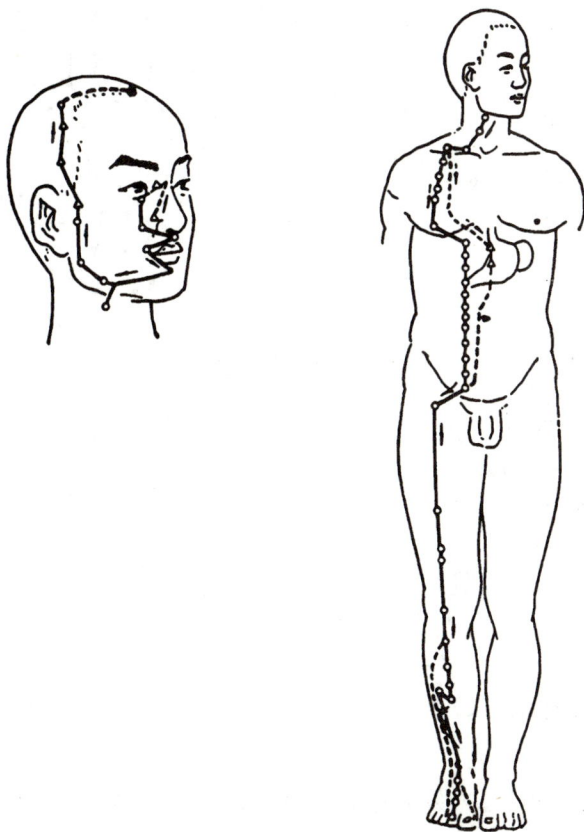

图 3–14　足阳明胃经经脉循行示意图

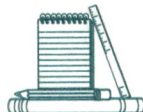

面部支脉：从大迎前下走人迎，沿着喉咙，进入缺盆部，向下过膈，属于胃，联络脾脏。

缺盆部直行的脉：经乳头，向下夹脐旁，进入少腹两侧气冲。

胃下口部支脉：沿着腹里向下到气冲会合，再由此下行至髀关，直抵伏兔部，下至膝盖，沿胫骨外侧前缘，下经足跗，进入第 2 足趾外侧端（厉兑）。

胫部支脉：从膝下 3 寸（足三里）处分出，进入足中趾外侧。

足跗部支脉：从跗上分出，进入足大趾内侧端，与足太阴脾经相接。（图 3-14）

【主治概要】

本经腧穴主治胃肠病、头面五官病、神志病、热病及经脉循行部位的其他病证。

【腧穴】

本经单侧 45 穴，穴起承泣，止于厉兑（图 3-15）。

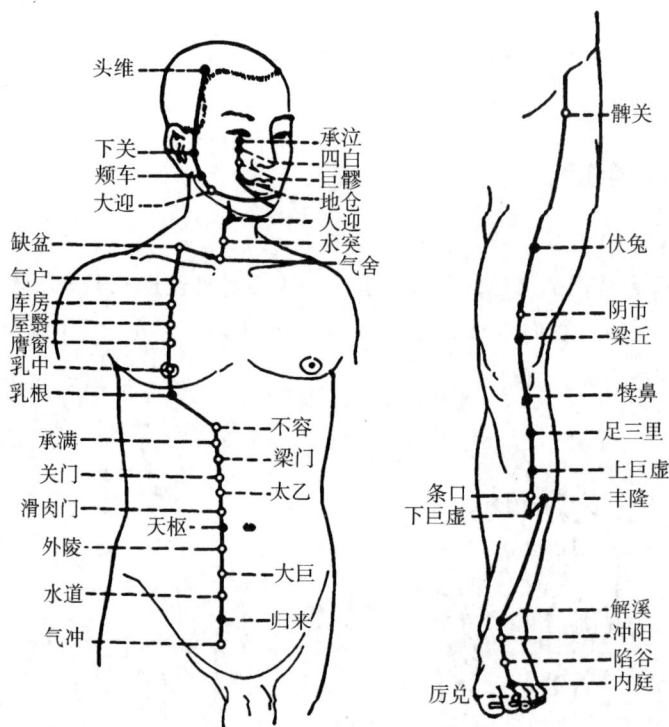

图 3-15　足阳明胃经经穴图

1. 承泣 Chéngqì（ST1）

【定位】在面部，眼球与眶下缘之间，目正视，瞳孔直下（图 3-16）。

【主治】①目疾；②口眼歪斜，面肌痉挛。

【操作】以左手拇指向上轻推眼球，右手持针紧靠眶缘缓慢直刺 0.5～1.5 寸，不宜提插，以防损伤眼球或血管。出针时用消毒干棉球按压针孔，以防出血。禁灸。

2. 四白 Sìbái（ST2）

【定位】在面部，眶下孔处（图 3-16）。

【主治】①目疾；②口眼歪斜，三叉神经痛，面肌痉挛；③头痛，眩晕。

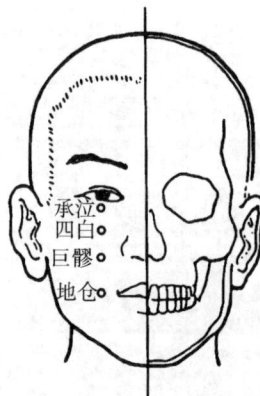

图 3-16

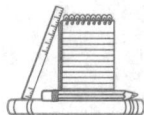

【操作】直刺或微向上斜刺 0.3 ～ 0.5 寸，不可深刺，以免伤及眼球，不可过度提插捻转。禁灸。

3. 巨髎 Jùliáo（ST3）

【定位】在面部，横平鼻翼下缘，目正视，瞳孔直下（图 3-16）。

【主治】①口角歪斜；②鼻衄，齿痛，唇颊肿。

【操作】斜刺或平刺 0.3 ～ 0.5 寸。

4. 地仓*Dìcāng（ST4）

【定位】在面部，口角旁开 0.4 寸（指寸）（图 3-16）。

【主治】①口角歪斜，流涎；②三叉神经痛（上颌支痛）。

【操作】斜刺或平刺 0.5 ～ 0.8 寸。可向颊车穴透刺。

5. 大迎 Dàyíng（ST5）

【定位】在面部，下颌角前方，咬肌附着部的前缘凹陷中，面动脉搏动处（图 3-17）。

【主治】口角歪斜，颊肿，齿痛。

【操作】避开动脉，斜刺或平刺 0.3 ～ 0.5 寸。

6. 颊车*Jiáchē（ST6）

【定位】在面部，下颌角前上方 1 横指（中指），闭口咬紧牙时咬肌隆起处，放松时按之有凹陷处（图 3-17）。

【主治】①齿痛，牙关不利，颊肿；②口角歪斜。

【操作】直刺 0.3 ～ 0.5 寸，或平刺 0.5 ～ 1.0 寸。可向地仓穴透刺。

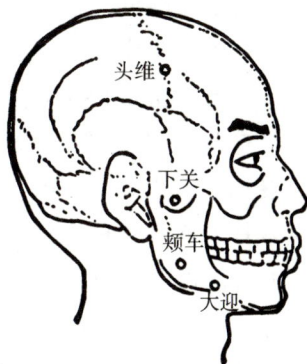

7. 下关*Xiàguān（ST7）

【定位】在面部，颧弓下缘中央与下颌切迹之间凹陷中（图 3-17）。

【主治】①牙关不利，三叉神经痛，齿痛；②口眼歪斜；③耳聋，耳鸣，聤耳。

【操作】直刺 0.5 ～ 1.0 寸。

图 3-17

8. 头维*Tóuwéi（ST8）

【定位】在头部，额角发际直上 0.5 寸，头正中线旁开 4.5 寸（图 3-17）。

【主治】①头痛；②目眩，目痛。

【操作】平刺 0.5 ～ 1.0 寸。

9. 人迎 Rényíng（ST9）

【定位】在颈部，横平喉结，胸锁乳突肌的前缘，颈总动脉搏动处（图 3-18）。

【主治】①瘿气，咽喉肿痛，瘰疬；②高血压；③气喘。

【操作】避开颈总动脉，直刺 0.3 ～ 0.8 寸。

10. 水突 Shuǐtū（ST10）

【定位】在颈部，横平环状软骨，胸锁乳突肌前缘（图 3-18）。

【主治】①咽喉肿痛；②咳嗽，气喘。

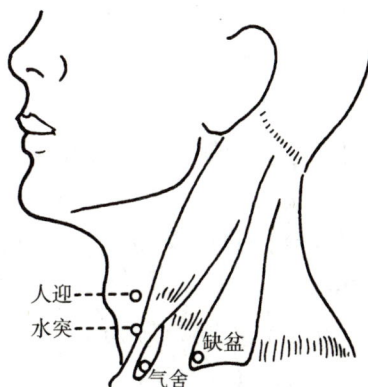

图 3-18

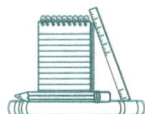

【操作】直刺 0.3～0.8 寸。

11. 气舍 Qìshè（ST11）

【定位】在胸锁乳突肌区，锁骨上小窝，锁骨胸骨端上缘，胸锁乳突肌胸骨头与锁骨头中间的凹陷中（图 3-18）。

【主治】①咽喉肿痛；②瘿瘤，瘰疬；③气喘，呃逆；④颈项强痛。

【操作】直刺 0.3～0.5 寸。自气舍至乳根等穴，深部有大动脉及肺、肝等重要脏器，不可深刺。

12. 缺盆 Quēpén（ST12）

【定位】在颈外侧区，锁骨上大窝，锁骨上缘凹陷中，前正中线旁开 4 寸（图 3-18）。

【主治】①咳嗽，气喘；②咽喉肿痛，缺盆中痛，瘰疬。

【操作】直刺或斜刺 0.3～0.5 寸。

13. 气户 Qìhù（ST13）

【定位】在胸部，锁骨下缘，前正中线旁开 4 寸（图 3-19）。

【主治】①咳嗽，气喘，呃逆；②胸胁满痛。

【操作】斜刺或平刺 0.5～0.8 寸。

14. 库房 Kùfáng（ST14）

【定位】在胸部，第 1 肋间隙，前正中线旁开 4 寸（图 3-19）。

【主治】①咳嗽，气喘，咳唾脓血；②胸胁胀痛。

【操作】斜刺或平刺 0.5～0.8 寸。

15. 屋翳 Wūyì（ST15）

【定位】在胸部，第 2 肋间隙，前正中线旁开 4 寸（图 3-19）。

【主治】①咳嗽，气喘，咳唾脓血；②胸胁胀痛；③乳痈。

【操作】斜刺或平刺 0.5～0.8 寸。

16. 膺窗 Yīngchuāng（ST16）

【定位】在胸部，第 3 肋间隙，前正中线旁开 4 寸（图 3-19）。

【主治】①咳嗽，气喘；②胸胁胀痛；③乳痈。

【操作】斜刺或平刺 0.5～0.8 寸。

17. 乳中 Rǔzhōng（ST17）

【定位】在胸部，乳头中央（图 3-19）。

【附注】禁止针和灸。

18. 乳根 Rǔgēn（ST18）

【定位】在胸部，第 5 肋间隙，前正中线旁开 4 寸（图 3-19）。

【主治】①乳痈，乳汁少；②咳嗽，气喘，呃逆；③胸痛。

【操作】斜刺或平刺 0.5～0.8 寸。

19. 不容 Bùróng（ST19）

【定位】在上腹部，脐中上 6 寸，前正中线旁开 2 寸（图 3-20）。

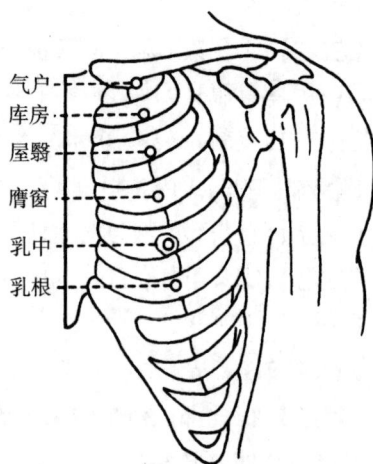

气户
库房
屋翳
膺窗
乳中
乳根

图 3-19

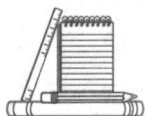

【主治】 呕吐、胃痛、纳少、腹胀等胃疾。

【操作】 直刺 0.5 ～ 0.8 寸。

20. 承满 Chéngmǎn（ST20）

【定位】 在上腹部，脐中上 5 寸，前正中线旁开 2 寸（图 3-20）。

【主治】 胃痛、吐血、纳少等胃疾。

【操作】 直刺 0.8 ～ 1.0 寸。

21. 梁门 Liángmén（ST21）

【定位】 在上腹部，脐中上 4 寸，前正中线旁开 2 寸（图 3-20）。

【主治】 纳少、胃痛、呕吐等胃疾。

【操作】 直刺 0.8 ～ 1.2 寸。

22. 关门 Guānmén（ST22）

【定位】 在上腹部，脐中上 3 寸，前正中线旁开 2 寸（图 3-20）。

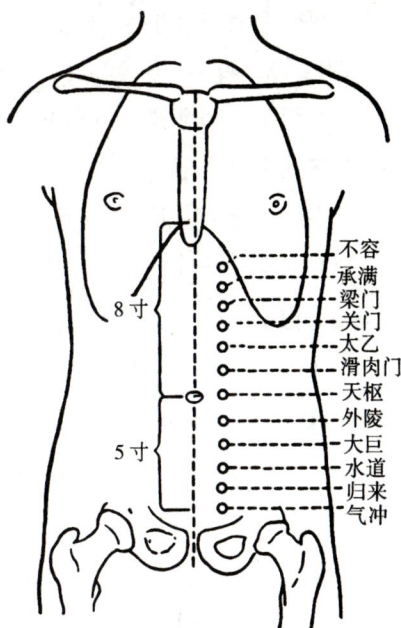

图 3-20

【主治】 腹胀、腹痛、肠鸣、腹泻等胃肠病证。

【操作】 直刺 0.8 ～ 1.2 寸。

23. 太乙 Tàiyǐ（ST23）

【定位】 在上腹部，脐中上 2 寸，前正中线旁开 2 寸（图 3-20）。

【主治】 ①胃痛；②心烦，癫狂。

【操作】 直刺 0.8 ～ 1.2 寸。

24. 滑肉门 Huáròumén（ST24）

【定位】 在上腹部，脐中上 1 寸，前正中线旁开 2 寸（图 3-20）。

【主治】 ①胃痛，呕吐；②癫狂。

【操作】 直刺 0.8 ～ 1.2 寸。

25. 天枢* Tiānshū（ST25）大肠募穴

【定位】 在腹中部，横平脐中，前正中线旁开 2 寸（图 3-20）。

【主治】 ①腹痛、腹胀、便秘、腹泻、痢疾等胃肠病；②月经不调，痛经。

【操作】 直刺 1.0 ～ 1.5 寸。

26. 外陵 Wàilíng（ST26）

【定位】 在下腹部，脐中下 1 寸，前正中线旁开 2 寸（图 3-20）。

【主治】 ①腹痛，疝气；②痛经。

【操作】 直刺 1.0 ～ 1.5 寸。

27. 大巨 Dàjù（ST27）

【定位】 在下腹部，脐中下 2 寸，前正中线旁开 2 寸（图 3-20）。

【主治】 ①小腹胀满，小便不利，疝气；②遗精，早泄。

【操作】 直刺 1.0 ～ 1.5 寸。

28. 水道 Shuǐdào（ST28）

【定位】 在下腹部，脐中下 3 寸，前正中线旁开 2 寸（图 3-20）。

【主治】 ①小腹胀满，小便不利，疝气；②痛经，不孕。

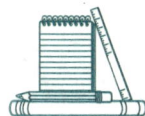

【操作】直刺 1.0～1.5 寸。

29. 归来 Guīlái（**ST29**）

【定位】在下腹部，脐中下 4 寸，前正中线旁开 2 寸（图 3-20）。

【主治】①小腹痛，疝气；②月经不调，带下，阴挺。

【操作】直刺 1.0～1.5 寸。

30. 气冲 Qìchōng（**ST30**）

【定位】在腹股沟区，耻骨联合上缘，前正中线旁开 2 寸，动脉搏动处（图 3-20）。

【主治】①肠鸣腹痛，疝气；②月经不调，不孕，阳痿，阴肿。

【操作】直刺 0.5～1.0 寸。

31. 髀关 Bìguān（**ST31**）

【定位】在股前区，股直肌近端、缝匠肌与阔筋膜张肌 3 条肌肉之间凹陷中（图 3-21）。

【主治】下肢痿痹，腰痛膝冷。

【操作】直刺 1.0～2.0 寸。

32. 伏兔 Fútù（**ST32**）

【定位】在股前区，髌底上 6 寸，髂前上棘与髌底外侧端的连线上（图 3-21）。

【主治】①下肢痿痹，腰痛膝冷；②疝气，脚气。

【操作】直刺 1.0～2.0 寸。

33. 阴市 Yīnshì（**ST 33**）

【定位】在股前区，髌底上 3 寸，股直肌肌腱外侧缘（图 3-21）。

【主治】①下肢痿痹，膝关节屈伸不利；②疝气。

【操作】直刺 1.0～1.5 寸。

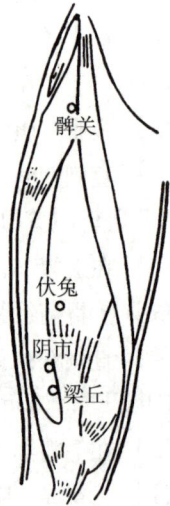

图 3-21

34. 梁丘 Liángqiū（**ST34**）郄穴

【定位】在股前区，髌底上 2 寸，股外侧肌与股直肌肌腱之间（图 3-21）。

【主治】①膝肿痛，下肢不遂；②急性胃痛，乳痈，乳痛。

【操作】直刺 1.0～1.2 寸。

35. 犊鼻 Dúbí（**ST35**）

【定位】在膝前区，髌韧带外侧凹陷中（图 3-22）。

【主治】膝痛，屈伸不利，下肢麻痹。

【操作】斜刺 0.5～1.0 寸。

36. 足三里* Zúsānlǐ（**ST36**）合穴、胃下合穴

【定位】在小腿外侧，犊鼻下 3 寸，犊鼻与解溪连线上（图 3-22）。

【主治】①胃痛、呕吐、噎膈、腹胀、腹泻、痢疾、便秘等胃肠诸疾；②下肢痿痹；③心悸，高血压，癫狂；④乳痈；⑤虚劳诸症，为强壮保健要穴。

【操作】直刺 1.0～2.0 寸。

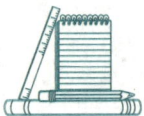

37. 上巨虚 Shàngjùxū（**ST37**）大肠下合穴

【定位】　在小腿外侧，犊鼻下6寸，犊鼻与解溪连线上（图3-22）。

【主治】　①肠鸣、腹痛、腹泻、便秘、肠痈等肠胃病证；②下肢痿痹。

【操作】　直刺1.0～2.0寸。

38. 条口 Tiáokǒu（**ST38**）

【定位】　在小腿外侧，犊鼻下8寸，犊鼻与解溪连线上（图3-22）。

【主治】　①下肢痿痹，转筋；②肩臂痛；③脘腹疼痛。

【操作】　直刺1.0～1.5寸。

39. 下巨虚 Xiàjùxū（**ST39**）小肠下合穴

【定位】　在小腿外侧，犊鼻下9寸，犊鼻与解溪连线上（图3-22）。

【主治】　①腹泻，痢疾，小腹痛；②下肢痿痹；③乳痈。

【操作】　直刺1.0～1.5寸。

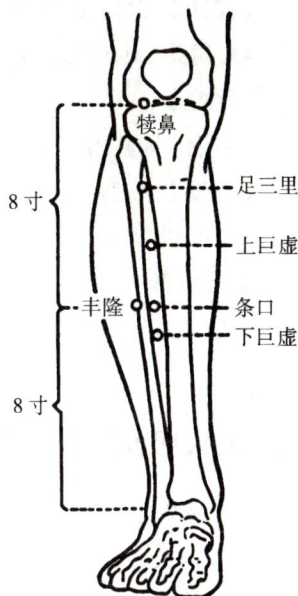

图3-22

40. 丰隆 Fēnglóng（**ST40**）络穴

【定位】　在小腿外侧，外踝尖上8寸，胫骨前肌外缘（图3-22）。

【主治】　①头痛，眩晕，癫狂；②咳嗽痰多；③下肢痿痹。

【操作】　直刺1.0～1.5寸。

41. 解溪 Jiěxī（**ST41**）经穴

【定位】　在踝区，踝关节前面中央凹陷中，拇长伸肌腱与趾长伸肌腱之间（图3-23）。

【主治】　①下肢痿痹，踝关节病，垂足；②头痛，眩晕，癫狂；③腹胀，便秘。

【操作】　直刺0.5～1.0寸。

42. 冲阳 Chōngyáng（**ST42**）原穴

【定位】　在足背，第2跖骨基底部与中间楔状骨关节处，可触及足背动脉（图3-23）。

【主治】　①胃痛；②口眼歪斜；③癫狂痫；④足痿无力。

【操作】　避开动脉，直刺0.3～0.5寸。

43. 陷谷 Xiàngǔ（**ST43**）输穴

【定位】　在足背，第2、3跖骨间，第2跖趾关节近端凹陷中（图3-23）。

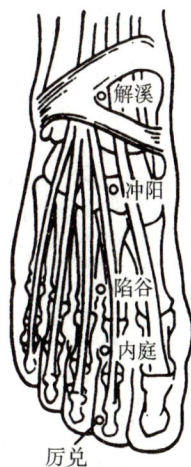

图3-23

【主治】　①面肿，水肿；②足背肿痛；③肠鸣腹痛。

【操作】　直刺或斜刺0.3～0.5寸。

44. 内庭 Nèitíng（**ST44**）荥穴

【定位】　在足背，第2、3趾间，趾蹼缘后方赤白肉际处（图3-23）。

【主治】　①齿痛，咽喉肿痛，鼻衄；②热病；③胃病吐酸，腹泻，痢疾，便秘；④足背肿痛，跖趾关节痛。

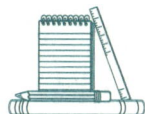

【操作】 直刺或斜刺 0.5 ～ 0.8 寸。

45. 厉兑 Lìduì（ST45）井穴

【定位】 在足趾，第 2 趾末节外侧，趾甲根角侧后方 0.1 寸（指寸）（图 3-23）。

【主治】 ①鼻衄，齿痛，咽喉肿痛；②热病，多梦，癫狂。

【操作】 浅刺 0.1 寸；或点刺出血。

复习思考

1. 简述足阳明胃经的经脉循行、联系脏腑及器官。

2. 简述足阳明胃经腧穴主治概要。

四、足太阴脾经及其腧穴

【经脉循行】

起于足大趾内侧末端（隐白），沿着内侧赤白肉际，经第 1 跖趾关节向上行至内踝前，上行腿肚，交出足厥阴经的前面，经膝股部内侧前缘，进入腹部，属脾络胃，穿过横膈，上行夹咽旁，连舌根，散舌下（图 3-24）。

【主治概要】

本经腧穴主治脾胃病，妇科、前阴病及经脉循行部位的其他病证。

【腧穴】

本经单侧 21 穴，穴起隐白，止于大包（图 3-25）。

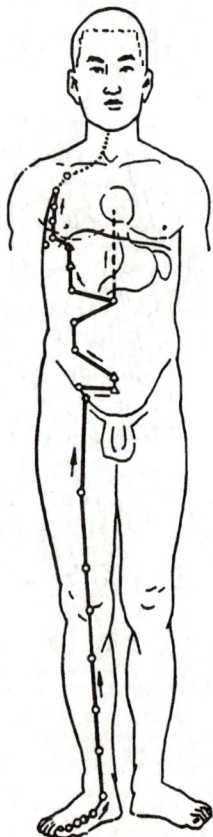

图 3-24　足太阴脾经经脉循行
示意图

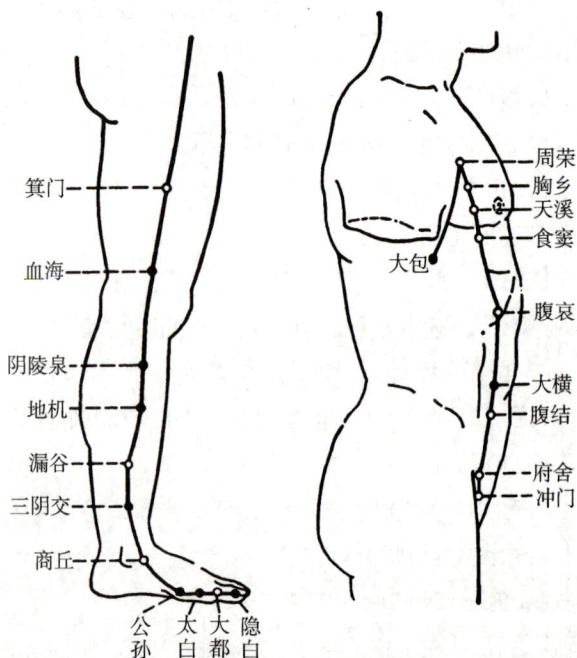

图 3-25　足太阴脾经经穴图

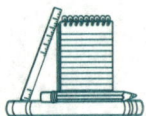

1. 隐白* Yǐnbái（SP1）井穴

【定位】 在足趾，大趾末节内侧，趾甲根角侧后方 0.1 寸（指寸）（图 3-26）。

【主治】 ①月经过多，崩漏；②便血、尿血等慢性出血；③癫狂，多梦，惊风；④腹满，暴泻。

【操作】 浅刺 0.1 寸；或点刺出血。

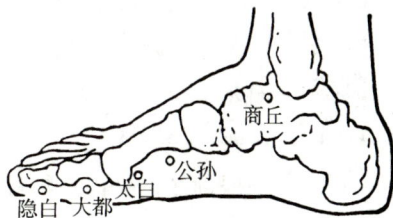

图 3-26

2. 大都 Dàdū（SP2）荥穴

【定位】 在足趾，第 1 跖趾关节远端赤白肉际凹陷中（图 3-26）。

【主治】 ①腹胀，胃痛，呕吐，腹泻，便秘；②热病，无汗。

【操作】 直刺 0.3 ～ 0.5 寸。

3. 太白 Tàibái（SP3）输穴、原穴

【定位】 在跖区，第 1 跖趾关节近端赤白肉际凹陷中（图 3-26）。

【主治】 ①肠鸣，腹胀，腹泻，胃痛，便秘；②体重节痛。

【操作】 直刺 0.5 ～ 0.8 寸。

4. 公孙* Gōngsūn（SP4）络穴、八脉交会穴

【定位】 在跖区，第 1 跖骨底的前下缘赤白肉际处（图 3-26）。

【主治】 胃痛，呕吐，腹痛，腹泻，痢疾。

【操作】 直刺 0.6 ～ 1.2 寸。

5. 商丘 Shāngqiū（SP5）经穴

【定位】 在踝区，内踝前下方，舟骨粗隆与内踝尖连线的中点凹陷中（图 3-26）。

【主治】 ①腹胀，腹泻，便秘，黄疸；②足踝痛。

【操作】 直刺 0.5 ～ 0.8 寸。

6. 三阴交* Sānyīnjiāo（SP6）

【定位】 在小腿内侧，内踝尖上 3 寸，胫骨内侧缘后际（图 3-27）。

【主治】 ①肠鸣腹胀、腹泻等脾胃虚弱诸症；②月经不调、带下、阴挺、不孕、滞产、遗精、阳痿、遗尿等生殖泌尿系病证；③心悸，失眠，高血压；④下肢痿痹；⑤阴虚诸症。

【操作】 直刺 1.0 ～ 1.5 寸。孕妇禁针。

7. 漏谷 Lòugǔ（SP7）

【定位】 在小腿内侧，内踝尖上 6 寸，胫骨内侧缘后际（图 3-27）。

【主治】 ①腹胀，肠鸣；②小便不利，遗精；③下肢痿痹。

【操作】 直刺 1.0 ～ 1.5 寸。

8. 地机 Dìjī（SP8）郄穴

【定位】 在小腿内侧，阴陵泉下 3 寸，胫骨内侧缘后际（图 3-27）。

【主治】 ①痛经，崩漏，月经不调；②腹痛，腹泻，小便不利，水肿。

【操作】 直刺 1.0 ～ 1.5 寸。

9. 阴陵泉* Yīnlíngquán（SP9）合穴

【定位】 在小腿内侧，胫骨内侧髁下缘与胫骨内侧缘之间的凹陷中（图 3-27）。

【主治】 ①腹胀，腹泻，水肿，黄疸，小便不利；②膝痛。

【操作】 直刺 1.0 ～ 2.0 寸。

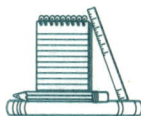

10. 血海* Xuèhǎi（SP10）

【定位】在股前区，髌底内侧端上 2 寸，股内侧肌隆起处（图 3-27）。

【主治】①月经不调，痛经，经闭；②瘾疹，湿疹，丹毒。

【操作】直刺 1.0～1.5 寸。

11. 箕门 Jīmén（SPI11）

【定位】在股前区，髌底内侧端与冲门连线上 1/3 与下 2/3 交点，长收肌和缝匠肌交角的动脉搏动处（图 3-28）。

【主治】①小便不利，遗尿；②腹股沟肿痛。

【操作】避开动脉，直刺 0.5～1.0 寸。

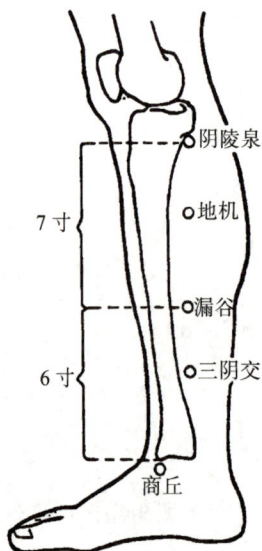

图 3-27

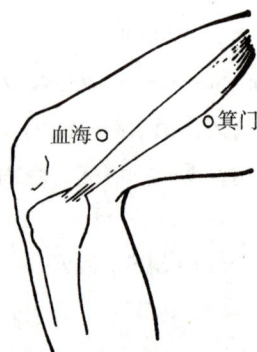

图 3-28

12. 冲门 Chōngmén（SP12）

【定位】在腹股沟区，腹股沟斜纹中，髂外动脉搏动处的外侧（图 3-29）。

【主治】腹痛，疝气，崩漏，带下。

【操作】避开动脉，直刺 0.5～1.0 寸。

13. 府舍 Fǔshè（SP13）

【定位】在下腹部，脐中下 4.3 寸，前正中线旁开 4 寸（图 3-29）。

【主治】腹痛，积聚，疝气。

【操作】直刺 1.0～1.5 寸。

14. 腹结 Fùjié（SP14）

【定位】在下腹部，脐中下 1.3 寸，前正中线旁开 4 寸（图 3-29）。

【主治】腹痛，腹泻，疝气。

【操作】直刺 1.0～2.0 寸。

15. 大横 Dàhéng（SP15）

【定位】在腹部，脐中旁开 4 寸（图 3-29）。

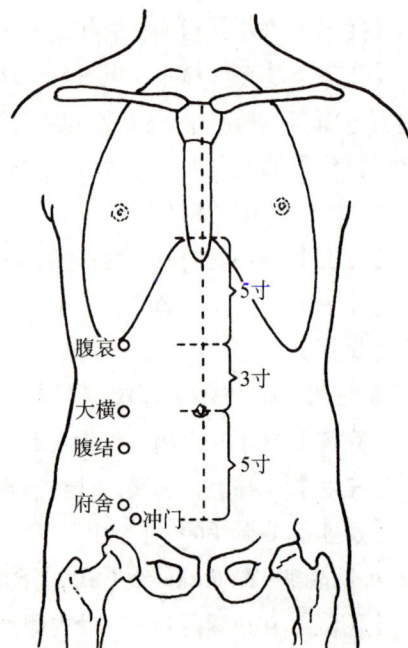

图 3-29

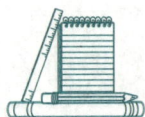

【主治】腹痛，腹泻，便秘。

【操作】直刺 1.0 ～ 2.0 寸。

16. 腹哀 Fù'āi（SP16）

【定位】在上腹部，脐中上 3 寸，前正中线旁开 4 寸（图 3-29）。

【主治】消化不良，腹痛，便秘，痢疾。

【操作】直刺 1.0 ～ 1.5 寸。

17. 食窦 Shídòu（SP17）

【定位】在胸部，第 5 肋间隙，前正中线旁开 6 寸（图 3-30）。

【主治】①胸胁胀痛；②噫气，反胃，腹胀，水肿。

【操作】斜刺或向外平刺 0.5 ～ 0.8 寸。本经自食窦至大包等穴，深部为肺脏，不可深刺。

18. 天溪 Tiānxī（SP18）

【定位】在胸部，第 4 肋间隙，前正中线旁开 6 寸（图 3-30）。

【主治】①胸胁疼痛，咳嗽；②乳痈，乳汁少。

【操作】斜刺或向外平刺 0.5 ～ 0.8 寸。

19. 胸乡 Xiōngxiāng（SP19）

【定位】在胸部，第 3 肋间隙，前正中线旁开 6 寸（图 3-30）。

【主治】胸胁胀痛。

【操作】斜刺或向外平刺 0.5 ～ 0.8 寸。

20. 周荣 Zhōuróng（SP20）

【定位】在胸部，第 2 肋间隙，前正中线旁开 6 寸（图 3-30）。

【主治】①咳嗽，气逆；②胸胁胀满。

【操作】斜刺或向外平刺 0.5 ～ 0.8 寸。

21. 大包 Dàbāo（SP21）脾之大络

【定位】在胸外侧区，第 6 肋间隙，在腋中线上（图 3-30）。

【主治】①气喘；②胸胁痛；③全身疼痛，急性扭伤，四肢无力。

【操作】斜刺或向后平刺 0.5 ～ 0.8 寸。

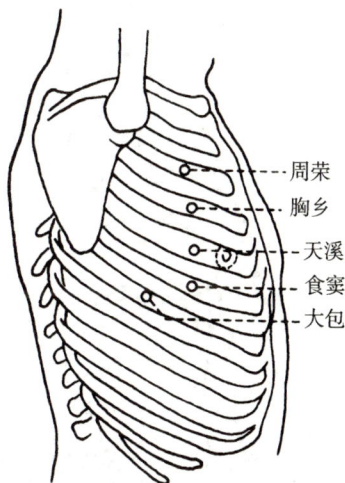

图 3-30

复习思考

1. 简述足太阴脾经的经脉循行、联系脏腑及器官。

2. 简述足太阴脾经腧穴主治概要。

五、手少阴心经及其腧穴

【经脉循行】

起于心中，出属心系（心与其他脏器相连的部位），向下穿过横膈，联络小肠。

向上的支脉：从心系，夹咽喉上行，连系于目系（眼球连系于脑的部位）。

直行的脉：从心系，上行于肺部，再向下出于腋窝部（极泉），沿上臂内侧后缘，行于手

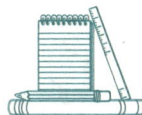

太阴和手厥阴经的后面，至掌后豌豆骨部入掌内，沿小指桡侧至末端（少冲），交于手太阳小肠经。（图3-31）

【主治概要】

本经腧穴主治心、胸、神志病及经脉循行部位的其他病证。

【腧穴】

本经单侧9穴，穴起极泉，止于少冲（图3-32）。

1. 极泉 Jíquán（HT1）

【定位】在腋区，腋窝中央，腋动脉搏动处（图3-32）。

【主治】①心痛，心悸；②肩臂疼痛，胁肋疼痛，臂丛神经损伤；③瘰疬，腋臭；④上肢针麻用穴。

【操作】避开腋动脉，直刺或斜刺0.3～0.5寸。

2. 青灵 Qīnglíng（HT2）

【定位】在臂前区，肘横纹上3寸，肱二头肌内侧沟中（图3-32）。

【主治】①头痛，振寒；②胁痛，肩臂疼痛。

【操作】直刺0.5～1.0寸。

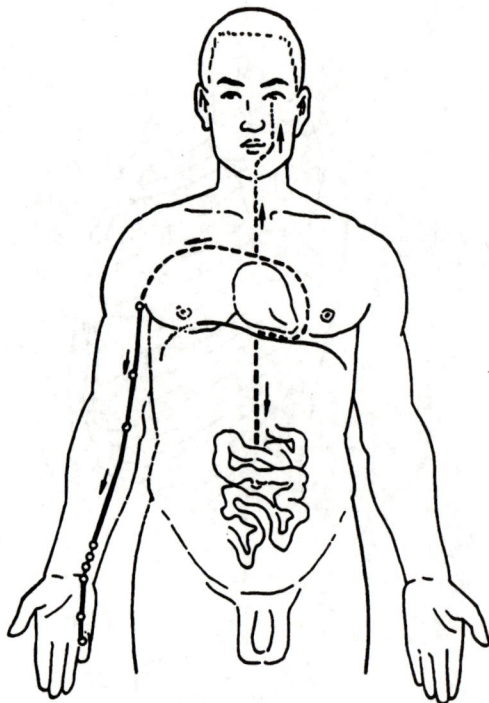

图3-31   手少阴心经经脉循行示意图

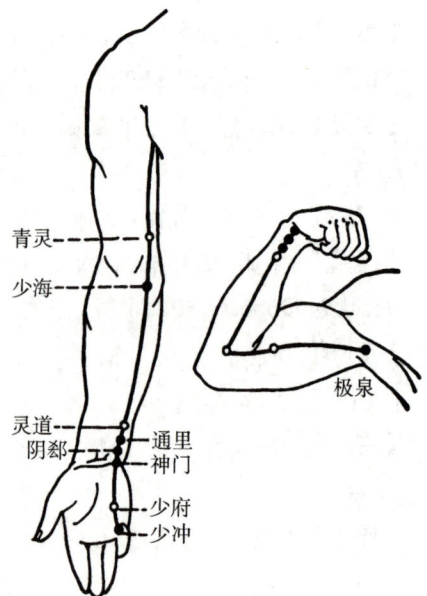

图3-32   手少阴心经经穴图

3. 少海* Shàohǎi（HT3）合穴

【定位】在肘前区，横平肘横纹，肱骨内上髁前缘（图3-33）。

【主治】①心痛，癔症；②肘臂挛痛，臂麻手颤，头项痛，腋胁痛；③瘰疬。

【操作】直刺0.5～1.0寸。

4. 灵道 Língdào（HT4）经穴

【定位】在前臂前区，腕掌侧远端横纹上1.5寸，尺侧腕屈肌腱的桡侧缘（图3-33）。

【主治】①心痛，悲恐善笑；②暴喑；③肘臂挛痛。

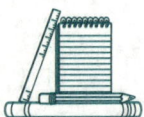

【操作】 直刺 0.3 ～ 0.5 寸。

5. 通里* Tōnglǐ（HT5）络穴

【定位】 在前臂前区，腕掌侧远端横纹上 1 寸，尺侧腕屈肌腱的桡侧缘（图 3-33）。

【主治】 ①心悸，怔忡；②舌强不语，暴喑；③腕臂痛。

【操作】 直刺 0.3 ～ 0.5 寸。

6. 阴郄* Yīnxì（HT6）郄穴

【定位】 在前臂前区，腕掌侧远端横纹上 0.5 寸，尺侧腕屈肌腱的桡侧缘（图 3-33）。

【主治】 ①心痛，惊悸；②骨蒸盗汗；③吐血，衄血。

【操作】 直刺 0.3 ～ 0.5 寸。

7. 神门* Shénmén（HT7）输穴、原穴

【定位】 在腕前区，腕掌侧远端横纹尺侧端，尺侧腕屈肌腱的桡侧缘（图 3-33）。

【主治】 ①心痛、心烦、惊悸、怔忡、健忘、失眠、痴呆、癫狂痫等心与神志病变；②高血压；③胸胁痛。

【操作】 直刺 0.3 ～ 0.5 寸。

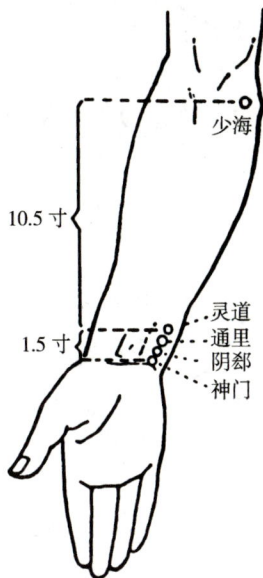

图 3-33

8. 少府 Shàofǔ（HT8）荥穴

【定位】 在手掌，横平第 5 掌指关节近端，第 4、5 掌骨之间（图 3-34）。

【主治】 ①心悸，胸痛；②阴痒，阴痛；③痈疡；④小指挛痛。

【操作】 直刺 0.3 ～ 0.5 寸。

9. 少冲* Shàochōng（HT9）井穴

【定位】 在手指，小指末节桡侧，指甲根角侧上方 0.1 寸（指寸）（图 3-34）。

【主治】 ①心悸，心痛，癫狂；②热病，昏迷；③胸胁痛。

【操作】 浅刺 0.1 寸；或点刺出血。

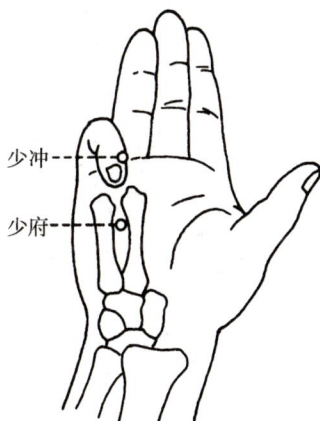

图 3-34

复习思考
1. 简述手少阴心经的经脉循行、联系脏腑及器官。
2. 简述手少阴心经腧穴主治概要。

六、手太阳小肠经及其腧穴

【经脉循行】

起于手小指尺侧端（少泽），沿手外侧至腕部，直上沿前臂外侧后缘，经尺骨鹰嘴与肱骨内上髁之间，出于肩关节，绕行肩胛部，交于大椎（督脉），向下入缺盆部，联络心脏，沿食管过膈达胃，属于小肠。

缺盆部支脉：沿颈部上达面颊，至目外眦，转入耳中（听宫）。

颊部支脉：上行目眦下，抵于鼻旁，至目内眦（睛明）交于足太阳膀胱经。（图 3-35）

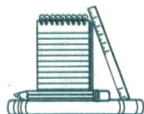

【主治概要】

主治头、项、耳、目、喉咽病,热病、神志病及经脉循行部位的其他病证。

【腧穴】

本经单侧 19 穴,穴起少泽,止于听宫(图 3-36)。

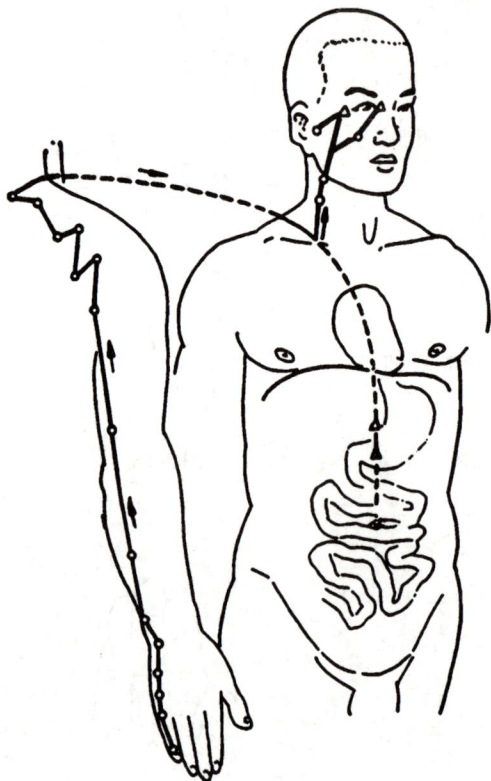

图 3-35　手太阳小肠经经脉循行示意图

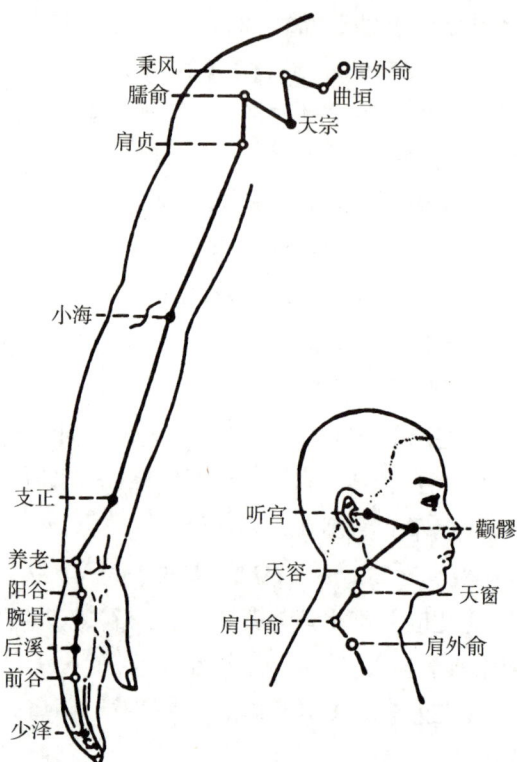

图 3-36　手太阳小肠经经穴图

1. 少泽* Shàozé(SI1)井穴

【定位】 在手指,小指末节尺侧,指甲根角侧上方 0.1 寸(指寸)(图 3-37)。

【主治】 ①乳痈,乳汁少;②昏迷,热病;③头痛,目翳,咽喉肿痛。

【操作】 浅刺 0.1 寸;或点刺出血。

2. 前谷 Qiángǔ(SI2)荥穴

【定位】 在手指,第 5 掌指关节尺侧远端赤白肉际凹陷中(图 3-37)。

【主治】 ①热病;②乳痈,乳汁少;③头痛,目痛,耳鸣,咽喉肿痛。

【操作】 直刺 0.3 ～ 0.5 寸。

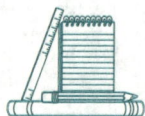

3. 后溪* Hòuxī(SI3)输穴、八脉交会穴

【定位】 在手内侧,第 5 掌指关节近端赤白肉际凹陷中(图 3-37)。

【主治】 ①头项强痛,腰背痛,手指及肘臂挛痛;②耳聋,目赤;③癫狂痫;④疟疾。

【操作】 直刺 0.5 ～ 1.0 寸。可透刺合谷穴。

4. 腕骨 Wàngǔ(SI4)原穴

【定位】 在腕区,第 5 掌骨底与三角骨之间的赤白肉际凹陷中(图 3-37)。

【主治】 ①指挛腕痛,头项强痛;②目翳,黄疸;③热病,疟疾。

【操作】 直刺 0.3 ～ 0.5 寸。

5. 阳谷 Yánggǔ（SI5）经穴

【定位】 在腕后区，尺骨茎突与三角骨之间的凹陷中（图 3-37）。

【主治】 ①颈颔肿，臂外侧痛，腕痛；②头痛，目眩，耳鸣，耳聋；③热病，癫狂痫。

【操作】 直刺 0.3 ～ 0.5 寸。

6. 养老* Yǎnglǎo（SI6）郄穴

【定位】 在前臂后区，腕背横纹上 1 寸，尺骨头桡侧凹陷中（图 3-38）。

【主治】 ①目视不明；②肩、背、肘、臂酸痛。

【操作】 直刺或斜刺 0.5 ～ 0.8 寸。

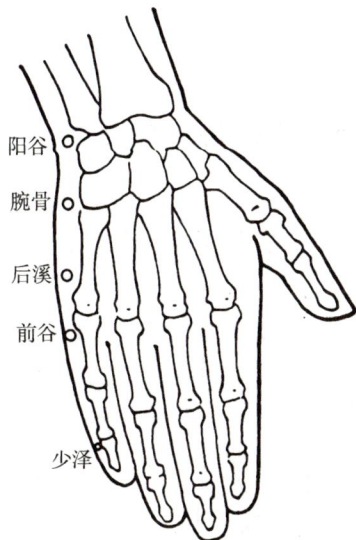

图 3-37

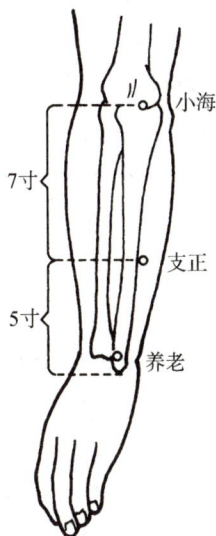

图 3-38

7. 支正 Zhīzhèng（SI7）络穴

【定位】 在前臂后区，腕背侧远端横纹上 5 寸，尺骨尺侧与尺侧腕屈肌之间（图 3-38）。

【主治】 ①头痛，项强，肘臂酸痛；②热病，癫狂；③疣症。

【操作】 直刺或斜刺 0.5 ～ 0.8 寸。

8. 小海 Xiǎohǎi（SI8）合穴

【定位】 在肘后区，尺骨鹰嘴与肱骨内上髁之间凹陷中（图 3-38）。

【主治】 ①肘臂疼痛，麻木；②癫痫。

【操作】 直刺 0.3 ～ 0.5 寸。

9. 肩贞 Jiānzhēn（SI9）

【定位】 在肩胛区，肩关节后下方，腋后纹头直上 1 寸（指寸）（图 3-39）。

【主治】 ①肩臂疼痛，上肢不遂；②瘰疬。

【操作】 直刺 1.0 ～ 1.5 寸。不宜向胸侧深刺。

10. 臑俞 Nàoshù（SI10）

【定位】 在肩胛区，腋后纹头直上，肩胛冈下缘凹陷中（图 3-39）。

【主治】 ①肩臂疼痛，肩不举；②瘰疬。

【操作】 直刺或斜刺 0.5 ～ 1.5 寸。不宜向胸侧深刺。

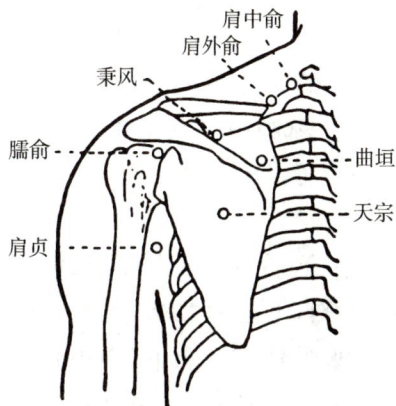

图 3-39

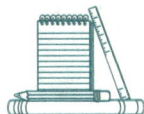

11. 天宗*Tiānzōng（**SI11**）

【定位】 在肩胛区，肩胛冈中点与肩胛骨下角连线上 1/3 与下 2/3 交点凹陷中（图 3-39）。

【主治】 ①肩胛疼痛，肩背部损伤；②气喘。

【操作】 直刺或斜刺 0.5～1.0 寸。

12. 秉风 Bǐngfēng（**SI12**）

【定位】 在肩胛区，肩胛冈中点上方冈上窝中央（图 3-39）。

【主治】 肩胛疼痛，上肢酸麻。

【操作】 直刺或斜刺 0.5～1.0 寸。不宜向胸部深刺。

13. 曲垣 Qūyuán（**SI13**）

【定位】 在肩胛部，肩胛冈内侧端上缘凹陷中（图 3-39）。

【主治】 肩胛疼痛。

【操作】 直刺或斜刺 0.5～1.0 寸。宜向锁骨上窝上方刺，不宜向胸部深刺。

14. 肩外俞 Jiānwàishù（**SI14**）

【定位】 在脊柱区，第 1 胸椎棘突下，后正中线旁开 3 寸（图 3-39）。

【主治】 肩背疼痛，颈项强急。

【操作】 斜刺 0.5～0.8 寸。不宜深刺。

15. 肩中俞 Jiānzhōngshù（**SI15**）

【定位】 在脊柱区，第 7 颈椎棘突下，后正中线旁开 2 寸（图 3-39）。

【主治】 ①咳嗽，气喘；②肩背疼痛。

【操作】 斜刺 0.5～0.8 寸。不宜深刺。

16. 天窗 Tiānchuāng（**SI16**）

【定位】 在颈部，横平喉结，胸锁乳突肌的后缘（图 3-40）。

【主治】 ①耳鸣，耳聋，咽喉肿痛，暴喑；②颈项强痛。

【操作】 直刺 0.5～1.0 寸。

17. 天容 Tiānróng（**SI17**）

【定位】 在颈部，下颌角后方，胸锁乳突肌的前缘凹陷中（图 3-40）。

【主治】 ①耳鸣，耳聋，咽喉肿痛；②头痛，颈项强痛。

【操作】 直刺 0.5～1.0 寸。注意避开血管。

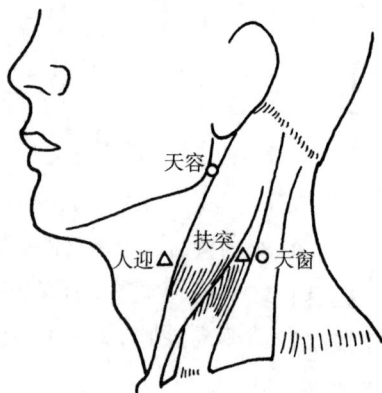

图 3-40

18. 颧髎 Quánliáo（**SI18**）

【定位】 在面部，颧骨下缘，目外眦直下凹陷中（图 3-41）。

【主治】 口眼歪斜，眼睑瞤动，齿痛，三叉神经痛。

【操作】 直刺 0.3～0.5 寸。

19. 听宫*Tīnggōng（**SI19**）

【定位】 在面部，耳屏正中与下颌骨髁突之间的凹陷中（图 3-41）。

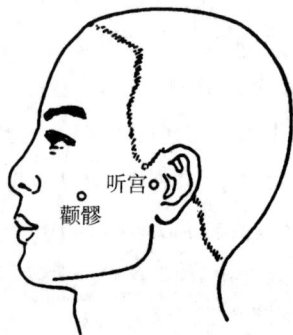

图 3-41

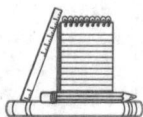

【主治】　①耳鸣、耳聋、聤耳等耳疾；②齿痛。

【操作】　张口，直刺 1.0 ～ 1.5 寸。

复习思考

1. 简述手太阳小肠经的经脉循行、联系脏腑及器官。

2. 简述手太阳小肠经腧穴主治概要。

七、足太阳膀胱经及其腧穴

【经脉循行】

起于目内眦，上额，交会于颠顶（百会）。

颠顶部支脉：从头顶到颞颥部。

颠顶部直行的脉：从头顶入里联络于脑，回出分开下行项后，沿肩胛部内侧，夹脊柱，到达腰部，从脊旁肌肉进入体腔，联络肾脏，属于膀胱。

腰部支脉：向下通过臀部，进入腘窝内。

后项部支脉：通过肩胛骨内缘直下，经过臀部下行，沿大腿后外侧与腰部下来的支脉会合于腘窝中。从此向下，出于外踝后，沿第 5 跖骨粗隆，至小趾外侧端（至阴），与足少阴经相接。（图 3-42）

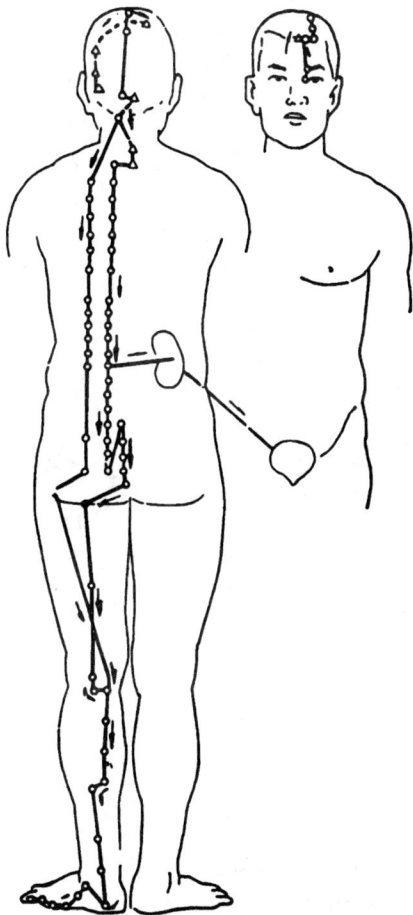

图 3-42　足太阳膀胱经经脉循行示意图

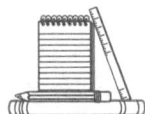

【主治概要】

主治目、头、项、背、腰、下肢部病证及神志病，背部第 1 侧线的背俞穴及第 2 侧线相平的腧穴，主治与其相关的脏腑病证和有关的组织器官病证。

【腧穴】

本经单侧 67 穴，穴起睛明，止于至阴（图 3-43）。

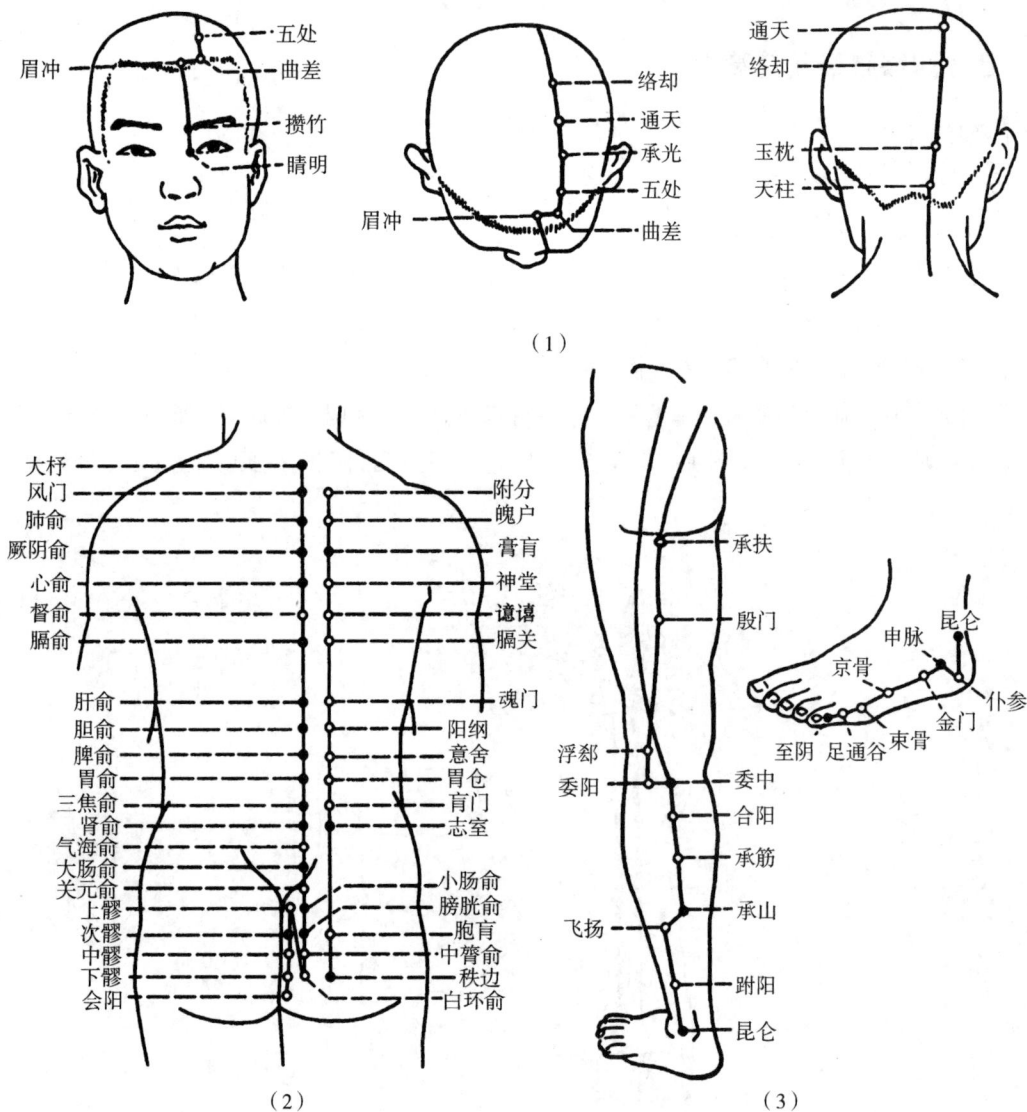

（1）

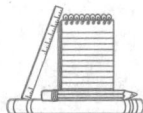

（2）

（3）

图 3-43　足太阳膀胱经经穴图

1. 睛明* Jīngmíng（BL1）

【定位】在面部，目内眦内上方，眶内侧壁凹陷中（图 3-44）。

【主治】①目赤肿痛、流泪、视物不明、目眩、近视、夜盲、色盲等目疾；②急性腰扭伤、坐骨神经痛；③心动过速。

【操作】嘱患者闭目，医者一手轻推眼球向外侧固定，另一手持针紧靠眶缘缓慢进针，直刺 0.5～1.0 寸。出针后用消毒干棉球按压针孔片刻，以防出血。禁灸。

2. 攒竹* Cuánzhú（BL2）

【定位】在面部，眉头陷中，额切迹处（图 3-44）。

【主治】①头痛，眉棱骨痛；②眼睑𝓂动，眼睑下垂，口眼歪斜，目视不明，流泪，目赤肿痛；③呃逆。

【操作】平刺或斜刺 0.3 ～ 0.5 寸。禁直接灸。

3. 眉冲 Méichōng（BL3）

【定位】在头部，额切迹直上入发际 0.5 寸（图 3-45）。

【主治】①头痛，目眩；②鼻塞，鼻衄。

【操作】平刺 0.3 ～ 0.5 寸。

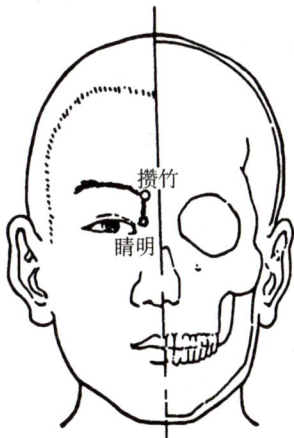

图 3-44

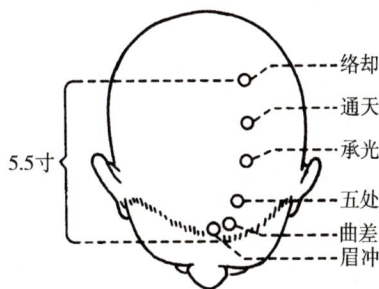

图 3-45

4. 曲差 Qūchā（BL4）

【定位】在头部，前发际正中直上 0.5 寸，旁开 1.5 寸（图 3-45）。

【主治】①头痛，目眩；②鼻塞，鼻衄。

【操作】平刺 0.3 ～ 0.5 寸。

5. 五处 Wǔchù（BL5）

【定位】在头部，前发际正中直上 1 寸，旁开 1.5 寸（图 3-45）。

【主治】①头痛，目眩；②癫痫。

【操作】平刺 0.3 ～ 0.5 寸。

6. 承光 Chéngguāng（BL6）

【定位】在头部，前发际正中直上 2.5 寸，旁开 1.5 寸（图 3-45）。

【主治】①头痛，目眩；②鼻塞；③热病。

【操作】平刺 0.3 ～ 0.5 寸。

7. 通天 Tōngtiān（BL7）

【定位】在头部，前发际正中直上 4 寸，旁开 1.5 寸（图 3-45）。

【主治】①头痛，眩晕；②鼻塞，鼻衄，鼻渊。

【操作】平刺 0.3 ～ 0.5 寸。

8. 络却 Luòquè（BL8）

【定位】在头部，前发际正中直上 5.5 寸，旁开 1.5 寸（图 3-45）。

【主治】头晕，目视不明，耳鸣。

【操作】平刺 0.3 ～ 0.5 寸。

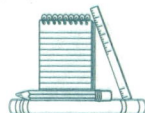

9. 玉枕 Yùzhěn（BL9）

【定位】在头部，横平枕外隆凸上缘，后发际正中旁开1.3寸（图3-46）。

【主治】①头项痛，目痛；②鼻塞。

【操作】平刺0.3～0.5寸。

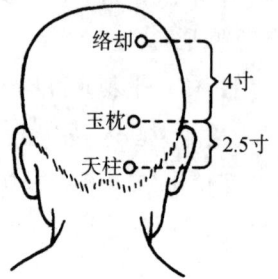

10. 天柱* Tiānzhù（BL10）

【定位】在颈后区，横平第2颈椎棘突上际，斜方肌外缘凹陷中（图3-46）。

图 3-46

【主治】①后头痛，项强，肩背腰痛；②鼻塞；③癫狂痫，热病。

【操作】直刺或斜刺0.5～0.8寸，不可向内上方深刺，以免伤及延髓。

11. 大杼 Dàzhù（BL11）骨会

【定位】在脊柱区，第1胸椎棘突下，后正中线旁开1.5寸（图3-47）。

【主治】①咳嗽；②项强，肩背痛。

【操作】斜刺0.5～0.8寸。

12. 风门 Fēngmén（BL12）

【定位】在脊柱区，第2胸椎棘突下，后正中线旁开1.5寸（图3-47）。

【主治】①感冒，咳嗽，发热，头痛；②项强，胸背痛。

【操作】斜刺0.5～0.8寸。

13. 肺俞* Fèishù（BL13）肺俞穴

【定位】在脊柱区，第3胸椎棘突下，后正中线旁开1.5寸（图3-47）。

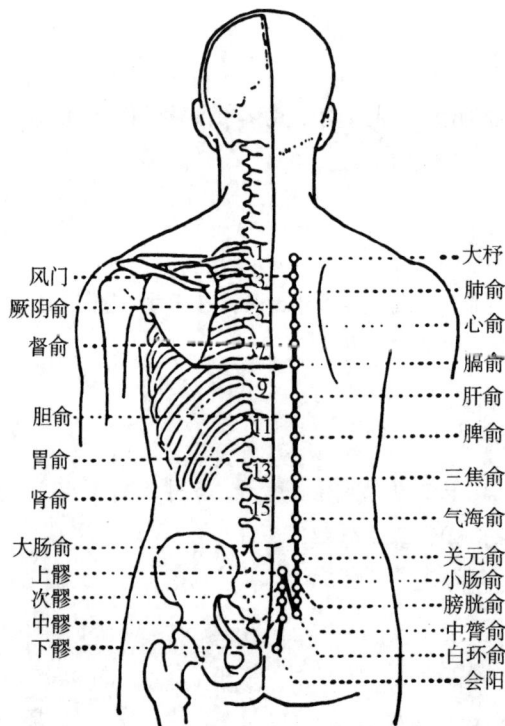

图 3-47

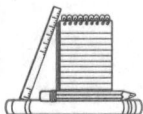

【主治】①咳嗽、气喘、咯血等肺疾；②骨蒸潮热，盗汗。

【操作】斜刺 0.5 ～ 0.8 寸。

14. 厥阴俞 Juéyīnshù（BL14）心包俞穴

【定位】在脊柱区，第 4 胸椎棘突下，后正中线旁开 1.5 寸（图 3–47）。

【主治】①心痛，心悸；②咳嗽，胸闷；③呕吐。

【操作】斜刺 0.5 ～ 0.8 寸。

15. 心俞* Xīnshù（BL15）心俞穴

【定位】在脊柱区，第 5 胸椎棘突下，后正中线旁开 1.5 寸（图 3–47）。

【主治】①心痛、惊悸、失眠、健忘、癫痫、盗汗等心与神志病变；②咳嗽，吐血。

【操作】斜刺 0.5 ～ 0.8 寸。

16. 督俞 Dūshù（BL16）

【定位】在脊柱区，第 6 胸椎棘突下，后正中线旁开 1.5 寸（图 3–47）。

【主治】①心痛，胸闷；②寒热，气喘。

【操作】斜刺 0.5 ～ 0.8 寸。

17. 膈俞* Géshù（BL17）血会

【定位】在脊柱区，第 7 胸椎棘突下，后正中线旁开 1.5 寸（图 3–47）。

【主治】①呕吐、呃逆、气喘、吐血等上逆之症；②贫血；③瘾疹，皮肤瘙痒；④潮热，盗汗。

【操作】斜刺 0.5 ～ 0.8 寸。

18. 肝俞* Gānshù（BL18）肝俞穴

【定位】在脊柱区，第 9 胸椎棘突下，后正中线旁开 1.5 寸（图 3–47）。

【主治】①肝疾，胁痛，目疾；②癫狂痫；③脊背痛。

【操作】斜刺 0.5 ～ 0.8 寸。

19. 胆俞* Dǎnshù（BL19）胆俞穴

【定位】在脊柱区，第 10 胸椎棘突下，后正中线旁开 1.5 寸（图 3–47）。

【主治】①黄疸、口苦、胁痛等肝胆病证；②肺痨，潮热。

【操作】斜刺 0.5 ～ 0.8 寸。

20. 脾俞* Píshù（BL20）脾俞穴

【定位】在脊柱区，第 11 胸椎棘突下，后正中线旁开 1.5 寸（图 3–47）。

【主治】①腹胀、纳呆、呕吐、腹泻、痢疾、便血、水肿等脾胃病证；②背痛。

【操作】斜刺 0.5 ～ 0.8 寸。

21. 胃俞* Wèishù（BL21）胃俞穴

【定位】在脊柱区，第 12 胸椎棘突下，后正中线旁开 1.5 寸（图 3–47）。

【主治】胃脘痛、呕吐、腹胀、肠鸣等胃疾。

【操作】斜刺 0.5 ～ 0.8 寸。

22. 三焦俞 Sānjiāoshù（BL22）三焦俞穴

【定位】在脊柱区，第 1 腰椎棘突下，后正中线旁开 1.5 寸（图 3–47）。

【主治】①肠鸣、腹胀、呕吐、腹泻、痢疾、水肿等脾胃病证；②腰背强痛。

【操作】直刺 0.5 ～ 1.0 寸。

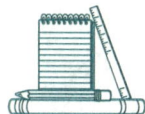

23. 肾俞* Shènshù（BL23）肾俞穴

【定位】在脊柱区，第2腰椎棘突下，后正中线旁开1.5寸（图3-47）。

【主治】①腰痛；②遗尿、遗精、阳痿、月经不调、带下等生殖泌尿系病证；③耳鸣，耳聋。

【操作】直刺0.5～1.0寸。

24. 气海俞 Qìhǎishù（BL24）

【定位】在脊柱区，第3腰椎棘突下，后正中线旁开1.5寸（图3-47）。

【主治】①肠鸣腹胀；②痛经，腰痛。

【操作】直刺0.5～1.0寸。

25. 大肠俞* Dàchángshù（BL25）大肠俞穴

【定位】在脊柱区，第4腰椎棘突下，后正中线旁开1.5寸（图3-47）。

【主治】①腰腿痛；②腹胀，腹泻，便秘。

【操作】直刺0.8～1.2寸。

26. 关元俞 Guānyuánshù，（BL26）

【定位】在脊柱区，第5腰椎棘突下，后正中线旁开1.5寸（图3-47）。

【主治】①腹胀、腹泻；②腰骶痛；③小便频数或不利，遗尿。

【操作】直刺0.8～1.2寸。

27. 小肠俞 Xiǎochángshù，（BL27）小肠俞穴

【定位】在骶区，横平第1骶后孔，骶正中嵴旁开1.5寸（图3-47）。

【主治】①遗精，遗尿，尿血，尿痛，带下；②腹泻，痢疾，疝气；③腰骶痛。

【操作】直刺或斜刺0.8～1.0寸。

28. 膀胱俞 Pángguāngshù（BL28）膀胱俞穴

【定位】在骶区，横平第2骶后孔，骶正中嵴旁开1.5寸（图3-47）。

【主治】①小便不利，遗尿；②腰骶痛；③腹泻，便秘。

【操作】直刺或斜刺0.8～1.2寸。

29. 中膂俞 Zhōnglǚshù（BL29）

【定位】在骶区，横平第3骶后孔，骶正中嵴旁开1.5寸（图3-47）。

【主治】①腹泻，疝气；②腰骶痛。

【操作】直刺1.0～1.5寸。

30. 白环俞 Báihuánshù（BL30）

【定位】在骶区，横平第4骶后孔，骶正中嵴旁开1.5寸（图3-47）。

【主治】①遗尿，遗精，月经不调，带下，疝气；②腰骶痛。

【操作】直刺1.0～1.5寸。

31. 上髎 shàngliáo（BL31）

【定位】在骶区，正对第1骶后孔中（图3-47）。

【主治】①大小便不利，月经不调，带下，阴挺，遗精，阳痿；②腰骶痛。

【操作】直刺1.0～1.5寸。

32. 次髎* Cìliáo（BL32）

【定位】在骶区，正对第2骶后孔中（图3-47）。

【主治】①月经不调、痛经、带下等妇科病证；②小便不利，遗精，疝气；③腰骶痛，下肢

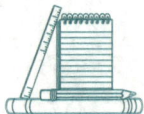

痿痹。

【操作】　直刺 1.0 ～ 1.5 寸。

33. 中髎 Zhōngliáo（**BL33**）

【定位】　在骶区，正对第 3 骶后孔中（图 3-47）。

【主治】　①便秘，腹泻；②小便不利，月经不调，带下；③腰骶痛。

【操作】　直刺 1.0 ～ 1.5 寸。

34. 下髎 Xiàliáo（**BL34**）

【定位】　在骶区，正对第 4 骶后孔中（图 3-47）。

【主治】　①腹痛，便秘；②小便不利，带下；③腰骶痛。

【操作】　直刺 1.0 ～ 1.5 寸。

35. 会阳 Huìyáng（**BL35**）

【定位】　在骶区，尾骨端旁开 0.5 寸（图 3-47）。

【主治】　①痔疾，腹泻；②阳痿，带下。

【操作】　直刺 1.0 ～ 1.5 寸。

36. 承扶 Chéngfú（**BL36**）

【定位】　在股后区，臀沟的中点（图 3-48）。

【主治】　①腰骶臀股部疼痛；②痔疾。

【操作】　直刺 1.0 ～ 2.0 寸。

37. 殷门 Yīnmén（**BL37**）

【定位】　在股后区，臀沟下 6 寸，股二头肌与半腱肌之间（图 3-48）。

【主治】　腰痛，下肢痿痹。

【操作】　直刺 1.0 ～ 2.0 寸。

38. 浮郄 Fúxì（**BL38**）

【定位】　在膝后区，腘横纹上 1 寸，股二头肌腱的内侧缘（图 3-48）。

【主治】　①股腘部疼痛、麻木；②便秘。

【操作】　直刺 1.0 ～ 2.0 寸。

39. 委阳 Wěiyáng（**BL39**）三焦下合穴

【定位】　在膝部，腘横纹上，股二头肌腱的内侧缘（图 3-48）。

【主治】　①腹满，小便不利；②腰脊强痛，腿足挛痛。

【操作】　直刺 1.0 ～ 1.5 寸。

40. 委中* Wěizhōng（**BL40**）合穴、膀胱下合穴

【定位】　在膝后区，腘横纹中点（图 3-48）。

【主治】　①腰背痛，下肢痿痹；②腹痛，急性吐泻；③小便不利，遗尿；④丹毒。

【操作】　直刺 1.0 ～ 1.5 寸，可点刺出血。

41. 附分 Fùfēn（**BL41**）

【定位】　在脊柱区，第 2 胸椎棘突下，后正中线旁开 3 寸（图 3-49）。

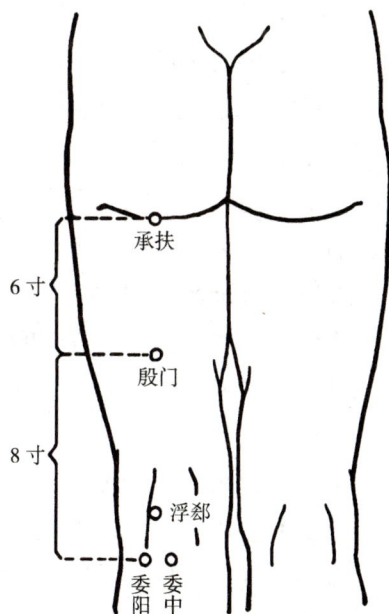

图 3-48

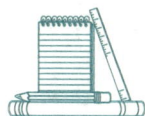

【主治】颈项强痛，肩背拘急，肘臂麻木。

【操作】斜刺 0.5 ～ 0.8 寸。

42. 魄户 Pòhù（BL42）

【定位】在脊柱区，第 3 胸椎棘突下，后正中线旁开 3 寸（图 3-49）。

【主治】①咳嗽，气喘，肺痨；②项强，肩背痛。

【操作】斜刺 0.5 ～ 0.8 寸。

43. 膏肓 Gāohuāng（BL43）

【定位】在脊柱区，第 4 胸椎棘突下，后正中线旁开 3 寸（图 3-49）。

【主治】①咳嗽，气喘，肺痨；②肩胛痛；③虚劳诸疾。

【操作】斜刺 0.5 ～ 0.8 寸。多用灸法。

44. 神堂 Shéntáng（BL44）

【定位】在脊柱区，第 5 胸椎棘突下，后正中线旁开 3 寸（图 3-49）。

【主治】①咳嗽，气喘，胸闷；②脊背强痛。

【操作】斜刺 0.5 ～ 0.8 寸。

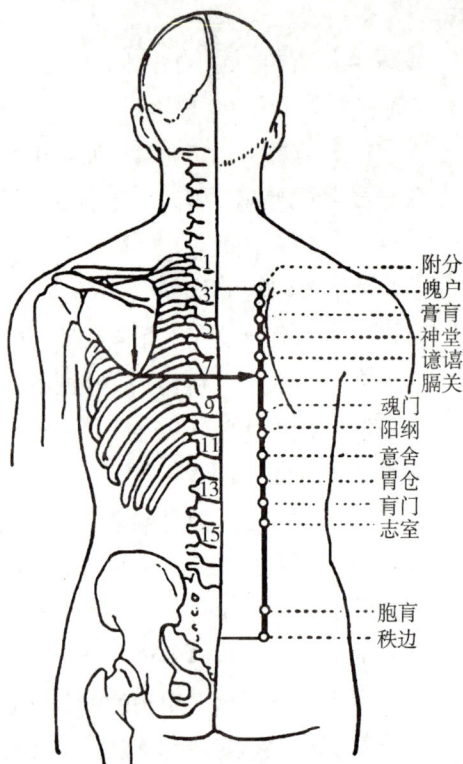

图 3-49

45. 譩譆 Yìxǐ（BL45）

【定位】在脊柱区，第 6 胸椎棘突下，后正中线旁开 3 寸（图 3-49）。

【主治】①咳嗽，气喘；②肩背痛；③疟疾，热病。

【操作】斜刺 0.5 ～ 0.8 寸。

46. 膈关 Géguān（BL46）

【定位】在脊柱区，第 7 胸椎棘突下，后正中线旁开 3 寸（图 3-49）。

【主治】①胸闷，嗳气，呕吐；②脊背强痛。

【操作】斜刺 0.5 ～ 0.8 寸。

47. 魂门 Húnmén（BL47）

【定位】在脊柱区，第 9 胸椎棘突下，后正中线旁开 3 寸（图 3-49）。

【主治】①胸胁痛，背痛；②呕吐，腹泻。

【操作】斜刺 0.5 ～ 0.8 寸。

48. 阳纲 Yánggāng（BL48）

【定位】在脊柱区，第 10 胸椎棘突下，后正中线旁开 3 寸（图 3-49）。

【主治】肠鸣，腹痛，腹泻，黄疸，消渴。

【操作】斜刺 0.5 ～ 0.8 寸。

49. 意舍 Yìshè（BL49）

【定位】在脊柱区，第 11 胸椎棘突下，后正中线旁开 3 寸（图 3-49）。

【主治】腹胀、肠鸣、呕吐、腹泻。

【操作】斜刺 0.5 ～ 0.8 寸。

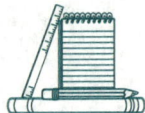

50. 胃仓 Wèicāng（**BL50**）

【定位】在脊柱区，第12胸椎棘突下，后正中线旁开3寸（图3-49）。

【主治】①胃脘痛，腹胀，小儿食积，水肿；②背脊痛。

【操作】斜刺0.5～0.8寸。

51. 肓门 Huāngmén（**BL51**）

【定位】在腰区，第1腰椎棘突下，后正中线旁开3寸（图3-49）。

【主治】①腹痛，痞块，便秘；②乳疾。

【操作】斜刺0.5～0.8寸。

52. 志室 Zhìshì（**BL52**）

【定位】在腰区，第2腰椎棘突下，后正中线旁开3寸（图3-49）。

【主治】①遗精，阳痿，小便不利；②腰脊强痛。

【操作】斜刺0.5～0.8寸。

53. 胞肓 Bāohuāng（**BL53**）

【定位】在骶区，横平第2骶后孔，骶正中嵴旁开3寸（图3-49）。

【主治】①肠鸣，腹胀，便秘；②癃闭；③腰脊强痛。

【操作】直刺1.0～1.5寸。

54. 秩边 Zhìbiān（**BL54**）

【定位】在骶区，横平第4骶后孔，骶正中嵴旁开3寸（图3-49）。

【主治】①腰骶痛，下肢痿痹；②小便不利，便秘，痔疾。

【操作】直刺1.5～2.0寸。

55. 合阳 Héyáng（**BL55**）

【定位】在小腿后区，腘横纹下2寸，腓肠肌内、外侧头之间（图3-50）。

【主治】①腰脊强痛，下肢痿痹；②疝气，崩漏。

【操作】直刺1.0～2.0寸。

56. 承筋 Chéngjīn（**BL56**）

【定位】在小腿后区，腘横纹下5寸，腓肠肌两肌腹之间（图3-50）。

【主治】①腰腿拘急、疼痛；②痔疾。

【操作】直刺1.0～1.5寸。

57. 承山* Chéngshān（**BL57**）

【定位】在小腿后区，腓肠肌两肌腹与肌腱交角处（图3-50）。

【主治】①腰腿拘急、疼痛；②痔疾，便秘。

【操作】直刺1.0～2.0寸。不宜过强刺激，以免引起腓肠肌痉挛。

58. 飞扬 Fēiyáng（**BL58**）络穴

【定位】在小腿后区，昆仑直上7寸，腓肠肌外下缘与跟腱移行处（图3-50）。

【主治】①头痛，目眩；②腰腿疼痛；③痔疾。

【操作】直刺1.0～1.5寸。

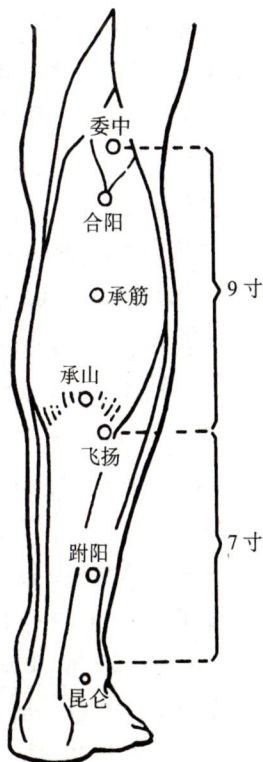

委中
合阳
9寸
承筋
承山
飞扬
7寸
跗阳
昆仑

图3-50

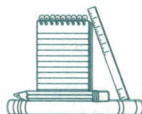

59. 跗阳 Fūyáng（BL59）阳跷脉郄穴

【定位】　在小腿后区，昆仑直上 3 寸，腓骨与跟腱之间（图 3-51）。

【主治】　①腰骶痛，下肢痿痹，外踝肿痛；②头痛。

【操作】　直刺 0.8～1.2 寸。

60. 昆仑* Kūnlún（BL60）经穴

【定位】　在踝区，外踝尖与跟腱之间的凹陷处（图 3-51）。

【主治】　①后头痛，项强，腰骶疼痛，足踝肿痛；②癫痫；③滞产。

【操作】　直刺 0.5～0.8 寸。孕妇禁用，妇女经期慎用。

61. 仆参 Púcān（BL61）

【定位】　在跟区，昆仑直下，跟骨外侧，赤白肉际处（图 3-51）。

【主治】　①下肢痿痹，足跟痛；②癫痫。

【操作】　直刺 0.3～0.5 寸。

62. 申脉* Shēnmài（BL62）八脉交会穴

【定位】　在踝区，外踝尖直下，外踝下缘与跟骨之间凹陷中（图 3-51）。

【主治】　①头痛，眩晕；②癫狂痫，失眠；③腰腿酸痛。

【操作】　直刺 0.3～0.5 寸。

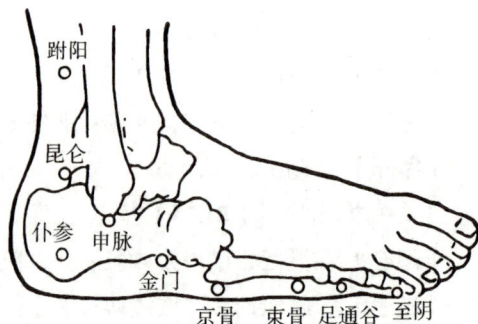

图 3-51

63. 金门 Jīnmén（BL63）郄穴

【定位】　在足背，外踝前缘直下，第 5 跖骨粗隆后方，骰骨下缘凹陷中（图 3-51）。

【主治】　①头痛，腰痛，下肢痿痹，外踝痛；②癫痫，小儿惊风。

【操作】　直刺 0.3～0.5 寸。

64. 京骨 Jīnggǔ（BL64）原穴

【定位】　在跖区，第 5 跖骨粗隆前下方，赤白肉际处（图 3-51）。

【主治】　①头痛，项强，腰痛；②癫痫。

【操作】　直刺 0.3～0.5 寸。

65. 束骨 Shùgǔ（BL65）输穴

【定位】　在跖区，第 5 跖趾关节的近端，赤白肉际处（图 3-51）。

【主治】　①头痛，项强，目眩，腰腿痛；②癫狂。

【操作】　直刺 0.3～0.5 寸。

66. 足通谷 Zútōnggǔ（BL66）荥穴

【定位】　在足趾，第 5 跖趾关节的远端，赤白肉际处（图 3-51）。

【主治】　①头痛，项强，鼻衄；②癫狂。

【操作】　直刺 0.2～0.3 寸。

67. 至阴* Zhìyīn（BL67）井穴

【定位】　在足趾，足小趾末节外侧，趾甲根角侧后方 0.1 寸（指寸）（图 3-51）。

【主治】　①胎位不正，滞产；②头痛，目痛，鼻塞，鼻衄。

【操作】　浅刺 0.1 寸，或点刺出血；孕妇禁针。胎位不正用灸法。

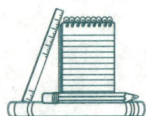

复习思考

1. 简述足太阳膀胱经的经脉循行、联系脏腑及器官。

2. 简述足太阳膀胱经腧穴主治概要。

八、足少阴肾经及其腧穴

【经脉循行】

起于足小趾之下，斜向足心（涌泉），出于舟骨粗隆下，沿内踝后向上行于腿肚内侧，经股内后缘，通过脊柱，属于肾脏，联络膀胱。另有分支向上行于腹部前正中线旁 0.5 寸，胸部前正中线旁 2 寸，止于锁骨下缘。

肾部直行脉：从肾向上通过肝和横膈，进入肺中，沿着喉咙，夹于舌根部。

肺部支脉：从肺部出来，络心，流注于胸中，与手厥阴心包经相接。（图 3-52）

【主治概要】

本经腧穴主治妇科、前阴病，肾、肺、肝、心、咽喉病及经脉循行部位的其他病证。

【腧穴】

本经单侧 27 穴，穴起涌泉，止于俞府（图 3-53）。

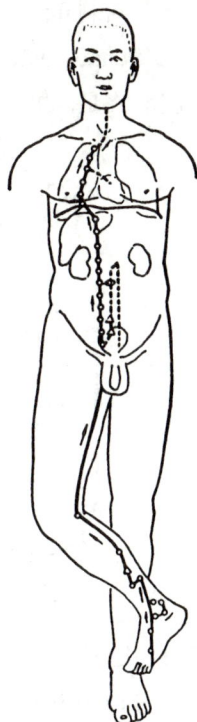

图 3-52 足少阴肾经经脉循行示意图

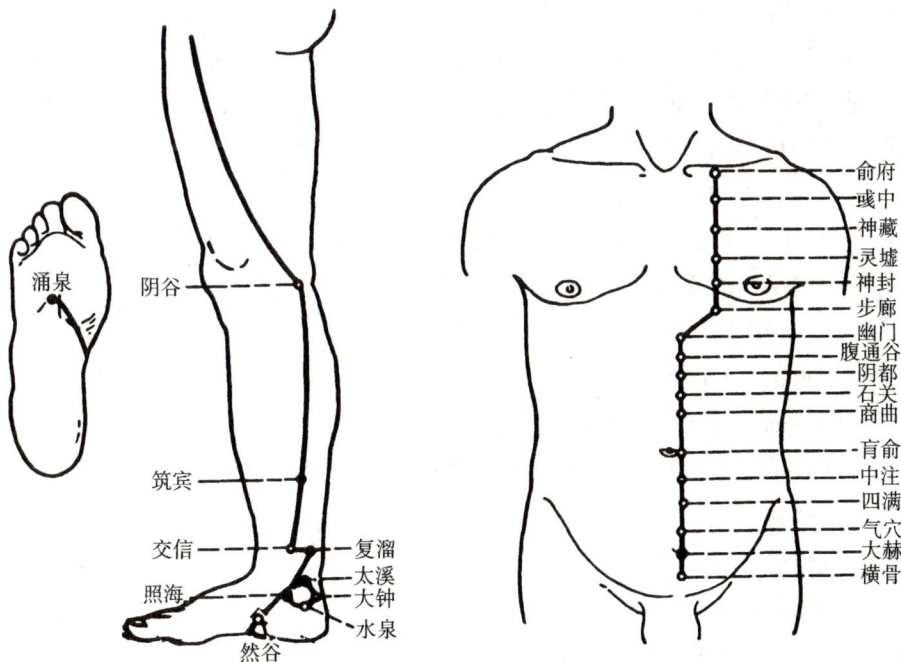

图 3-53 足少阴肾经经穴图

1. 涌泉* Yǒngquán（KI1）井穴

【定位】 在足底，屈足卷趾时足心最凹陷中；约当足底第 2、3 趾蹼缘与足跟连线的前 1/3 与后 2/3 交点凹陷中（图 3-54）。

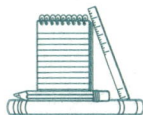

【主治】①昏厥，中暑，癫狂痫，小儿惊风；②头痛，头晕，目眩，失眠；③咯血，咽喉肿痛，喉痹；④大便难，小便不利；⑤奔豚气；⑥足心热。

【操作】直刺 0.5～0.8 寸。

2. 然谷 Rángǔ（KI2）荥穴

【定位】在足内侧，足舟骨粗隆下方，赤白肉际处（图 3-55）。

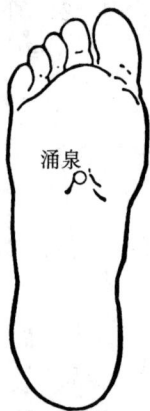
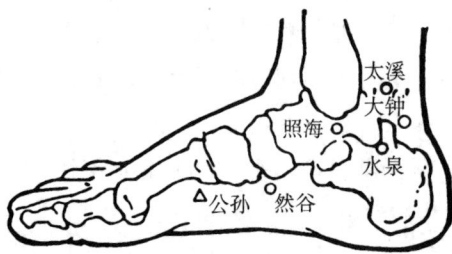

图 3-54　　　　　　　　　　　　图 3-55

【主治】①月经不调，阴挺，阴痒，白浊；②遗精，阳痿；③消渴，腹泻，小便不利；④咯血，咽喉肿痛；⑤小儿脐风，口噤。

【操作】直刺 0.5～0.8 寸。

3. 太溪*Tàixī（KI3）输穴、原穴

【定位】在足踝区，内踝尖与跟腱之间凹陷中（图 3-55）。

【主治】①头痛，目眩，失眠，健忘，咽喉肿痛，齿痛，耳鸣，耳聋；②咳嗽，气喘，咯血，胸痛；③消渴，小便频数，便秘；④月经不调，遗精，阳痿；⑤腰脊痛，下肢厥冷。

【操作】直刺 0.5～0.8 寸。

4. 大钟 Dàzhōng（KI4）络穴

【定位】在跟区，内踝后下方，跟骨上缘，跟腱附着部前缘凹陷处（图 3-55）。

【主治】①痴呆；②癃闭，遗尿，便秘；③月经不调；④咯血，气喘；⑤腰脊强痛，足跟痛。

【操作】直刺 0.3～0.5 寸。

5. 水泉 Shuǐquán（KI5）郄穴

【定位】在跟区，太溪直下 1 寸（指寸），跟骨结节内侧凹陷中（图 3-55）。

【主治】①月经不调，痛经，经闭，阴挺；②小便不利。

【操作】直刺 0.3～0.5 寸。

6. 照海*Zhàohǎi（KI6）八脉交会穴

【定位】在踝区，内踝尖下，内踝下缘边际凹陷中（图 3-55）。

【主治】①失眠，癫痫；②咽喉干痛，目赤肿痛；③月经不调，带下，阴挺，小便频数，癃闭。

【操作】直刺 0.5～0.8 寸。

7. 复溜*Fùliū（KI7）经穴

【定位】在小腿内侧，内踝尖上 2 寸，跟腱的前缘（图 3-56）。

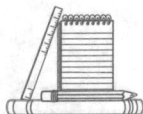

【主治】①水肿，汗证；②腹胀，腹泻；③腰脊强痛，下肢痿痹。

【操作】直刺 0.5 ~ 1.0 寸。

8. 交信 Jiāoxìn（KI8）阴跷脉郄穴

【定位】在小腿内侧，内踝尖上 2 寸，胫骨内侧缘的后际凹陷中；复溜前 0.5 寸（图 3-56）。

【主治】①月经不调，崩漏，阴挺，阴痒，疝气，五淋；②腹泻，便秘，痢疾。

【操作】直刺 0.8 ~ 1.2 寸。

9. 筑宾 Zhùbīn（KI9）阴维脉郄穴

【定位】在小腿内侧，太溪直上 5 寸，比目鱼肌与跟腱之间（图 3-56）。

【主治】①癫狂；②疝气；③呕吐涎沫，吐舌；④小腿内侧痛。

【操作】直刺 1.0 ~ 1.5 寸。

10. 阴谷 Yīngǔ（KI10）合穴

【定位】在膝后区，腘横纹上，半腱肌肌腱外侧缘（图 3-57）。

【主治】①癫狂；②阳痿，月经不调，崩漏，小便不利；③膝股内侧痛。

【操作】直刺 1.0 ~ 1.5 寸。

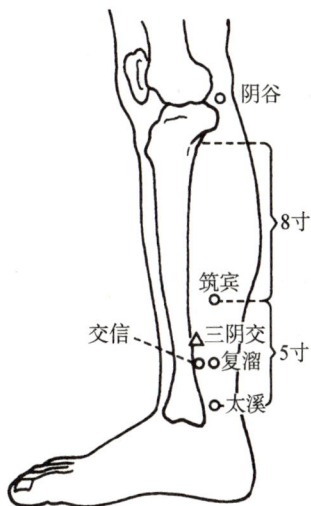 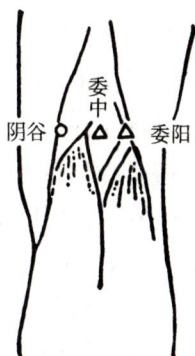

图 3-56   图 3-57

11. 横骨 Hénggǔ（KI11）

【定位】在下腹部，脐中下 5 寸，前正中线旁开 0.5 寸（图 3-58）。

【主治】①少腹胀痛；②小便不利，遗尿，遗精，阳痿；③疝气。

【操作】直刺 1.0 ~ 1.5 寸。

12. 大赫 Dàhè（KI12）

【定位】在下腹部，脐中下 4 寸，前正中线旁开 0.5 寸（图 3-58）。

【主治】遗精，阳痿，阴挺，带下。

【操作】直刺 1.0 ~ 1.5 寸。

13. 气穴 Qìxué（KI13）

【定位】在下腹部，当脐中下 3 寸，前正中线旁开 0.5 寸（图 3-58）。

【主治】①奔豚气；②月经不调，带下；③小便不利；④腹泻。

【操作】直刺 1.0 ~ 1.5 寸。

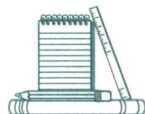

14. 四满 Sìmǎn（KI14）

【定位】在下腹部，脐中下 2 寸，前正中线旁开 0.5 寸（图 3-58）。

【主治】①月经不调，崩漏，带下，产后恶露不净；②遗精，小腹痛；③脐下积、聚、疝、瘕，水肿。

【操作】直刺 1.0～1.5 寸。

15. 中注 Zhōngzhù（KI15）

【定位】在下腹部，脐中下 1 寸，前正中线旁开 0.5 寸（图 3-58）。

【主治】月经不调，腹痛，便秘，腹泻。

【操作】直刺 1.0～1.5 寸。

16. 肓俞 Huāngshù（KI16）

【定位】在腹部，脐中旁开 0.5 寸（图 3-58）。

【主治】①腹痛，腹胀，腹泻，便秘；②月经不调；③疝气。

【操作】直刺 1.0～1.5 寸。

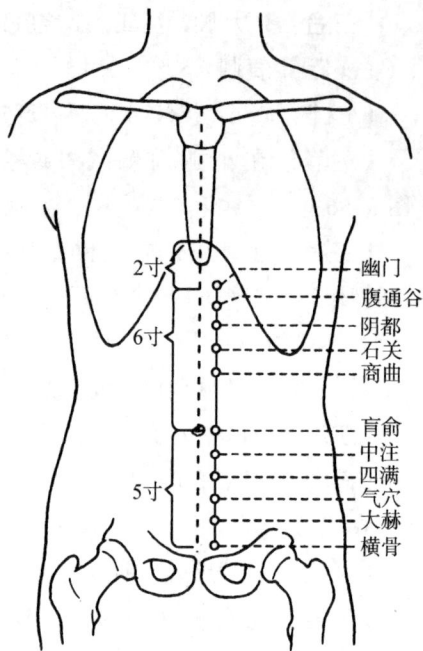

图 3-58

17. 商曲 Shāngqū（KI17）

【定位】在上腹部，脐中上 2 寸，前正中线旁开 0.5 寸（图 3-58）。

【主治】胃痛，腹痛，腹胀，腹泻，便秘，腹中积聚。

【操作】直刺 1.0～1.5 寸。

18. 石关 Shíguān（KI18）

【定位】在上腹部，脐中上 3 寸，前正中线旁开 0.5 寸（图 3-58）。

【主治】①胃痛，呕吐，腹痛，腹胀，便秘；②不孕。

【操作】直刺 1.0～1.5 寸。

19. 阴都 Yīndū（KI19）

【定位】在上腹部，脐中上 4 寸，前正中线旁开 0.5 寸（图 3-58）。

【主治】胃痛，腹胀，便秘。

【操作】直刺 1.0～1.5 寸。

20. 腹通谷 Fùtōnggǔ（KI20）

【定位】在上腹部，脐中上 5 寸，前正中线旁开 0.5 寸（图 3-58）。

【主治】①腹痛，腹胀，胃痛，呕吐；②心痛，心悸，胸痛。

【操作】直刺 0.5～1.0 寸。

21. 幽门 Yōumén（KI21）

【定位】在上腹部，脐中上 6 寸，前正中线旁开 0.5 寸（图 3-58）。

【主治】善哕，呕吐，腹痛，腹胀，腹泻。

【操作】直刺 0.5～1.0 寸。

22. 步廊 Bùláng（KI22）

【定位】在胸部，第 5 肋间隙，前正中线旁开 2 寸（图 3-59）。

【主治】胸痛，咳嗽，气喘，乳痈。

【操作】斜刺或平刺 0.5～0.8 寸。

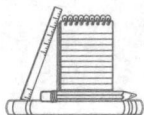

23. 神封 Shénfēng（KI23）

【定位】在胸部，第 4 肋间隙，前正中线旁开 2 寸（图 3-59）。

【主治】胸胁支满，咳嗽，气喘，乳痈。

【操作】斜刺或平刺 0.5 ～ 0.8 寸。

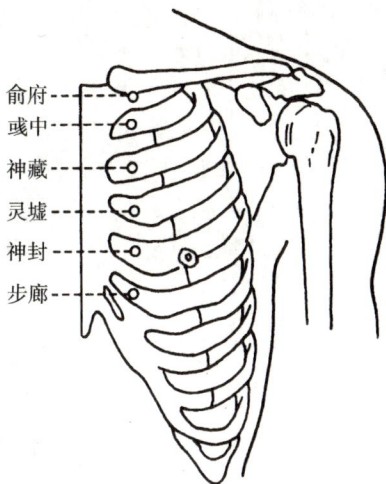

24. 灵墟 Língxū（KI24）

【定位】在胸部，第 3 肋间隙，前正中线旁开 2 寸（图 3-59）。

【主治】胸胁支满，咳嗽，气喘，乳痈。

【操作】斜刺或平刺 0.5 ～ 0.8 寸。

25. 神藏 Shéncáng（KI25）

【定位】在胸部，第 2 肋间隙，前正中线旁开 2 寸（图 3-59）。

【主治】胸胁支满，咳嗽，气喘，乳痈。

【操作】斜刺或平刺 0.5 ～ 0.8 寸。

26. 彧中 Yùzhōng（KI26）

【定位】在胸部，第 1 肋间隙，前正中线旁开 2 寸（图 3-59）。

【主治】胸胁支满，咳嗽，气喘，痰涌。

【操作】斜刺或平刺 0.5 ～ 0.8 寸。

27. 俞府 Shùfǔ（KI27）

【定位】在胸部，锁骨下缘，前正中线旁开 2 寸（图 3-59）。

【主治】咳嗽，气喘，胸痛。

【操作】斜刺或平刺 0.5 ～ 0.8 寸。

俞府
彧中
神藏
灵墟
神封
步廊

图 3-59

复习思考

1. 简述足少阴肾经的经脉循行、联系脏腑及器官。

2. 简述足少阴肾经腧穴主治概要。

九、手厥阴心包经及其腧穴

【经脉循行】

起于胸中，出属心包络，向下穿过横膈，依次联络上、中、下三焦。

胸部支脉：沿胸中，出于胁肋至腋下（天池），上行至腋窝中，沿上臂内侧行于手太阴和手少阴经之间，经肘窝下行于前臂中间进入掌中，沿中指到指端（中冲）。

掌中支脉：从劳宫分出，沿无名指到指端，与手少阳三焦经相接。（图 3-60）

【主治概要】

主治胃、心、胸、神志病及经脉循行部位的其他病证。

【腧穴】

本经单侧 9 穴，穴起天池，止于中冲（图 3-61）。

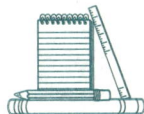

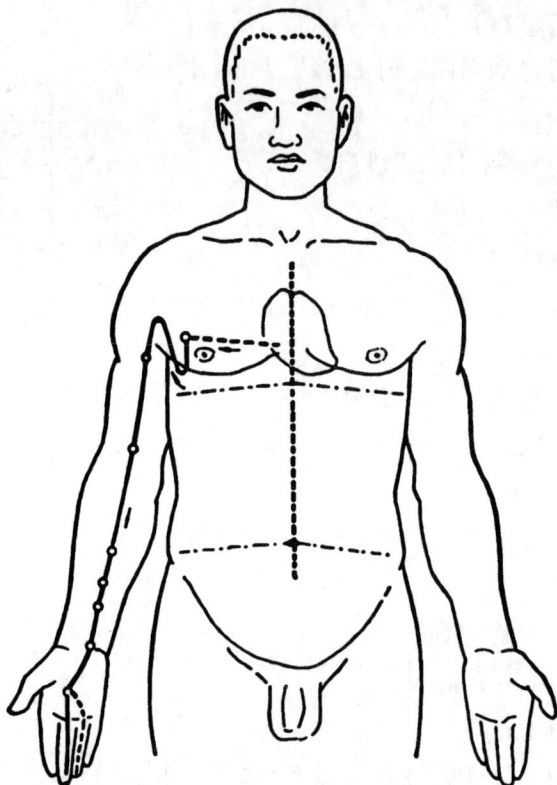

图 3-60　手厥阴心包经经脉循行示意图

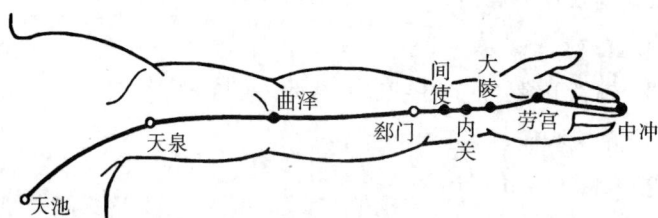

图 3-61　手厥阴心包经经穴图

1. 天池 Tiānchí（PC1）

【定位】在胸部，第 4 肋间隙，前正中线旁开 5 寸（图 3-62）。

【主治】①咳嗽，痰多，胸闷，气喘，胸痛；②乳痛；③瘰疬。

【操作】斜刺或平刺 0.3 ～ 0.5 寸，不可深刺，以免伤及心、肺。

2. 天泉 Tiānquán（PC2）

【定位】在臂前区，腋前纹头下 2 寸，肱二头肌的长、短头之间（图 3-63）。

【主治】①心痛，咳嗽，胸胁胀满；②胸背及上臂内侧痛。

【操作】直刺 1.0 ～ 1.5 寸。

3. 曲泽* Qūzé（PC3）合穴

【定位】在肘前区，肘横纹上，肱二头肌腱的尺侧缘凹陷中（图 3-63）。

【主治】①心痛，心悸，善惊；②胃痛，呕血，呕吐；③暑热病；④肘臂挛痛。

【操作】直刺 1.0 ～ 1.5 寸；或点刺出血。

4. 郄门* Xìmén（PC4）郄穴

【定位】在前臂前区，腕掌侧远端横纹上 5 寸，掌长肌腱与桡侧腕屈肌腱之间（图 3-64）。

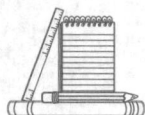

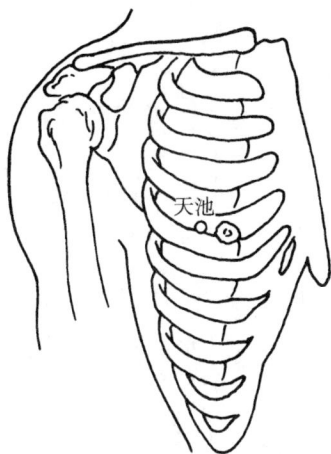
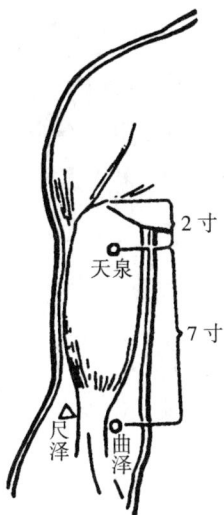
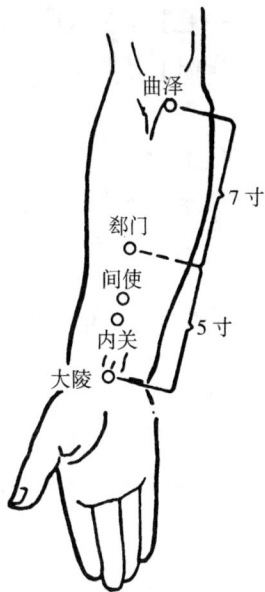

图 3-62　　　　　　　　图 3-63　　　　　　　　图 3-64

【主治】　①心痛，心悸，心烦胸痛；②咯血，呕血，衄血；③疗疮；④癫痫。

【操作】　直刺 0.5 ～ 1.0 寸。

5. 间使 Jiānshǐ（**PC5**）经穴

【定位】　在前臂前区，腕掌侧远端横纹上 3 寸，掌长肌腱与桡侧腕屈肌腱之间（图 3-64）。

【主治】　①心痛，心悸；②胃痛，呕吐；③热病，疟疾；④癫狂痫。

【操作】　直刺 0.5 ～ 1.0 寸。

6. 内关 * Nèiguān（**PC6**）络穴、八脉交会穴

【定位】　在前臂前区，腕掌侧远端横纹上 2 寸，掌长肌腱与桡侧腕屈肌腱之间（图 3-64）。

【主治】　①心痛，心悸；②胃痛，呕吐，呃逆；③胁痛，胁下痞块；④中风，失眠，眩晕，郁证，癫、狂、痫，偏头痛；⑤热病。

【操作】　直刺 0.5 ～ 1.0 寸。可透刺外关。

7. 大陵 Dàlíng（**PC7**）输穴、原穴

【定位】　在腕前区，腕掌侧远端横纹中，掌长肌腱与桡侧腕屈肌腱之间（图 3-64）。

【主治】　①心痛，心悸；②胃痛，呕吐，口臭；③胸胁满痛；④喜笑悲恐，癫狂痫；⑤臂、手挛痛。

【操作】　直刺 0.3 ～ 0.5 寸。

8. 劳宫 * Láogōng（**PC8**）荥穴

【定位】　在掌区，横平第 3 掌指关节近端，第 2、3 掌骨之间偏于第 3 掌骨（图 3-65）。

【主治】　①中风昏迷，中暑；②心痛，烦闷，癫狂痫；③口疮，口臭；④鹅掌风。

【操作】　直刺 0.3 ～ 0.5 寸。

9. 中冲 Zhōngchōng（**PC9**）井穴

【定位】　在手指，中指末端最高点（图 3-65）。

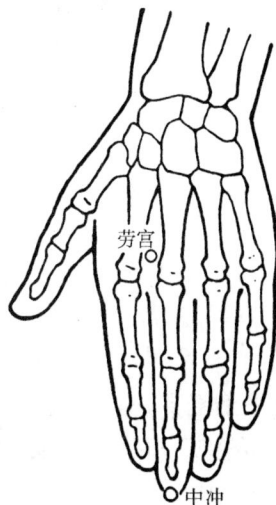

图 3-65

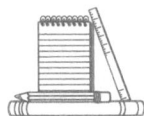

【主治】①中风昏迷，舌强不语，中暑，昏厥，小儿惊风；②热病。
【操作】浅刺 0.1 寸；或点刺出血。

复习思考
1. 简述手厥阴心包经的经脉循行、联系脏腑及器官。
2. 简述手厥阴心包经腧穴主治概要。

十、手少阳三焦经及其腧穴

【经脉循行】

起于无名指末端（关冲），上行于第 4、5 掌骨间，沿腕背、出于前臂外侧尺桡骨之间，经肘尖沿上臂外侧达肩部，交大椎，再向前入缺盆部，分布于胸中，络心包，穿过横膈，属于上、中、下三焦。

胸中支脉：从胸向上出于缺盆部，上走项部，沿耳后直上至额角，再下行经面颊部至目眶下。

耳部支脉：从耳后入耳中，到达耳前，与前脉交叉于面颊部，到目外眦，与足少阳胆经相接。（图 3-66）

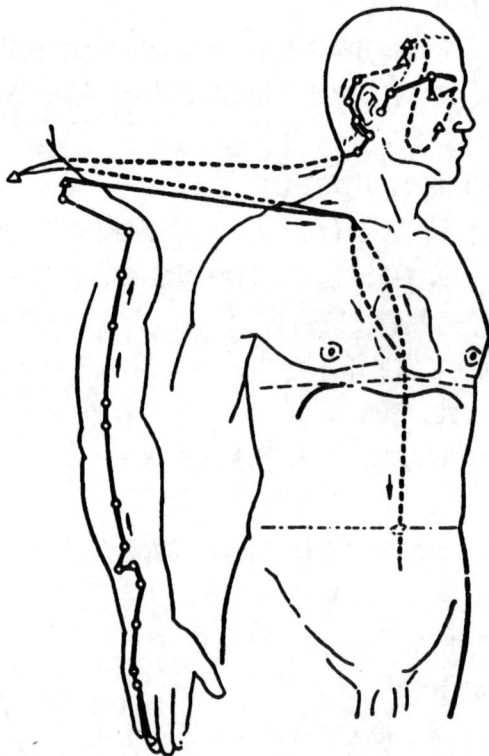

图 3-66　手少阳三焦经经脉循行示意图

【主治概要】

主治侧头、耳、目、颊、咽喉、胸胁病、热病及经脉循行部位的其他病证。

【腧穴】

本经单侧 23 穴，穴起关冲，止于丝竹空（图 3-67）。

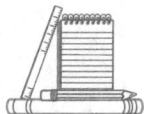

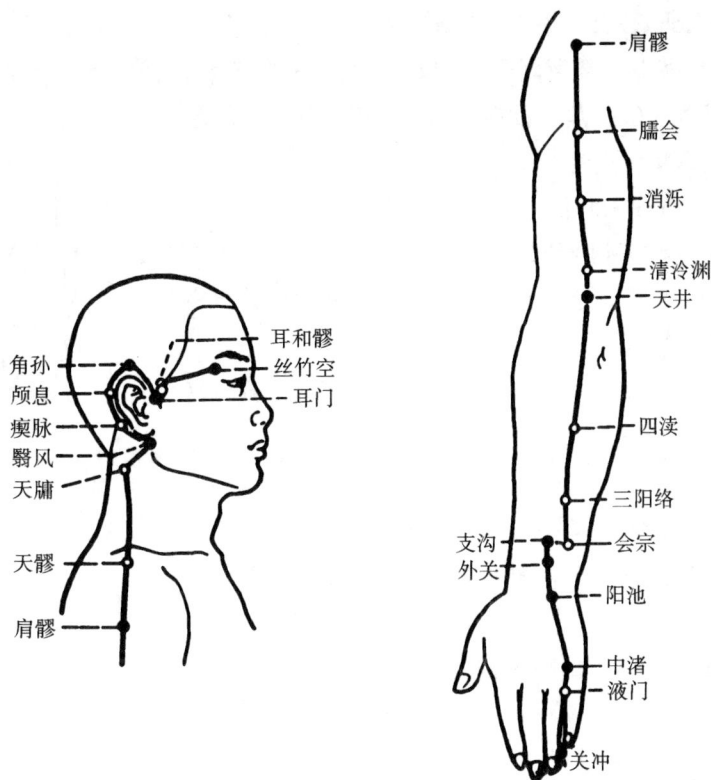

图 3-67 手少阳三焦经经穴图

1. 关冲 Guānchōng（**TE1**）井穴

【定位】 在手指，第 4 指末节尺侧，指甲根角侧上方 0.1 寸（指寸）（图 3-68）。

【主治】 ①头痛，目赤，耳鸣，耳聋，喉痹，舌强；②热病，心烦。

【操作】 浅刺 0.1 寸；或点刺出血。

2. 液门 Yèmén（**TE2**）荥穴

【定位】 在手背部，第 4、5 指间，指蹼缘后方赤白肉际凹陷处（图 3-68）。

【主治】 ①头痛，目赤，耳鸣，耳聋，喉痹；②疟疾；③手臂痛。

【操作】 直刺 0.3 ～ 0.5 寸。

3. 中渚＊ Zhōngzhǔ（**TE3**）输穴

【定位】 在手背，第 4、5 掌骨间，第 4 掌指关节近端凹陷中（图 3-68）。

【主治】 ①头痛，目赤，耳鸣，耳聋，喉痹；②热病；③肩背肘臂酸痛，手指不能屈伸。

【操作】 直刺 0.3 ～ 0.5 寸。

4. 阳池 Yángchí（**TE4**）原穴

【定位】 在腕后区，腕背侧远端横纹中，指伸肌腱的尺侧缘凹陷中（图 3-68）。

【主治】 ①目赤肿痛，耳聋，喉痹；②消渴，口干；③腕痛，肩臂痛。

【操作】 直刺 0.3 ～ 0.5 寸。

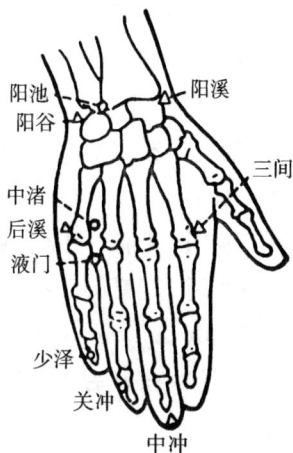

图 3-68

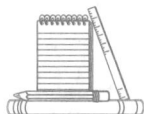

5. 外关* Wàiguān（TE5）络穴、八脉交会穴

【定位】 在前臂后区，腕背侧远端横纹上2寸，尺骨与桡骨间隙中点（图3-69）。

【主治】 ①热病；②头痛，目赤肿痛，耳鸣，耳聋；③瘰疬，胁肋痛；④上肢痿痹不遂。

【操作】 直刺0.5～1.0寸。

6. 支沟* Zhīgōu（TE6）经穴

【定位】 在前臂背侧，腕背侧远端横纹上3寸，尺骨与桡骨间隙中点（图3-69）。

【主治】 ①便秘；②耳鸣，耳聋，暴喑；③瘰疬，胁肋疼痛；④热病。

【操作】 直刺0.5～1.0寸。

7. 会宗 Huìzōng（TE7）郄穴

【定位】 在前臂后区，腕背侧远端横纹上3寸，尺骨的桡侧缘（图3-69）。

【主治】 耳聋，痫证，上肢肌肤痛。

【操作】 直刺0.5～1.0寸。

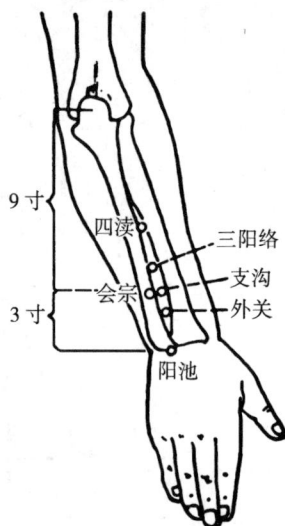

图3-69

8. 三阳络 Sānyángluò（TE8）

【定位】 在前臂后区，腕背侧远端横纹上4寸，尺骨与桡骨间隙中点（图3-69）。

【主治】 耳聋，暴喑，齿痛，手臂痛。

【操作】 直刺0.5～1.0寸。

9. 四渎 Sìdú（TE9）

【定位】 在前臂后区，肘尖下5寸，尺骨与桡骨间隙中点（图3-69）。

【主治】 耳聋，暴喑，齿痛，手臂痛。

【操作】 直刺0.5～1.0寸。

10. 天井 Tiānjǐng（TE10）合穴

【定位】 在肘后区，肘尖上1寸凹陷处（图3-70）。

【主治】 ①耳聋；②癫痫；③瘰疬，瘿气；④偏头痛，胁肋痛，颈项肩臂痛。

【操作】 直刺0.5～1.0寸。

11. 清泠渊 Qīnglíngyuān（TE11）

【定位】 在臂后区，肘尖与肩峰角连线上，肘尖上2寸（图3-70）。

【主治】 头痛，目黄，肩臂痛不能举。

【操作】 直刺0.8～1.2寸。

12. 消泺 Xiāoluò（TE12）

【定位】 在臂后区，肘尖与肩峰角连线上，肘尖上5寸（图3-70）。

【主治】 头痛，齿痛，项背痛。

【操作】 直刺1.0～1.5寸。

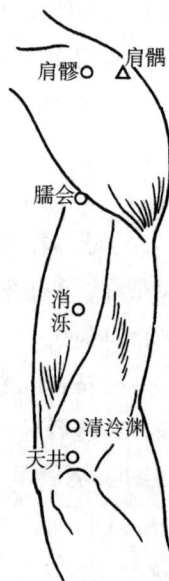

图3-70

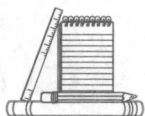

13. 臑会 Nàohuì（TE13）

【定位】在臂后区，肩峰角下 3 寸，三角肌的后下缘（图 3-70）。

【主治】①瘰疬；②瘿气；③上肢痹痛。

【操作】直刺 1.0 ～ 1.5 寸。

14. 肩髎* Jiānliáo（TE14）

【定位】在三角肌区，肩峰角与肱骨大结节两骨间凹陷中

（图 3-70）。

【主治】肩臂挛痛不遂。

【操作】直刺 1.0 ～ 1.5 寸。

15. 天髎 Tiānliáo（TE15）

【定位】在肩胛区，肩胛骨上角骨际凹陷中（图 3-71）。

【主治】肩臂痛，颈项强急。

【操作】直刺 0.5 ～ 1.0 寸。

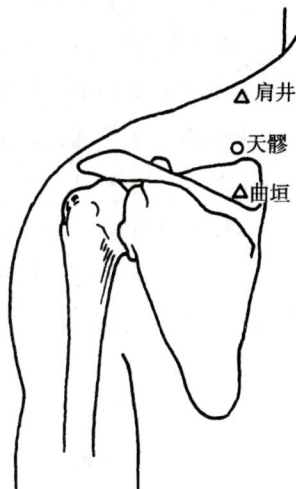

图 3-71

16. 天牖 Tiānyǒu（TE16）

【定位】在颈部，横平下颌角，胸锁乳突肌的后缘凹陷中（图 3-72）。

【主治】①头痛，头眩，项强，目不明，暴聋，鼻衄，喉痹；②瘰疬；③肩背痛。

【操作】直刺 0.5 ～ 1.0 寸。

17. 翳风* Yìfēng（TE17）

【定位】在颈部，耳垂后方，乳突下端前方凹陷中（图 3-73）。

【主治】①耳鸣，耳聋；②口眼歪斜，牙关紧闭，颊肿；③瘰疬。

【操作】直刺 0.5 ～ 1.0 寸。

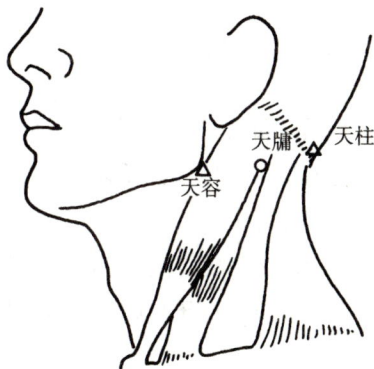

图 3-72

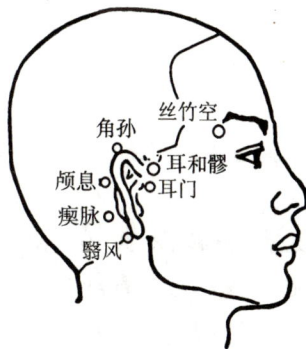

图 3-73

18. 瘛脉 Chìmài（TE18）

【定位】在头部，乳突中央，角孙与翳风沿耳轮弧形连线的上 2/3 与下 1/3 的交点处

（图 3-73）。

【主治】①头痛，耳鸣，耳聋；②小儿惊风。

【操作】平刺 0.3 ～ 0.5 寸；或点刺静脉出血。

19. 颅息 Lúxī（TE19）

【定位】在头部，角孙与翳风沿耳轮弧形连线的上 1/3 与下 2/3 的交点处（图 3-73）。

【主治】①头痛，耳鸣，耳聋；②小儿惊风。

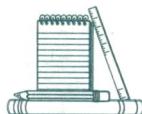

【操作】平刺 0.3 ～ 0.5 寸。

20. 角孙 Jiǎosūn（TE20）

【定位】在头部，耳尖正对发际处（图 3-73）。

【主治】①头痛，项强；②目赤肿痛，目翳；③齿痛，颊肿。

【操作】平刺 0.3 ～ 0.5 寸。

21. 耳门 ěrmén（TE21）

【定位】在耳区，耳屏上切迹与下颌骨髁突之间的凹陷中（图 3-73）。

【主治】①耳鸣，耳聋，聤耳；②齿痛，头颌痛。

【操作】微张口，直刺 0.5 ～ 1.0 寸。

22. 耳和髎 ěrhéliáo（TE22）

【定位】在头部，鬓发后缘，耳郭根的前方，颞浅动脉的后缘（图 3-73）。

【主治】①头痛，耳鸣；②牙关紧闭，口歪。

【操作】避开动脉，平刺 0.3 ～ 0.5 寸。

23. 丝竹空* Sīzhúkōng（TE23）

【定位】在面部，眉梢凹陷中（图 3-73）。注：瞳子髎直上。

【主治】①癫痫；②头痛，眩晕，目赤肿痛，眼睑眴动；③齿痛。

【操作】平刺 0.3 ～ 0.5 寸。

复习思考

1. 简述手少阳三焦经的经脉循行、联系脏腑及器官。

2. 简述手少阳三焦经腧穴主治概要。

十一、足少阳胆经及其腧穴

【经脉循行】

起于目外眦（瞳子髎），向上到额角，返回下行至耳后，沿颈部向后交会大椎穴，再向前入缺盆部入胸过膈，联络肝脏，属胆，沿胁肋部，出于腹股沟，经外阴毛际，横行入髋关节（环跳）。

耳部支脉：从耳后入耳中，出走耳前，到目外眦后向下经颊部会合前脉于缺盆部。下行腋部，沿侧胸部，经季肋和前脉会于髋关节后，再向下沿大腿外侧，行于足阳明和足太阳经之间，经腓骨前直下到外踝前，进入足第 4 趾外侧端（足窍阴）。

足背部支脉：从足临泣处分出，沿第 1、2 跖骨之间，至大趾端（大敦）与足厥阴经相接。（图 3-74）

【主治概要】

主治肝胆病，侧头、目、耳、咽喉、胁肋病，神志病、热病及经脉循行部位的其他病证。

【腧穴】

本经单侧 44 穴，穴起瞳子髎，止于足窍阴（图 3-75）。

1. 瞳子髎 Tóngzǐliáo（GB1）

【定位】在面部，目外眦外侧 0.5 寸凹陷中（图 3-76）。

【主治】①头痛；②目赤肿痛、羞明流泪、目翳等目疾。

【操作】平刺 0.3 ～ 0.5 寸；或点刺出血。

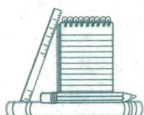

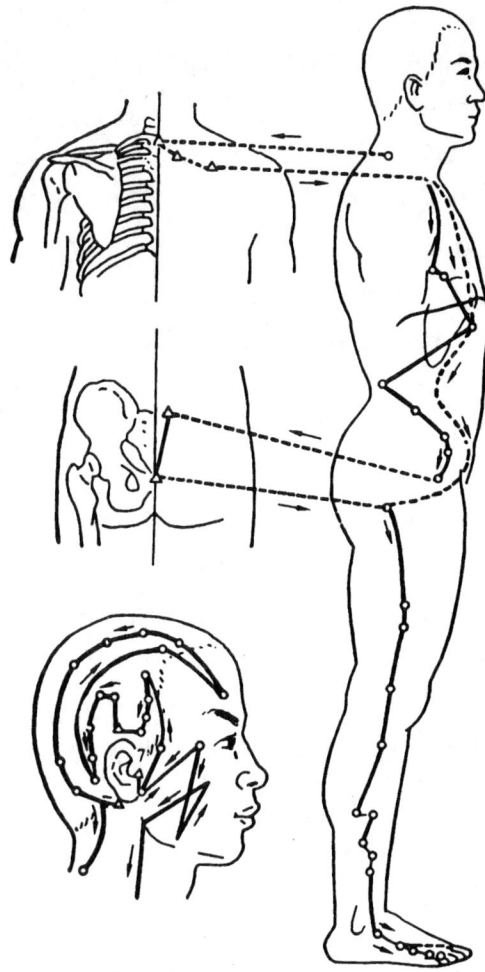

图 3-74 足少阳胆经经脉循行示意图

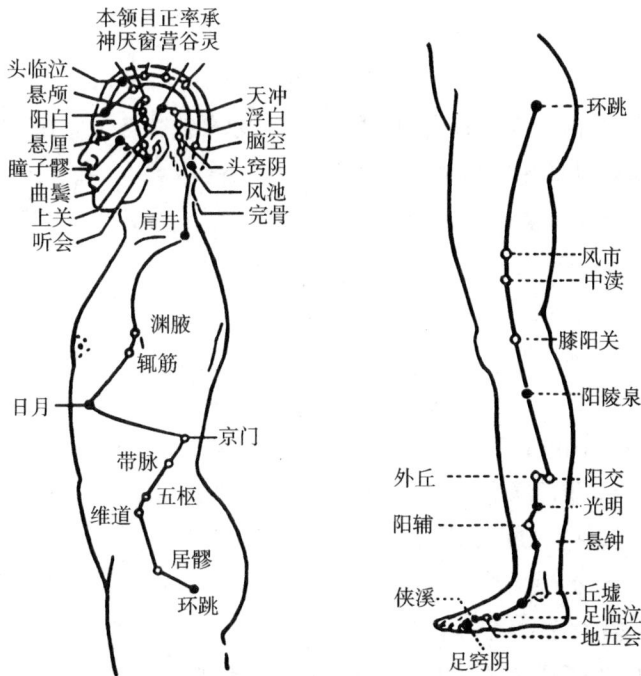

图 3-75 足少阳胆经经穴图

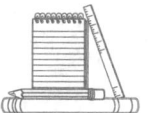

2. 听会* Tīnghuì（GB2）

【定位】在面部，耳屏间切迹与下颌骨髁突之间的凹陷中（图3-76）。

【主治】①耳鸣，耳聋，聤耳；②齿痛，口眼歪斜。

【操作】微张口，直刺0.5～0.8寸。

3. 上关 Shàngguān（GB3）

【定位】在面部，颧弓上缘中央凹陷中（图3-76）。

【主治】①耳鸣，耳聋，聤耳；②齿痛，面痛，口眼歪斜，口噤。

【操作】直刺0.3～0.5寸。

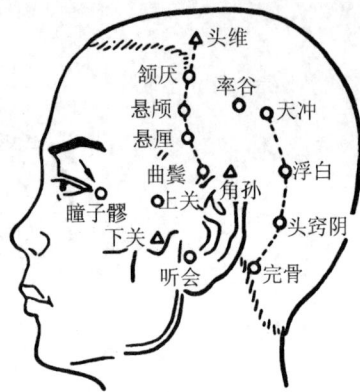

图3-76

4. 颔厌 Hànyàn（GB4）

【定位】在头部，从头维至曲鬓的弧形连线（其弧度与鬓发弧度相应）的上1/4与下3/4交点处（图3-76）。

【主治】①头痛，眩晕；②惊痫，瘛疭；③耳鸣，目外眦痛，齿痛。

【操作】平刺0.5～0.8寸。

5. 悬颅 Xuánlú（GB5）

【定位】在头部，从头维至曲鬓的弧形连线（其弧度与鬓发弧度相应）的中点处（图3-76）。

【主治】偏头痛，目赤肿痛，齿痛。

【操作】平刺0.5～0.8寸。

6. 悬厘 Xuánlí（GB6）

【定位】在头部，从头维至曲鬓弧形连线（其弧度与鬓发弧度相应）的上3/4与下1/4交点处（图3-76）。

【主治】偏头痛，目赤肿痛，耳鸣。

【操作】平刺0.5～0.8寸。

7. 曲鬓 Qūbìn（GB7）

【定位】在头部，耳前鬓角发际后缘的垂线与耳尖水平线交点处（图3-76）。

【主治】头痛连齿，颊颔肿，口噤。

【操作】平刺0.5～0.8寸。

8. 率谷 Shuàigǔ（GB8）

【定位】在头部，耳尖直上入发际1.5寸（图3-76）。

【主治】①头痛，眩晕；②小儿急、慢惊风。

【操作】平刺0.5～0.8寸。

9. 天冲 Tiānchōng（GB9）

【定位】在头部，耳根后缘直上，入发际2寸（图3-76）。

【主治】①头痛，癫痫；②牙龈肿痛。

【操作】平刺0.5～0.8寸。

10. 浮白 Fúbái（GB10）

【定位】在头部，耳后乳突的后上方，从天冲至完骨的弧形连线（其弧度与耳郭弧度相应）的上1/3与下2/3交点处（图3-76）。

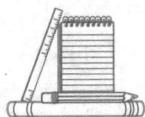

【主治】①头痛，耳鸣，耳聋，齿痛；②瘿气。

【操作】平刺 0.5 ～ 0.8 寸。

11. 头窍阴 Tóuqiàoyīn（GB11）

【定位】在头部，耳后乳突的后上方，从天冲至完骨的弧形连线（其弧度与耳郭弧度相应）的上 2/3 与下 1/3 交点处（图 3-76）。

【主治】①头痛，眩晕，颈项强痛；②耳鸣，耳聋。

【操作】平刺 0.5 ～ 0.8 寸。

12. 完骨 Wángǔ（GB12）

【定位】在头部，耳后乳突的后下方凹陷中（图 3-76）。

【主治】①癫痫，头痛，颈项强痛；②喉痹，颊肿，齿痛，口歪。

【操作】平刺 0.5 ～ 0.8 寸。

13. 本神 Běnshén（GB13）

【定位】在头部，前发际上 0.5 寸，头正中线旁开 3 寸（图 3-77）。

【主治】①癫痫，小儿惊风，中风；②头痛，目眩。

【操作】平刺 0.5 ～ 0.8 寸。

14. 阳白* Yángbái（GB14）

【定位】在头部，眉上 1 寸，瞳孔直上（图 3-77）。

【主治】①头痛；②目眩，目痛，视物模糊，眼睑𤓏动。

【操作】平刺 0.5 ～ 0.8 寸。

15. 头临泣 Tóulínqì（GB15）

【定位】在头部，前发际上 0.5 寸，瞳孔直上（图 3-77）。

【主治】①头痛；②目痛，目眩，流泪，目翳；③鼻塞，鼻渊，④小儿惊痫。

【操作】平刺 0.5 ～ 0.8 寸。

16. 目窗 Mùchuāng（GB16）

【定位】在头部，前发际上 1.5 寸，瞳孔直上（图 3-77）。

【主治】①头痛；②目痛，目眩，远视，近视；③小儿惊痫。

【操作】平刺 0.5 ～ 0.8 寸。

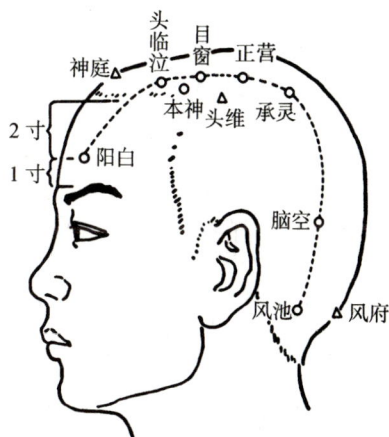

图 3-77

17. 正营 Zhèngyíng（GB17）

【定位】在头部，前发际上 2.5 寸，瞳孔直上（图 3-77）。

【主治】头痛，头晕，目眩。

【操作】平刺 0.5 ～ 0.8 寸。

18. 承灵 Chénglíng（GB18）

【定位】在头部，前发际上 4 寸，瞳孔直上（图 3-77）。

【主治】①头痛，眩晕，目痛；②鼻渊，鼻衄，鼻窒，多涕。

【操作】平刺 0.5 ～ 0.8 寸。

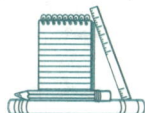

19. 脑空 Nǎokōng（GB19）

【定位】在头部，横平枕外隆凸的上缘，风池直上（图3-77）。

【主治】①热病；②头痛，颈项强痛；③目眩，目赤肿痛，鼻痛，耳聋；④惊悸，癫痫。

【操作】平刺0.5～0.8寸。

20. 风池* Fēngchí（GB20）

【定位】在颈后区，枕骨之下，胸锁乳突肌上端与斜方肌上端之间的凹陷中（图3-77）。

【主治】①中风，癫痫，头痛，眩晕，耳鸣；②感冒，鼻塞，衄衊，目赤肿痛，羞明流泪，耳聋，口眼歪斜；③颈项强痛。

【操作】针尖向鼻尖方向斜刺0.8～1.2寸，或平刺透风池穴。不可向内上方深刺，以防损伤延髓。

21. 肩井 Jiānjǐng（GB21）

【定位】在肩胛区，第7颈椎棘突与肩峰最外侧点连线的中点（图3-78）。

【主治】①颈项强痛，肩背疼痛，上肢不遂；②难产，乳痈，乳汁不下；③瘰疬。

【操作】直刺0.5～0.8寸。不可深刺，以免伤及肺脏；孕妇禁针。

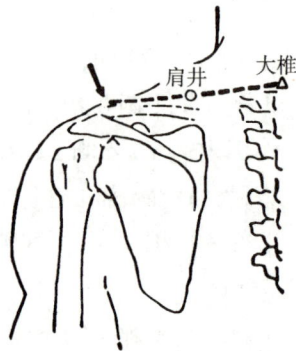

图 3-78

22. 渊腋 Yuānyè（GB22）

【定位】在胸外侧区，第4肋间隙中，在腋中线上（图3-79）。

【主治】①胸满，胁痛；②上肢痹痛，腋下肿。

【操作】斜刺或平刺0.5～0.8寸。不可深刺，以免伤及脏器。

23. 辄筋 Zhéjīn（GB23）

【定位】在胸外侧区，第4肋间隙中，腋中线前1寸（图3-79）。

【主治】①胸满，气喘；②胁痛，呕吐，吞酸；③腋肿，肩背痛。

【操作】斜刺或平刺0.5～0.8寸，不可深刺，以免伤及脏器。

24. 日月 Rìyuè（GB24）胆之募穴

【定位】在胸部，第7肋间隙中，前正中线旁开4寸（图3-80）。

【主治】①黄疸、呕吐、吞酸、呃逆等胆腑病；②胁痛。

【操作】斜刺或平刺0.5～0.8寸，不可深刺，以免伤及脏器。

25. 京门 Jīngmén（GB25）肾之募穴

【定位】在上腹部，第12肋骨游离端的下际（图3-79）。

【主治】①小便不利，水肿；②腹胀，肠鸣，腹泻；③腰痛，胁痛。

【操作】直刺0.5～1.0寸。

26. 带脉 Dàimài（GB26）

【定位】在侧腹部，第11肋骨游离端垂线与脐水平线的交点上（图3-79）。

【主治】①月经不调，闭经，赤白带下；②疝气；③腰痛，胁痛。

【操作】直刺1.0～1.5寸。

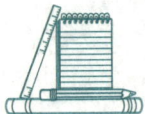

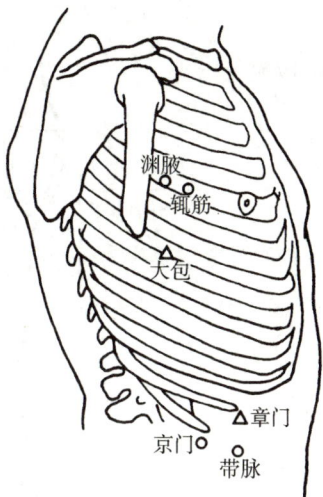

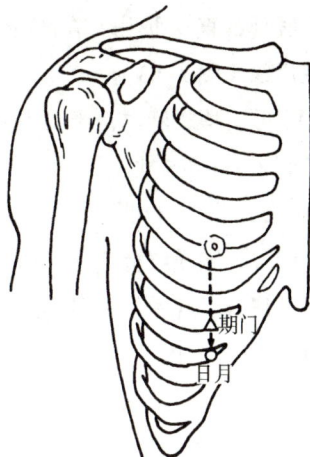

图 3-79　　　　　　　　　　　　　图 3-80

27. 五枢 Wǔshū（GB27）

【定位】在下腹部，横平脐下 3 寸，髂前上棘内侧（图 3-81）。

【主治】①阴挺，赤白带下，月经不调；②疝气；③少腹痛，腰胯痛。

【操作】直刺 1.0 ～ 1.5 寸。

28. 维道 Wéidào（GB28）

【定位】在下腹部，髂前上棘内下 0.5 寸（图 3-81）。

【主治】①阴挺，赤白带下，月经不调；②疝气；③少腹痛，腰胯痛。

【操作】直刺或向前下方斜刺 1.0 ～ 1.5 寸。

29. 居髎 Jūliáo（GB29）

【定位】在臀区，髂前上棘与股骨大转子最凸点连线的中点处（图 3-81）。

【主治】①腰腿痹痛，瘫痪；②疝气，少腹痛。

【操作】直刺 1.0 ～ 1.5 寸。

30. 环跳 * Huántiào（GB30）

【定位】在臀区，股骨大转子最凸点与骶管裂孔连线的外 1/3 与中 1/3 交点处（图 3-82）。

【主治】①腰胯疼痛，下肢痿痹，半身不遂；②遍身风疹。

【操作】直刺 2.0 ～ 3.0 寸。

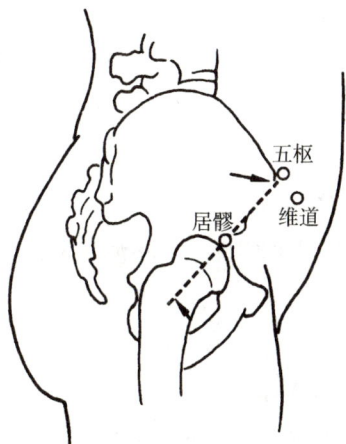

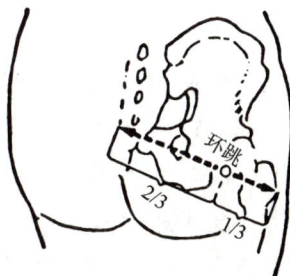

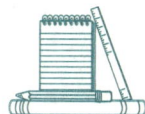

图 3-81　　　　　　　　　　　　　图 3-82

31. 风市* Fēngshì（GB31）

【定位】在股部，直立垂手，掌心贴于大腿时，中指尖所指凹陷中，髂胫束后缘（图3-83）。

【主治】①下肢痿痹、麻木，半身不遂；②遍身瘙痒。

【操作】直刺1.0～1.5寸。

32. 中渎 Zhōngdú（GB32）

【定位】在股部，腘横纹上7寸，髂胫束后缘（图3-83）。

【主治】下肢痿痹、麻木，半身不遂。

【操作】直刺1.0～1.5寸。

33. 膝阳关 Xīyángguān（GB33）

【定位】在膝部，股骨外上髁后上缘，股二头肌腱与髂胫束之间的凹陷中（图3-84）。

【主治】膝腘肿痛、挛急，小腿麻木。

【操作】直刺1.0～1.5寸。

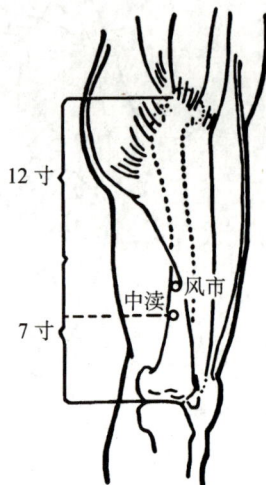

图3-83

34. 阳陵泉* Yánglíngquán（GB34）合穴、胆下合穴、筋会

【定位】在小腿外侧，腓骨头前下方凹陷中（图3-84）。

【主治】①黄疸，胁痛，口苦，呕吐，吞酸；②膝肿痛，下肢痿痹、麻木；③小儿惊风。

【操作】直刺1.0～1.5寸。

35. 阳交 Yángjiāo（GB35）阳维脉郄穴

【定位】在小腿外侧，外踝尖上7寸，腓骨后缘（图3-84）。

【主治】①惊狂，癫痫，瘛疭；②胸胁满痛；③下肢痿痹。

【操作】直刺0.5～0.8寸。

36. 外丘 Wàiqiū（GB36）郄穴

【定位】在小腿外侧，外踝尖上7寸，腓骨前缘（图3-84）。

【主治】①癫狂；②胸胁胀满；③下肢痿痹。

【操作】直刺0.5～0.8寸。

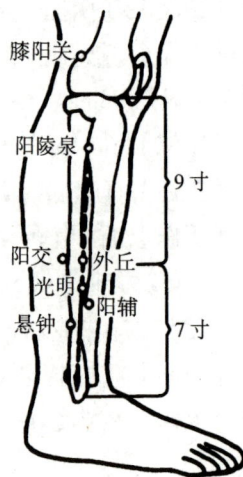

图3-84

37. 光明 Guāngmíng（GB37）络穴

【定位】在小腿外侧，外踝尖上5寸，腓骨前缘（图3-84）。

【主治】①目痛，夜盲，目视不明；②胸乳胀痛；③下肢痿痹。

【操作】直刺0.5～0.8寸。

38. 阳辅 Yángfǔ（GB38）经穴

【定位】在小腿外侧，外踝尖上4寸，腓骨前缘（图3-84）。

【主治】①偏头痛，目外眦痛，咽喉肿痛，腋下肿痛，胸胁满痛；②瘰疬；③下肢痿痹。

【操作】直刺0.5～0.8寸。

39. 悬钟* Xuánzhōng（GB39）髓会

【定位】在小腿外侧，外踝尖上3寸，腓骨前缘（图3-84）。

【主治】①痴呆，中风，半身不遂；②颈项强痛，胸胁满痛，下肢痿痹。

【操作】直刺0.5～0.8寸。

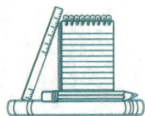

40. 丘墟 * Qiūxū（**GB40**）原穴

【定位】在踝区，外踝的前下方，趾长伸肌腱的外侧凹陷中（图3-85）。

【主治】①目赤肿痛，目生翳障；②颈项痛，腋下肿，胸胁痛，外踝肿痛；③下肢痿痹。

【操作】直刺0.5～0.8寸。

41. 足临泣 * Zúlínqì（**GB41**）输穴、八脉交会穴

【定位】在足背，第4、5跖骨底结合部的前方，第5趾长伸肌腱外侧凹陷中（图3-85）。

【主治】①偏头痛，目赤肿痛，胁肋疼痛，足跗疼痛；②月经不调，乳痈；③瘰疬。

【操作】直刺0.5～0.8寸。

42. 地五会 Dìwǔhuì（**GB42**）

【定位】在足背，第4、5跖骨间，第4跖趾关节近端凹陷中（图3-85）。

【主治】①头痛，目赤肿痛，耳鸣，耳聋；②乳痈；③腋肿，胁痛，足跗肿痛。

【操作】直刺0.5～0.8寸。

43. 侠溪 Xiáxī（**GB43**）荥穴

【定位】在足背，第4、5趾间，趾蹼缘后方赤白肉际处（图3-85）。

【主治】①惊悸；②头痛，眩晕，耳鸣，耳聋；③颊肿，目外眦赤痛，胁肋疼痛，膝股痛，足跗肿痛；④乳痈。

【操作】直刺0.3～0.5寸。

44. 足窍阴 Zúqiàoyīn（**GB44**）井穴

【定位】在足趾，第4趾末节外侧，趾甲根角侧后方0.1寸（指寸）（图3-85）。

【主治】①头痛，目赤肿痛，耳鸣，耳聋，咽喉肿痛；②胸胁痛，足跗肿痛。

【操作】浅刺0.1寸，或点刺出血。

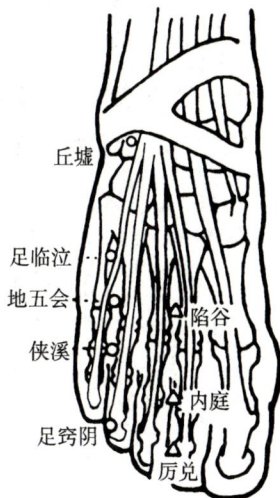

图 3-85

丘墟
足临泣
地五会
侠溪
足窍阴
陷谷
内庭
厉兑

复习思考

1. 简述足少阳胆经的经脉循行、联系脏腑及器官。

2. 简述手足少阳胆经腧穴主治概要。

十二、足厥阴肝经及其腧穴

【经脉循行】

起于足大趾上毫毛部（大敦），经内踝前向上，至内踝上8寸处交出于足太阴经之后，上行沿股内侧，进入阴毛中，绕阴器，上达小腹，夹胃旁，属肝络胆，过膈，分布于胁肋，沿喉咙后面，向上入鼻咽部，连接于"目系"（眼球连系于脑的部位），上出于前额，与督脉会合于颠顶。

"目系"支脉：下行颊里，环绕唇内。

肝部支脉：从肝分出，过膈，向上流注于肺，与手太阴肺经相接。（图3-86）

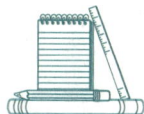

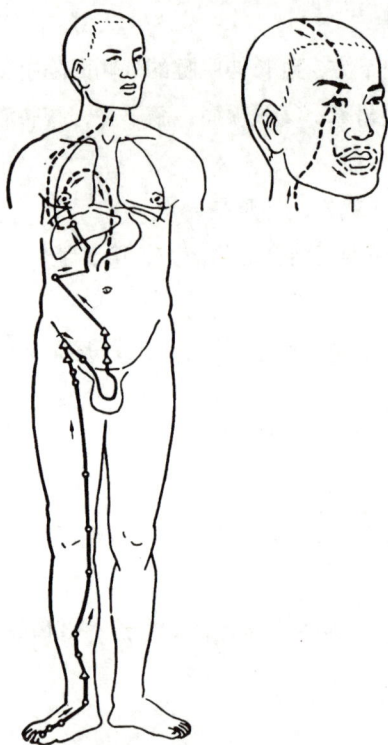

图 3-86 足厥阴肝经经脉循行示意图

【主治概要】

主治肝、胆、脾、胃病，妇科、前阴病及经脉循行部位的其他病证。

【腧穴】

本经单侧 14 穴，穴起大敦，止于期门（图 3-87）。

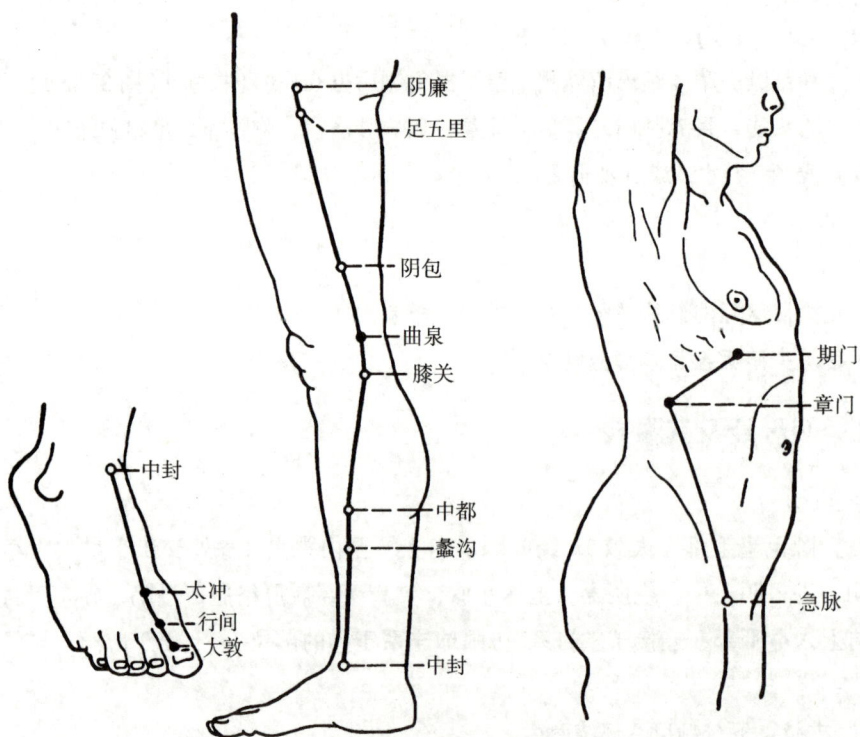

图 3-87 足厥阴肝经经穴图

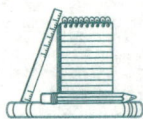

1. 大敦 * Dàdūn（**LR1**）井穴

【定位】 在足趾，大趾末节外侧，趾甲根角侧后方 0.1 寸（指寸）（图 3-88）。

【主治】 ①疝气，少腹痛；②遗尿，癃闭，五淋，尿血；③月经不调，崩漏，缩阴，阴中痛，阴挺；④癫痫，善寐。

【操作】 浅刺 0.1 ～ 0.2 寸；或点刺出血。

2. 行间 * Xíngjiān（**LR2**）荥穴

【定位】 在足背，第 1、2 趾间，趾蹼缘的后方赤白肉际处（图 3-88）。

【主治】 ①中风，癫痫；②头痛，目眩，目赤肿痛，青盲，口歪；③月经不调，痛经，闭经，崩漏，带下，阴中痛，疝气；④遗尿，癃闭，五淋；⑤胸胁满痛；⑥下肢内侧痛，足跗肿痛。

【操作】 直刺 0.5 ～ 0.8 寸。

3. 太冲 * Tàichōng（**LR3**）输穴、原穴

【定位】 在足背，第 1、2 跖骨间，跖骨底结合部前方凹陷中，或触及动脉搏动（图 3-88）。

【主治】 ①中风，癫狂痫，小儿惊风：②头痛，眩晕，耳鸣，目赤肿痛，口歪，咽痛；③月经不调，痛经，经闭，崩漏，带下；④胁痛，腹胀，呕逆，黄疸；⑤癃闭，遗尿；⑥下肢痿痹，足跗肿痛。

【操作】 直刺 0.5 ～ 0.8 寸；可透刺涌泉。

4. 中封 Zhōngfēng（**LR4**）经穴

【定位】 在踝区，内踝前，胫骨前肌肌腱的内侧缘凹陷中（图 3-88）。

【主治】 ①疝气，遗精，小便不利；②腰痛，少腹痛，内踝肿痛。

【操作】 直刺 0.5 ～ 0.8 寸。

5. 蠡沟 Lígōu（**LR5**）络穴

【定位】 在小腿内侧，内踝尖上 5 寸，胫骨内侧面的中央（图 3-89）。

【主治】 ①月经不调，赤白带下，阴挺，阴痒；②小便不利，疝气，睾丸肿痛。

【操作】 平刺 0.5 ～ 0.8 寸。

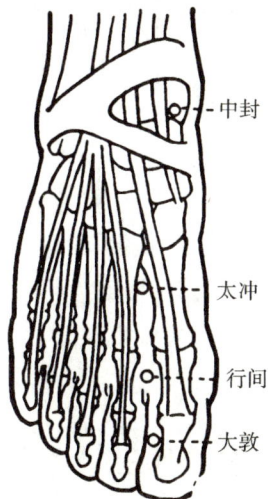

图 3-88

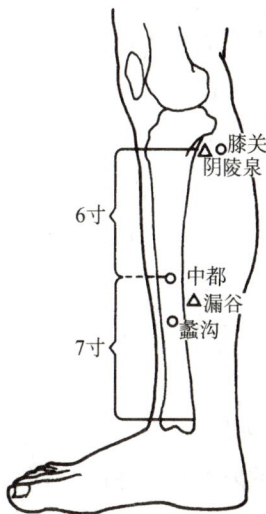

图 3-89

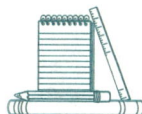

6. 中都 Zhōngdū（LR6）郄穴

【定位】在小腿内侧，内踝尖上 7 寸，胫骨内侧面的中央（图 3-89）。

【主治】①疝气，小腹痛；②崩漏，恶露不尽。

【操作】平刺 0.5～0.8 寸。

7. 膝关 Xīguān（LR7）

【定位】在膝部，胫骨内侧髁的下方，阴陵泉后 1 寸（图 3-89）。

【主治】膝髌肿痛，下肢痿痹。

【操作】直刺 1.0～1.5 寸。

8. 曲泉 Qūquán（LR8）合穴

【定位】在膝部，腘横纹内侧端，半腱肌肌腱内侧缘凹陷中（图 3-90）。

【主治】①月经不调，痛经，带下，阴挺，阴痒，产后腹痛；②遗精，阳痿，疝气，小便不利；③膝髌肿痛，下肢痿痹。

【操作】直刺 1.0～1.5 寸。

9. 阴包 Yīnbāo（LR9）

【定位】在股前区，髌底上 4 寸，股薄肌与缝匠肌之间（图 3-90）。

【主治】①月经不调，小便不利，遗尿；②腰骶痛引少腹。

【操作】直刺 0.8～1.5 寸。

10. 足五里 Zúwǔlǐ（LR10）

【定位】在股前区，气冲直下 3 寸，动脉搏动处（图 3-91）。

【主治】①少腹痛，小便不通，阴挺，睾丸肿痛；②瘰疬。

【操作】直刺 0.8～1.5 寸。

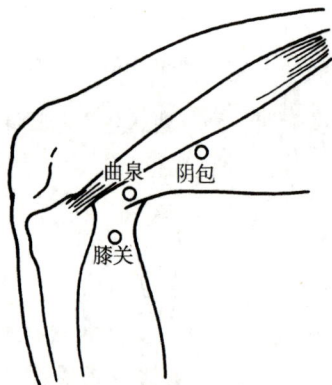

图 3-90

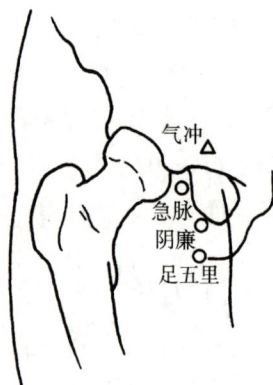

图 3-91

11. 阴廉 Yīnlián（LR11）

【定位】在股前区，气冲直下 2 寸（图 3-91）。

【主治】月经不调，带下，少腹痛。

【操作】直刺 0.8～1.5 寸。

12. 急脉 Jímài（LR12）

【定位】在腹股沟区，横平耻骨联合上缘，前正中线旁开 2.5 寸（图 3-91）。

【主治】少腹痛，疝气，阴挺。

【操作】避开动脉，直刺 0.5～1.0 寸。

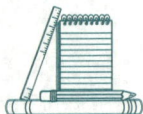

13. 章门 Zhāngmén（LR13）脾募穴、脏会

【定位】在侧腹部，在第11肋骨游离端的下际（图3-92）。

【主治】①腹痛，腹胀，肠鸣，腹泻，呕吐；②胁痛，黄疸，痞块，小儿疳积。

【操作】直刺0.8～1.0寸。

14. 期门* Qīmén（LR14）肝募穴

【定位】在胸部，第6肋间隙，前正中线旁开4寸（图3-92）。

【主治】①胸胁胀痛，乳痈；②呕吐，吞酸，呃逆，腹胀，腹泻；③奔豚；④伤寒热入血室。

【操作】斜刺或平刺0.5～0.8寸，不可深刺，以免伤及内脏。

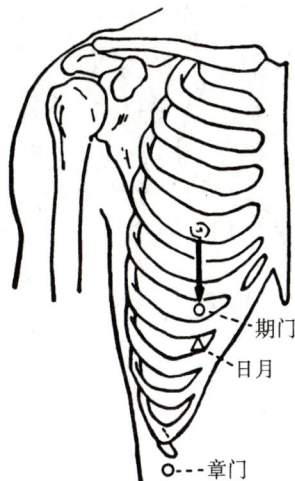

图 3-92

复习思考

1. 简述足厥阴肝经的经脉循行、联系脏腑及器官。

2. 简述足厥阴肝经腧穴主治概要。

项目二　奇经八脉及其腧穴

一、任脉及其腧穴

【经脉循行】

起于小腹内，下出会阴部，向上行于阴毛部，沿腹内向上经前正中线到达咽喉部，再向上环绕口唇，经面部，进入目眶下，联系于目（图3-93）。

【主治概要】

主治腹、胸、颈、咽喉、头面的局部病证及相应的内脏器官疾病。少数腧穴有强壮作用或调节神志作用。

【腧穴】

本经24穴，穴起会阴，止于承浆（图3-94）。

1. 会阴 Huìyīn（CV1）

【定位】在会阴区，男性在阴囊根部与肛门连线的中点，女性在大阴唇后联合与肛门连线的中点（图3-93）。

【主治】①溺水窒息，昏迷，癫狂痫；②小便不利，遗尿，阴痛，阴痒，脱肛，阴挺，痔疮；③遗精，月经不调。

【操作】直刺0.5～1.0寸。孕妇慎用。禁灸。

2. 曲骨 Qūgǔ（CV2）

【定位】在下腹部，耻骨联合上缘，前正中线上（图3-95）。

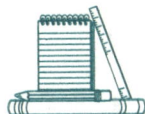

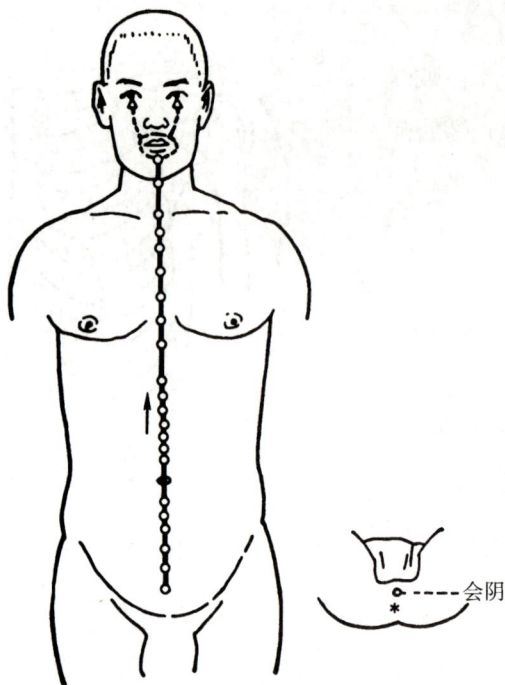

图 3-93　任脉循行示意图

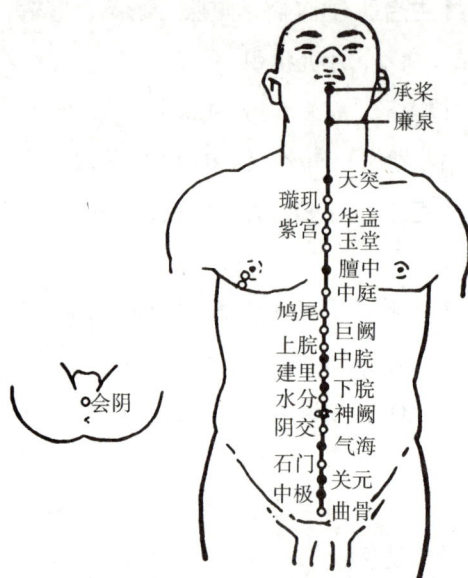

图 3-94　任脉经穴图

【主治】①少腹胀满，小便淋沥，遗尿；②阳痿，阴囊湿痒；③月经不调，痛经，赤白带下。

【操作】直刺 1.0～1.5 寸。孕妇慎用。

3. 中极* Zhōngjí（CV3）膀胱募穴

【定位】在下腹部，脐中下 4 寸，前正中线上（图 3-95）。

【主治】①遗尿，小便不利，癃闭；②遗精，阳痿，不育；③月经不调，崩漏，阴挺，阴痒，不孕，产后恶露不止，带下。

【操作】直刺 1.0～1.5 寸。孕妇慎用。

4. 关元* Guānyuán（CV4）小肠募穴

【定位】在下腹部，脐中下 3 寸，前正中线上（图 3-95）。

【主治】①中风脱证，虚劳；②少腹疼痛，腹泻，痢疾，脱肛，疝气；③五淋，便血，尿血，尿闭，尿频；④遗精，阳痿，早泄，白浊；⑤月经不调，痛经，经闭，崩漏，带下，阴挺，恶露不尽，胞衣不下。

【操作】直刺 1.0～1.5 寸。孕妇慎用。

5. 石门 Shímén（CV5）三焦募穴

【定位】在下腹部，脐中下 2 寸，前正中线上（图 3-95）。

【主治】①腹胀，腹泻，痢疾，绕脐疼痛；②奔豚，疝气，水肿，小便不利；③遗精，阳痿；④经闭，带下，崩漏，产后恶露不止。

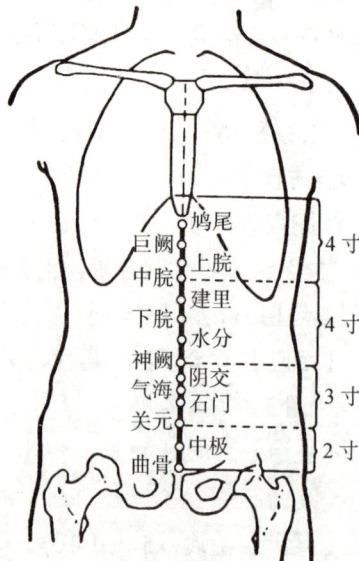

图 3-95

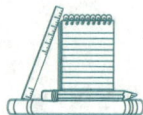

【操作】 直刺 1.0～1.5 寸。孕妇慎用。

6. 气海 Qìhǎi（CV6）肓之原穴

【定位】 在下腹部，脐中下 1.5 寸，前正中线上（图 3-95）。

【主治】 ①虚脱，形体羸瘦；②腹泻，痢疾，便秘；③小便不利，遗尿；④遗精，阳痿，疝气；⑤月经不调，痛经，经闭，崩漏，带下，阴挺，产后恶露不止，胞衣不下；⑥水肿。

【操作】 直刺 1.0～1.5 寸。孕妇慎用。

7. 阴交 Yīnjiāo（CV7）

【定位】 在下腹部，脐中下 1 寸，前正中线上（图 3-95）。

【主治】 ①腹痛，水肿，疝气，小便不利；②月经不调，崩漏，带下。

【操作】 直刺 1.0～1.5 寸。孕妇慎用。

8. 神阙* Shénquè（CV8）

【定位】 在脐区，脐中央（图 3-95）。

【主治】 ①阳气暴脱，形寒神惫，尸厥，风痫；②腹痛，腹胀，腹泻，痢疾，便秘，脱肛；③水肿，鼓胀，小便不利。

【操作】 一般不针，多用艾条灸或艾炷隔盐灸法。

9. 水分 Shuǐfēn（CV9）

【定位】 在上腹部，脐中上 1 寸，前正中线上（图 3-95）。

【主治】 ①水肿，小便不利；②腹痛，腹泻，胃反吐食。

【操作】 直刺 1.0～1.5 寸。

10. 下脘 Xiàwǎn（CV10）

【定位】 在上腹部，脐中上 2 寸，前正中线上（图 3-95）。

【主治】 ①腹痛，腹胀，腹泻，呕吐，食谷不化；②小儿疳积，痞块。

【操作】 直刺 1.0～1.5 寸。

11. 建里 Jiànlǐ（CV11）

【定位】 在上腹部，脐中上 3 寸，前正中线上（图 3-95）。

【主治】 ①胃痛，呕吐，食欲不振；②腹胀，腹痛；③水肿。

【操作】 直刺 1.0～1.5 寸。

12. 中脘* Zhōngwǎn（CV12）胃募穴、腑会

【定位】 在上腹部，脐中上 4 寸，前正中线上（图 3-95）。

【主治】 ①胃痛，腹胀，纳呆，呕吐，吞酸，呃逆，疳积，黄疸；②癫狂痫，脏躁，尸厥，失眠，惊悸，哮喘。

【操作】 直刺 1.0～1.5 寸。

13. 上脘* Shàngwǎn（CV13）

【定位】 在上腹部，脐中上 5 寸，前正中线上（图 3-95）。

【主治】 ①胃痛，呕吐，呃逆，腹胀；②癫痫。

【操作】 直刺 1.0～1.5 寸。

14. 巨阙 Jùquè（CV14）心募穴

【定位】 在上腹部，脐中上 6 寸，前正中线上（图 3-95）。

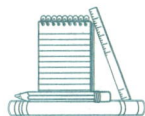

【主治】①癫狂痫；②胸痛，心悸；③呕吐，吞酸。

【操作】向下斜刺 0.5～1.0 寸；不可深刺，以免伤及肝脏。

15. 鸠尾 Jiūwěi（**CV15**）络穴、膏原穴

【定位】在上腹部，胸剑结合下 1 寸，前正中线上（图 3-95）。

【主治】①癫狂痫；②胸满，咳喘；③皮肤痛或瘙痒。

【操作】向下斜刺 0.5～1.0 寸。

16. 中庭 Zhōngtíng（**CV16**）

【定位】在上胸部，剑胸结合中点处，前正中线上（图 3-96）。

【主治】①胸腹胀满，噎膈，呕吐；②心痛，梅核气。

【操作】平刺 0.3～0.5 寸。

17. 膻中* Dànzhōng（**CV17**）心包募穴、气会

【定位】在胸部，横平第 4 肋间隙，前正中线上（图 3-96）。

【主治】①咳嗽，气喘，胸闷，心痛，噎膈，呃逆；②产后乳少，乳痈。

【操作】平刺 0.3～0.5 寸。

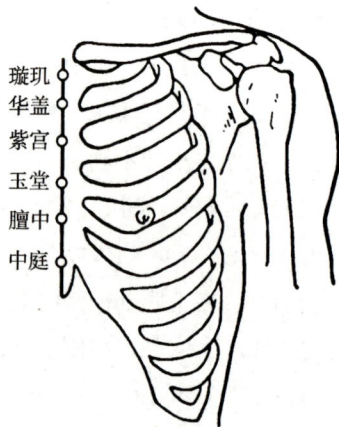

图 3-96

18. 玉堂 Yùtáng（**CV18**）

【定位】在胸部，横平第 3 肋间隙，前正中线上（图 3-96）。

【主治】①咳嗽，气喘，胸闷，胸痛，乳房胀痛；②喉痹，咽肿。

【操作】平刺 0.3～0.5 寸。

19. 紫宫 Zǐgōng（**CV19**）

【定位】在胸部，横平第 2 肋间隙，前正中线上（图 3-96）。

【主治】咳嗽，气喘，胸痛。

【操作】平刺 0.3～0.5 寸。

20. 华盖 Huágài（**CV20**）

【定位】在胸部，横平第 1 肋间隙，前正中线上（图 3-96）。

【主治】咳嗽，气喘，胸痛，喉痹。

【操作】平刺 0.3～0.5 寸。

21. 璇玑 Xuánjī（**CV21**）

【定位】在胸部，胸骨上窝下 1 寸，前正中线上（图 3-96）。

【主治】咳嗽，气喘，胸痛，咽喉肿痛。

【操作】平刺 0.3～0.5 寸。

22. 天突 Tiāntū（**CV22**）

【定位】在颈前区，胸骨上窝中央，前正中线上（图 3-97）。

【主治】①咳嗽，哮喘，胸痛，咽喉肿痛；②暴喑，瘿气，梅核气，噎膈。

【操作】先直刺 0.2～0.3 寸，然后将针尖向下，紧靠胸骨柄后方刺入 1.0～1.5 寸。严格掌握针刺的角度和深度，以防刺伤肺和有关动、静脉。

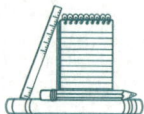

23. 廉泉 Liánquán（**CV23**）

【定位】 在颈部，喉结上方，舌骨上缘凹陷中，前正中线上（图3-97）。

【主治】 ①舌强不语，暴喑，喉痹，吞咽困难；②舌缓流涎，舌下肿痛，口舌生疮。

【操作】 向舌根斜刺0.5～0.8寸。

24. 承浆 Chéngjiāng（**CV24**）

【定位】 在面部，颏唇沟的正中凹陷处（图3-97）。

【主治】 ①口歪，齿龈肿痛，流涎；②暴喑，癫狂。

【操作】 斜刺0.3～0.5寸。

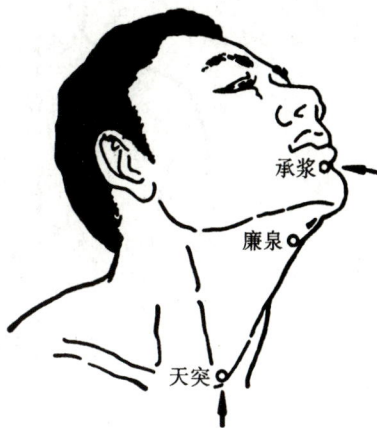

图3-97

复习思考

1. 简述任脉的经脉循行、联系脏腑及器官。

2. 简述任脉腧穴主治概要。

二、督脉及其腧穴

【经脉循行】

起于小腹内，下出于会阴部，向后、向上行于脊柱的内部，上达项后风府，进入脑内，上行颠顶，沿前额下行鼻柱，止于上唇内龈交穴。（图3-98）

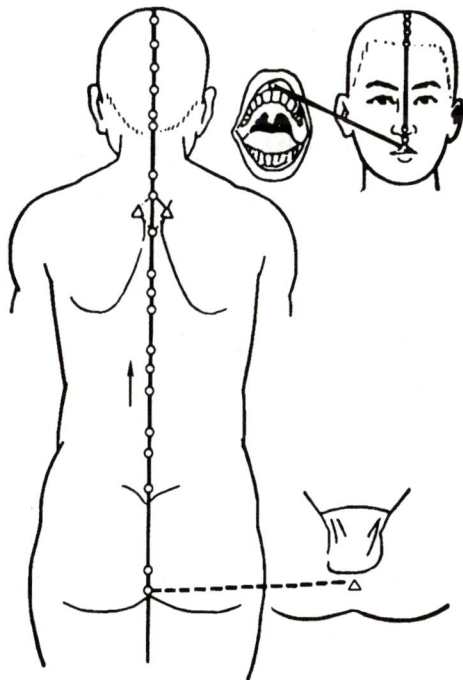

图3-98　督脉循行示意图

【主治概要】

主治神志病，热病，腰骶、背、头项等经脉循行部位的病证及相应的内脏病证。

【腧穴】

本经29穴，穴起长强，止于龈交（图3-99）。

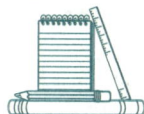

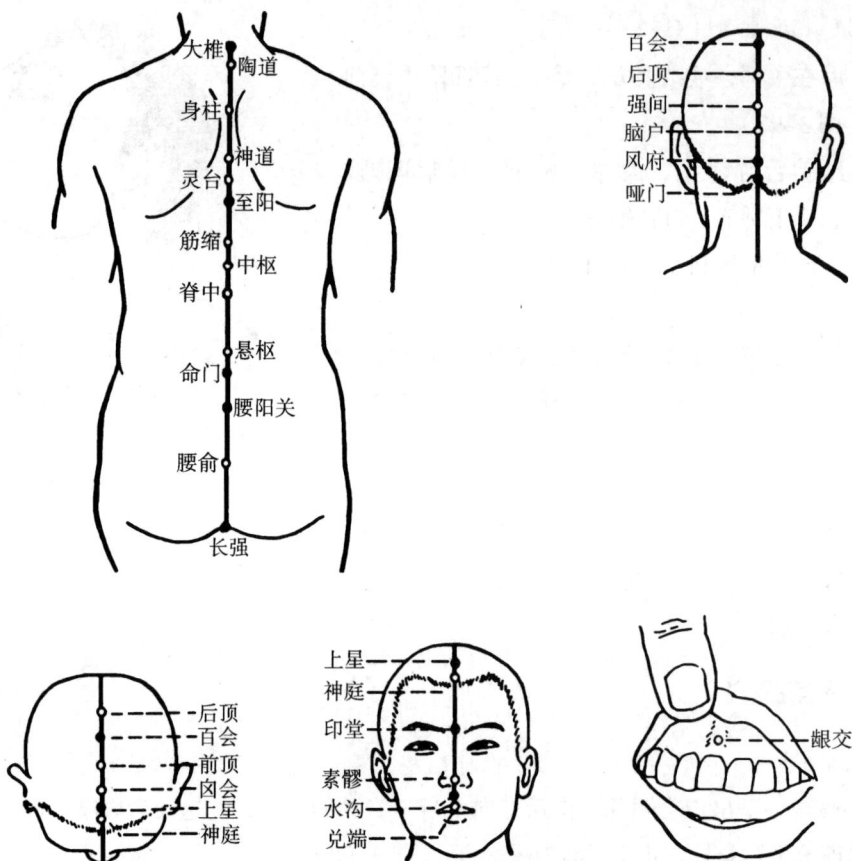

图 3-99　督脉经穴图

1. 长强 Chángqiáng（GV1）络穴

【定位】在会阴区，尾骨下方，尾骨端与肛门连线的中点处（图 3-100）。

【主治】①腹泻，痢疾，便血，便秘，痔疮，脱肛；②癫狂痫，瘈疭，脊强反折。

【操作】紧靠尾骨前面斜刺 0.8～1.0 寸；不宜直刺，以免伤及直肠。

2. 腰俞 Yāoshù（GV2）

【定位】在骶部，正对骶管裂孔，后正中线上（图 3-100）。

【主治】①腹泻，痢疾，便血，便秘，痔疮，脱肛；②月经不调，经闭；③腰脊强痛，下肢痿痹。

【操作】向上斜刺 0.5～1.0 寸。

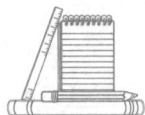

3. 腰阳关* Yāoyángguān（GV3）

【定位】在脊柱区，第 4 腰椎棘突下凹陷中，后正中线上（图 3-100）。

【主治】①腰骶疼痛，下肢痿痹；②月经不调，赤白带下；③遗精，阳痿。

【操作】向上斜刺 0.5～1.0 寸。

4. 命门 Mìngmén（GV4）

【定位】在脊柱区，第 2 腰椎棘突下凹陷中，后正中线上（图 3-100）。

【主治】①腰脊强痛，下肢痿痹；②月经不调，赤白带下，痛经，经闭，不孕；③遗精，阳痿，精冷不育，小便频数；④小腹冷痛，腹泻。

【操作】向上斜刺 0.5～1.0 寸。

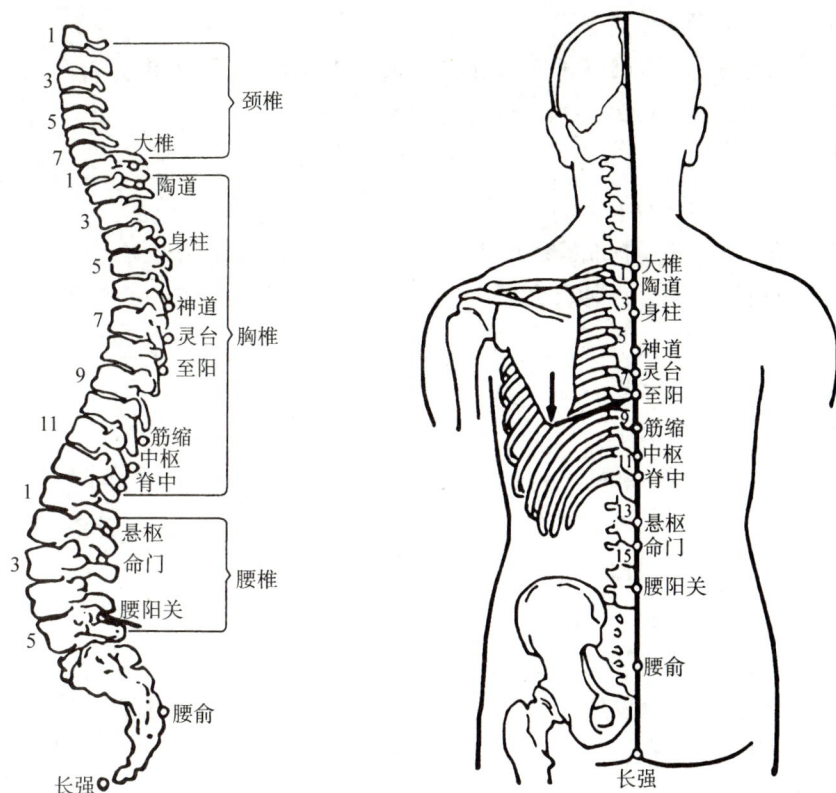

图 3-100

5. 悬枢 Xuánshū（GV5）

【定位】 在脊柱区，第1腰椎棘突下凹陷中，后正中线上（图3-100）。

【主治】 ①腰脊强痛；②腹胀，腹痛，完谷不化，腹泻，痢疾。

【操作】 向上斜刺 0.5 ~ 1.0 寸。

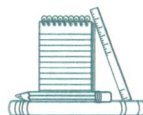

6. 脊中 Jǐzhōng（GV6）

【定位】 在脊柱区，第11胸椎棘突下凹陷中，后正中线上（图3-100）。

【主治】 ①癫痫；②黄疸，腹泻，痢疾，小儿疳积；③痔疮，脱肛，便血；④腰脊强痛。

【操作】 向上斜刺 0.5 ~ 1.0 寸。

7. 中枢 Zhōngshū（GV7）

【定位】 在脊柱区，第10胸椎棘突下凹陷中，后正中线上（图3-100）。

【主治】 ①黄疸；②呕吐，腹满，胃痛，食欲不振；③腰背疼痛。

【操作】 向上斜刺 0.5 ~ 1.0 寸。

8. 筋缩 Jīnsuō（GV8）

【定位】 在脊柱区，第9胸椎棘突下凹陷中，后正中线上（图3-100）。

【主治】 ①癫狂痫；②抽搐，脊强，背痛，四肢不收，筋挛拘急；③胃痛，黄疸。

【操作】 向上斜刺 0.5 ~ 1.0 寸。

9. 至阳 Zhìyáng（GV9）

【定位】 在脊柱区，第7胸椎棘突下凹陷中，后正中线上（图3-100）。

【主治】 ①黄疸；②胸胁支满，咳嗽，气喘；③腰背疼痛，脊强。

【操作】 向上斜刺 0.5 ~ 1.0 寸。

10. 灵台 Língtái（GV10）

【定位】在脊柱区，第 6 胸椎棘突下凹陷中，后正中线上（图 3-100）。

【主治】①咳嗽，气喘；②脊痛，项强；③疔疮。

【操作】向上斜刺 0.5～1.0 寸。

11. 神道 Shéndào（GV11）

【定位】在脊柱区，第 5 胸椎棘突下凹陷中，后正中线上（图 3-100）。

【主治】①心痛，心悸，怔忡，失眠，健忘；②中风不语，癫痫；③咳嗽，气喘；④腰脊强，肩背痛。

【操作】向上斜刺 0.5～1.0 寸。

12. 身柱 Shēnzhù（GV12）

【定位】在脊柱区，第 3 胸椎棘突下凹陷中，后正中线上（图 3-100）。

【主治】①身热头痛，咳嗽，气喘；②惊厥，癫狂痫；③腰脊强痛；④疔疮发背。

【操作】向上斜刺 0.5～1.0 寸。

13. 陶道 Táodào（GV13）

【定位】在脊柱区，第 1 胸椎棘突下凹陷中，后正中线上（图 3-100）。

【主治】①热病；②恶寒发热，咳嗽，气喘，骨蒸潮热；③癫狂，脊强。

【操作】向上斜刺 0.5～1.0 寸。

14. 大椎* Dàzhuī（GV14）

【定位】在脊柱区，第 7 颈椎棘突下凹陷中，后正中线上（图 3-100）。

【主治】①热病；②恶寒发热，咳嗽，气喘，骨蒸潮热，胸痛；③癫狂痫，小儿惊风；④项强，脊痛；⑤风疹，痤疮。

【操作】向上斜刺 0.5～1.0 寸。

15. 哑门* Yǎmén（GV15）

【定位】在颈后区，第 2 颈椎棘突上际凹陷中，后正中线上（图 3-101）。

【主治】①暴喑，舌缓不语；②中风，癫狂痫，癔症；③头重，头痛，颈项强急。

【操作】正坐位，头微前倾，项部放松，向下颌方向缓慢刺入 0.5～1.0 寸；不可向上深刺，以免伤及延髓。禁灸。

16. 风府 Fēngfǔ（GV16）

【定位】在颈后区，枕外隆凸直下，两侧斜方肌之间凹陷中（图 3-101）。

【主治】①中风，癫狂痫，癔症；②眩晕，头痛，颈项强痛；③咽喉肿痛，失音，目痛，鼻衄。

【操作】正坐位，头微前倾，项部放松，向下颌方向缓慢刺入 0.5～1.0 寸；不可向上深刺，以免伤及延髓。禁灸。

17. 脑户 Nǎohù（GV17）

【定位】在头部，枕外隆凸的上缘凹陷处（图 3-101）。

【主治】头晕，项强，失音，癫痫。

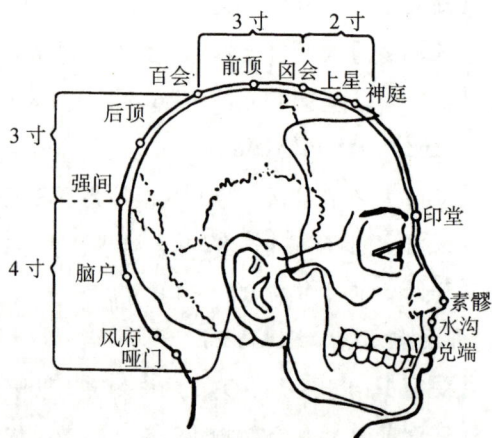

图 3-101

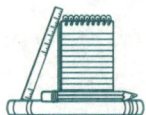

【操作】平刺 0.5 ～ 0.8 寸。

18. 强间 Qiángjiān（GV18）

【定位】在头部，后发际正中直上 4 寸（图 3-101）。

【主治】头痛，目眩，项强，癫狂。

【操作】平刺 0.5 ～ 0.8 寸。

19. 后顶 Hòudǐng（GV19）

【定位】在头部，后发际正中直上 5.5 寸（图 3-101）。

【主治】头痛，眩晕，癫狂痫。

【操作】平刺 0.5 ～ 0.8 寸。

20. 百会* Bǎihuì（GV20）

【定位】在头部，前发际正中直上 5 寸（图 3-101）。

【主治】①中风，痴呆，癫狂痫，癔症，瘈疭；②头风，头痛，眩晕，耳鸣；③惊悸，失眠，健忘；④脱肛，阴挺，腹泻。

【操作】平刺 0.5 ～ 0.8 寸。

21. 前顶 Qiándǐng（GV21）

【定位】在头部，前发际正中直上 3.5 寸（图 3-101）。

【主治】中风，头痛，眩晕，鼻渊，癫痫。

【操作】平刺 0.5 ～ 0.8 寸。

22. 囟会 Xìnhuì（GV22）

【定位】在头部，前发际正中直上 2 寸（图 3-101）。

【主治】头痛，眩晕，鼻渊，癫痫。

【操作】平刺 0.5 ～ 0.8 寸。小儿前囟未闭者禁针。

23. 上星 Shàngxīng（GV23）

【定位】在头部，前发际正中直上 1 寸（图 3-101）。

【主治】①头痛，目痛，鼻渊，鼻衄；②热病；③癫狂。

【操作】平刺 0.5 ～ 0.8 寸。

24. 神庭 Shéntíng（GV24）

【定位】在头部，前发际正中直上 0.5 寸（图 3-101）。

【主治】①癫狂痫，中风；②头痛，目眩，失眠，惊悸；③目赤，目翳，鼻渊，鼻衄。

【操作】平刺 0.5 ～ 0.8 寸。

25. 素髎 Sùliáo（GV25）

【定位】在面部，鼻尖的正中央（图 3-101）。

【主治】①昏迷，惊厥，新生儿窒息；②鼻渊，鼻衄，喘息。

【操作】向上斜刺 0.3 ～ 0.5 寸，或点刺放血。急救穴。

26. 水沟* Shuǐgōu（GV26）

【定位】在面部，人中沟的上 1/3 与中 1/3 交点处（图 3-101）。

【主治】①昏迷，晕厥，中风，中暑，癔症，癫狂痫，急慢惊风；②鼻塞，鼻衄，面肿，口歪，齿痛，牙关紧闭；③闪挫腰痛。

【操作】向上斜刺 0.3 ～ 0.5 寸。急救时强刺激或指甲掐按。

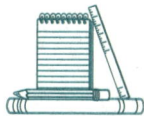

27. 兑端 Duìduān（**GV27**）

【定位】在面部，上唇结节的中点（图 3-101）。

【主治】①昏迷，晕厥，癫狂，癔症；②口歪，口噤，口臭，齿痛；③消渴。

【操作】向上斜刺 0.2 ～ 0.3 寸。

28. 龈交 Yínjiāo（**GV28**）

【定位】在上唇内，上唇系带与上齿龈的交点（图 3-101）。

【主治】①口歪，口噤，口臭，齿衄，齿痛，鼻衄，面赤颊肿；②癫狂，项强。

【操作】向上斜刺 0.2 ～ 0.3 寸。点刺放血。

29. 印堂* Yìntáng（**GV29**）

【定位】在额部，两眉毛内侧端中间的凹陷中（图 3-101）。

【主治】头痛，眩晕，鼻衄，鼻渊，小儿惊风，失眠。

【操作】平刺 0.3 ～ 0.5 寸。可点刺出血。

复习思考

1. 简述督脉的经脉循行、联系脏腑及器官。

2. 简述督脉腧穴主治概要。

三、冲脉及其交会腧穴

【经脉循行】

冲脉起于小腹内，下出于会阴部，向上行于脊柱内；其外行者经气冲与足少阴经交会，沿着腹部两侧，上行至胸中而散，并上达咽喉，环绕口唇（图 3-102）。

【主要病证】

月经不调、不孕等妇科病证及腹部气逆上冲。

【交会腧穴】

会阴、阴交（任脉），气冲（足阳明胃经），横骨、大赫、气穴、四满、中注、肓俞、商曲、石关、阴都、腹通谷、幽门（足少阴肾经）。

四、带脉及其交会腧穴

【经脉循行】

带脉起于季胁部的下面，斜向下行到带脉、五枢、维道穴，横行绕身一周（图 3-103）。

【主要病证】

月经不调、赤白带下等妇科病及腰部酸软、足痿不用。

【交会腧穴】

带脉、五枢、维道（足少阳胆经）。

五、阴维脉及其交会腧穴

【经脉循行】

阴维脉起于小腿内侧，沿大腿内侧上行至腹部，与足太阴经相合，过胸部，与任脉会于颈部（图 3-104）。

【主要病证】

心痛、胃痛、胸腹痛、忧郁等。

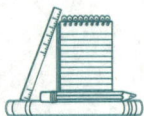

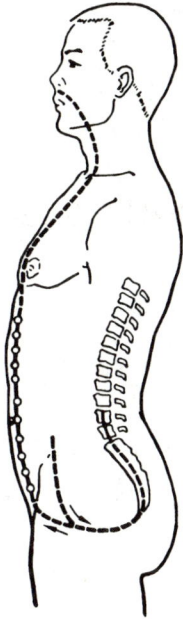

图 3-102　冲脉循行示意图

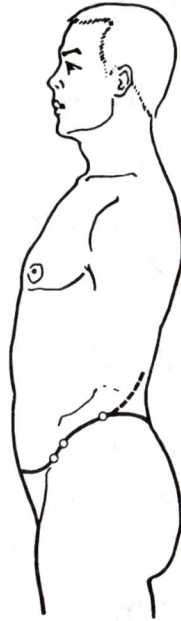

图 3-103　带脉循行示意图

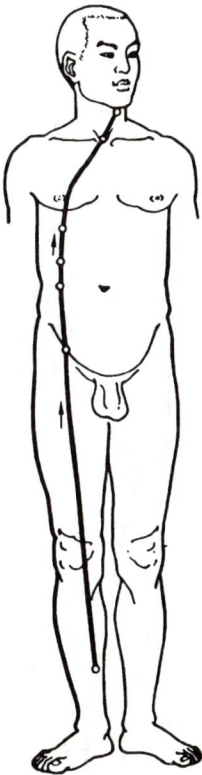

图 3-104　阴维脉循行示意图

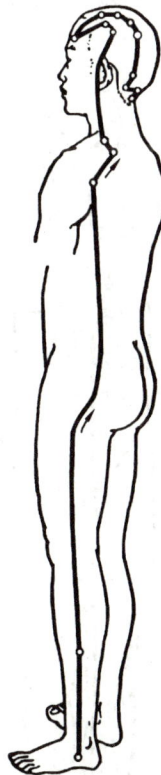

图 3-105　阳维脉循行示意图

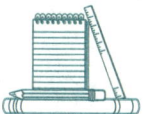

【交会腧穴】

筑宾（足少阴肾经），府舍、大横、腹哀（足太阴脾经），期门（足厥阴肝经），天突、廉泉（任脉）。

六、阳维脉及其交会腧穴

【经脉循行】

阳维脉起于足跟外侧，向上经过外踝，沿足少阳经上行至髋关节部，经胁肋后侧，从腋后上肩，至前额，再到项后，合于督脉（图3-105）。

【主要病证】

恶寒发热等外感病及腰痛等。

【交会腧穴】

金门（足太阳膀胱经），阳交（足少阳胆经），臑俞（手太阳小肠经），天髎（手少阳三焦经），肩井（足少阳胆经），头维（足阳明胃经），本神、阳白、头临泣、目窗、正营、承灵、脑空、风池（足少阳胆经），风府、哑门（督脉）。

七、阴跷脉及其交会腧穴

【经脉循行】

阴跷脉起于足舟骨的后方，上行内踝的上面，沿小腿、大腿的内侧直上，经过阴部向上沿胸部内侧，进入锁骨上窝，上经人迎的上面，过颧部，到目内眦，与足太阳膀胱经和阳跷脉相会合（图3-106）。

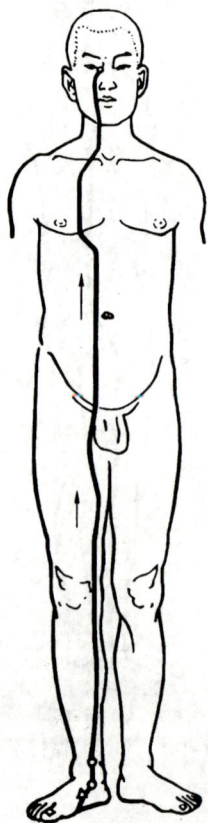

图 3-106　阴跷脉循行示意图　　　　　图 3-107　阳跷脉循行示意图

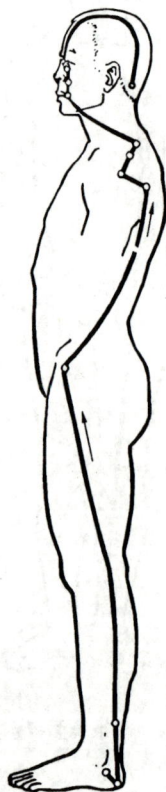

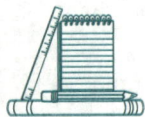

【主要病证】

嗜睡，癃闭及肢体筋脉出现阳缓阴急等症状。

【交会腧穴】

照海、交信（足少阴肾经），睛明（足太阳膀胱经）。

八、阳跷脉及其交会腧穴

【经脉循行】

阳跷脉起于足跟外侧，经外踝上行腓骨后缘，沿股部外侧和胁后上肩，过颈部，上夹口角，进入目内眦，再沿足太阳膀胱经上额，与足少阳经合于风池（图 3-107）。

【主要病证】

失眠，癫痫，肢体筋脉出现阴缓阳急。

【交会腧穴】

申脉、仆参、跗阳（足太阳膀胱经），居髎（足少阳胆经），臑俞（手太阳小肠经），肩髃、巨骨（手阳明大肠经），天髎（手少阳三焦经），地仓、巨髎、承泣（足阳明胃经），睛明（足太阳膀胱经）。

复习思考

1. 简述冲脉、带脉、阴维脉、阳维脉、阳跷脉、阴跷脉的经脉循行。

2. 冲脉、带脉、阴维脉、阳维脉、阳跷脉、阴跷脉治疗的主要病证有哪些？

项目三　常用经外奇穴

一、头颈部穴

1. 四神聪* Sìshéncōng（EX-HN1）

【定位】在头部，百会前后左右各 1 寸，共 4 穴（图 3-108）。

【主治】①头痛，眩晕，失眠，健忘，癫痫；②目疾。

【操作】平刺 0.5～0.8 寸。

2. 当阳 Dāngyáng（EX-HN2）

【定位】在头部，瞳孔直上，前发际上 1 寸（图 3-109）。

【主治】偏正头痛，目赤肿痛，头昏目眩，感冒。

【操作】平刺 0.5～0.8 寸。

3. 鱼腰 Yúyāo（EX-HN4）

【定位】在头部，瞳孔直上，眉毛中（图 3-109）。

【主治】眉棱骨痛，眼睑瞤动，眼睑下垂，目赤肿痛，目翳，口眼歪斜。

【操作】平刺 0.3～0.5 寸。

4. 太阳* Tàiyáng（EX-HN5）

【定位】在头部，眉梢与目外眦之间，向后约一横指的凹陷处（图 3-110）。

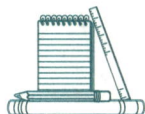

【主治】头痛，目疾，面瘫。

【操作】直刺或斜刺 0.3～0.5 寸。可点刺出血。

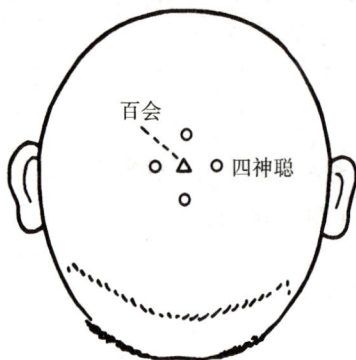

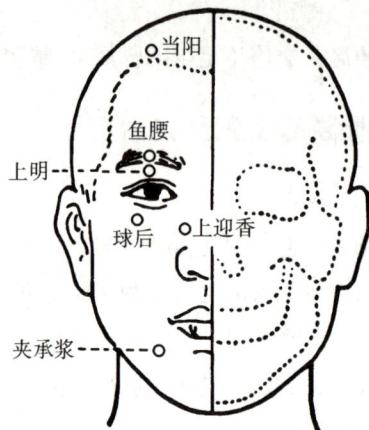

图 3-108

图 3-109

5. 耳尖 ěrjiān（EX-HN6）

【定位】在耳区，在外耳轮的最高点（图 3-110）。

【主治】目疾，头痛，咽喉肿痛。

【操作】直刺 0.1～0.2 寸，或点刺出血。禁灸。

6. 球后 Qiúhòu（EX-HN7）

【定位】在面部，眶下缘外 1/4 与内 3/4 交界处（图 3-109）。

【主治】目疾。

【操作】轻压眼球向上，向眶缘缓慢直刺 0.5～1.5 寸，不提插和捻转，出针后用消毒干棉球按压针孔片刻，以防出血。禁灸。

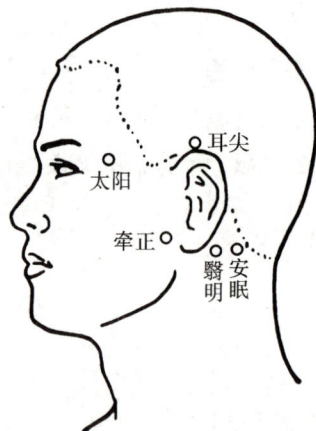

图 3-110

7. 上迎香 Shàngyíngxiāng（EX-HN8）

【定位】在面部，鼻翼软骨与鼻甲的交界处，近鼻唇沟上端处（图 3-109）。

【主治】鼻渊，鼻部疮疖。

【操作】向内上方平刺 0.3～0.5 寸。禁灸。

8. 内迎香 Nèiyíngxiāng（EX-HN9）

【定位】在鼻孔内，鼻翼软骨与鼻甲交界的黏膜处（图 3-111）。

【主治】①目赤肿痛，热病，中暑；②鼻疾，喉痹；③眩晕。

【操作】点刺放血。禁灸。

9. 聚泉 Jùquán（EX-HN10）

【定位】在口腔内，舌背正中缝的中点处。

【主治】①舌强，舌缓，食不知味；②消渴；③咳喘。

【操作】直刺 0.1～0.2 寸。或点刺出血。禁灸。

10. 海泉 Hǎiquán（EX-HN11）

【定位】在口腔内，舌下系带中点处。

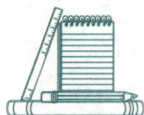

【主治】①舌缓不收，重舌肿胀；②呕吐，呃逆，腹泻，消渴。

【操作】直刺 0.1～0.2 寸。或点刺出血。禁灸。

11. 金津 Jīnjīn（**EX-HN12**）

【定位】在口腔内，舌下系带左侧的静脉上（图 3-112）。

【主治】①口疮，舌强，舌肿；②呕吐，消渴。

【操作】点刺放血。禁灸。

12. 玉液 Yùyè（**EX-HN13**）

【定位】在口腔内，舌下系带右侧的静脉上（图 3-112）。

【主治】①口疮，舌强，舌肿；②呕吐，消渴。

【操作】点刺放血。禁灸。

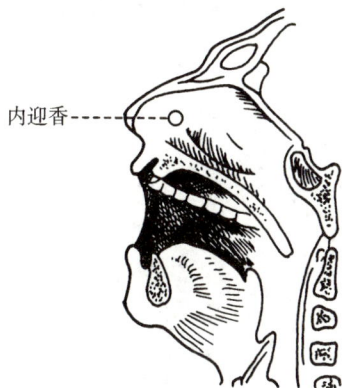 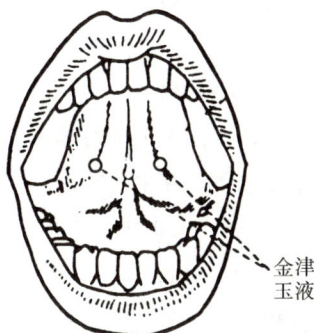

图 3-111　　　　　　　　　　图 3-112

13. 翳明 Yìmíng（**EX-HN14**）

【定位】在颈部，翳风后 1 寸（图 3-110）。

【主治】①头痛，眩晕，失眠；②目疾，耳鸣。

【操作】直刺 0.5～1.0 寸。

14. 颈百劳 Jǐngbǎiláo（**EX-HN15**）

【定位】在颈部，第 7 颈椎棘突直上 2 寸，后正中线旁开 1 寸。

【主治】①颈项强痛；②咳嗽，气喘；③骨蒸潮热，盗汗。

【操作】直刺 0.5～1.0 寸。

二、胸腹部穴

子宫* Zǐgōng（**EX-CA1**）

【定位】在下腹部，脐中下 4 寸，前正中线旁开 3 寸
（图 3-113）。

【主治】①阴挺；②月经不调，痛经，崩漏；③不孕。

【操作】直刺 0.8～1.2 寸。

三、背部穴

1. 定喘 Dìngchuǎn（**EX-B1**）

【定位】在脊柱区，横平第 7 颈椎棘突下，后正中线旁

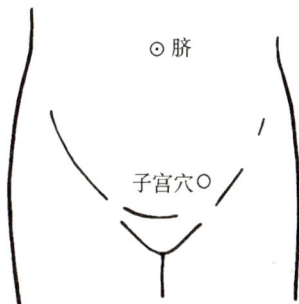

图 3-113

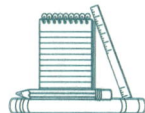

开 0.5 寸（图 3–114）。

【主治】①哮喘，咳嗽；②肩背痛，落枕。

【操作】直刺 0.5 ～ 0.8 寸。

2. 夹脊* Jiájǐ（EX–B2）

【定位】在脊柱区，第 1 胸椎至第 5 腰椎棘突下两侧，后正中线旁开 0.5 寸，一侧 17 穴（图 3–114）。

【主治】上胸部的穴位治疗心肺、上肢疾病；下胸部的穴位治疗胃肠疾病；腰部的穴位治疗腰腹及下肢疾病。

【操作】直刺 0.3 ～ 0.5 寸。

3. 胃脘下俞 Wèiwǎnxiàshù（EX–B3）

【定位】在脊柱区，横平第 8 胸椎棘突下，后正中线旁开 1.5 寸（图 3–114）。

【主治】①胃痛，腹痛，胸胁痛；②消渴。

【操作】斜刺 0.3 ～ 0.5 寸。

4. 痞根 Pǐgēn（EX–B4）

【定位】在腰区，横平第 1 腰椎棘突下，后正中线旁开 3.5 寸（图 3–114）。

【主治】①腰痛；②腹中痞块。

【操作】直刺 0.8 ～ 1.0 寸。

5. 下极俞 Xiàjíshù（EX–B5）

【定位】在腰区，第 3 腰椎棘突下（图 3–114）。

【主治】①腰痛；②腹痛，腹泻，小便不利，遗尿。

【操作】直刺 0.8 ～ 1.0 寸。

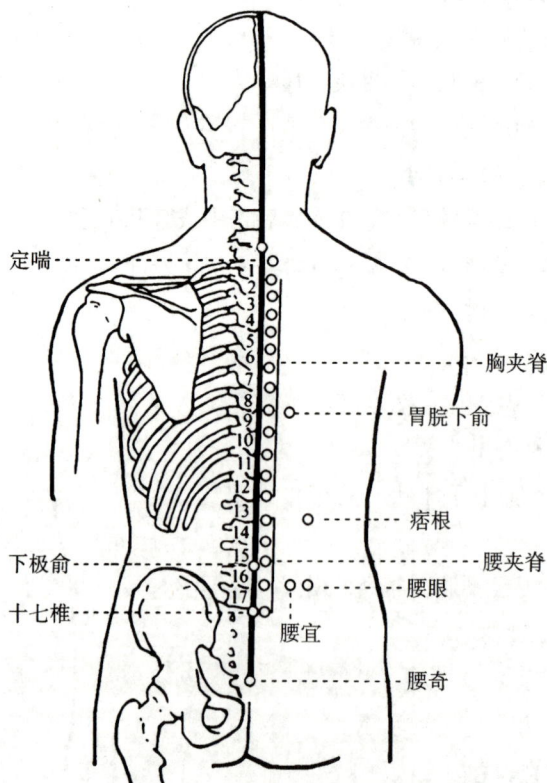

图 3–114

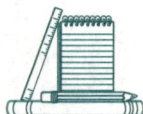

6. 腰宜 Yāoyí（EX-B6）

【定位】在腰区，横平第4腰椎棘突下，后正中线旁开3寸（图3-114）。

【主治】①腰部软组织损伤，脊柱肌痉挛，腰痛；②崩漏。

【操作】直刺1.0～1.2寸。

7. 腰眼* Yāoyǎn（EX-B7）

【定位】在腰区，横平第4腰椎棘突下，后正中线旁开约3.5寸凹陷中（图3-114）。

【主治】①腰痛；②月经不调，带下；③虚劳。

【操作】直刺1.0～1.5寸。

8. 十七椎 Shíqīzhuī（EX-B8）

【定位】在腰区，第5腰椎棘突下（图3-114）。

【主治】①腰腿痛，下肢瘫痪；②崩漏，月经不调；③小便不利。

【操作】直刺0.5～1.0寸。

9. 腰奇 Yāoqí（EX-B9）

【定位】在骶区，尾骨端直上2寸，骶角之间凹陷中（图3-114）。

【主治】①癫痫，头痛，失眠；②便秘。

【操作】向上平刺1.0～1.5寸。

四、上肢部穴

1. 肘尖 Zhǒujiān（EX-UE1）

【定位】在肘后区，尺骨鹰嘴的尖端（图3-115）。

【主治】①瘰疬；②痈疽；③肠痈。

【操作】艾炷灸7～15壮。

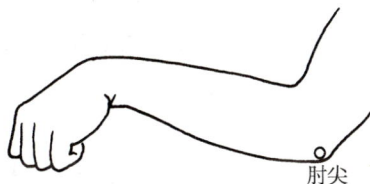

肘尖

图3-115

2. 二白 Èrbái（EX-UE2）

【定位】在前臂前区，腕掌侧远端横纹上4寸，桡侧腕屈肌腱的两侧，一肢2穴（图3-116）。

【主治】①痔疾，脱肛；②前臂痛，胸胁痛。

【操作】直刺0.5～0.8寸。

3. 中泉 Zhōngquán（EX-UE3）

【定位】在前臂后区，腕背侧远端横纹上，指总伸肌腱桡侧凹陷中（图3-118）。

【主治】①胸闷，咳嗽，气喘；②胃痛。

【操作】直刺0.3～0.5寸。

4. 中魁 Zhōngkuí（EX-UE4）

【定位】在手指，中指背面，近侧指间关节的中点处（图3-117）。

【主治】噎膈，呕吐，呃逆，食欲不振。

【操作】直刺0.2～0.3寸。

5. 大骨空 Dàgǔkōng（EX-UE5）

【定位】在手指，拇指背面，指间关节的中点处（图3-118）。

【主治】①目痛，目翳，内障；②吐泻，衄血。

【操作】灸。

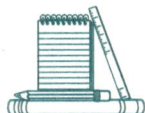

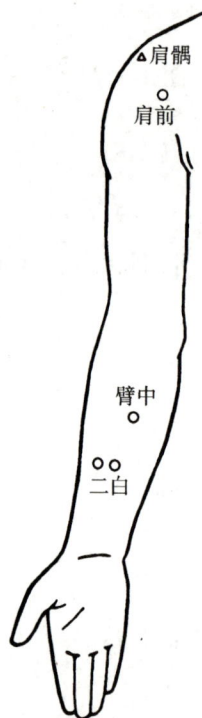

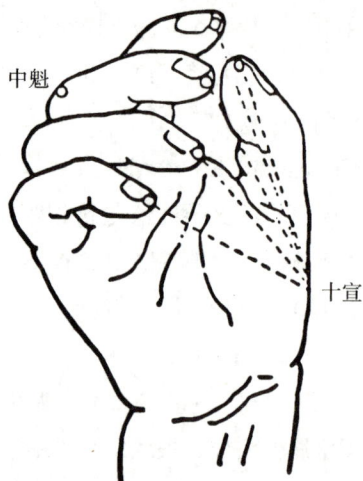

图 3-116　　　　　　　　　图 3-117

6. 小骨空 Xiǎogǔkōng（EX-UE6）

【定位】在手指，小指背面，近侧指间关节的中点处（图 3-118）。

【主治】①指关节痛；②目赤肿痛，目翳；③咽喉肿痛。

【操作】灸。

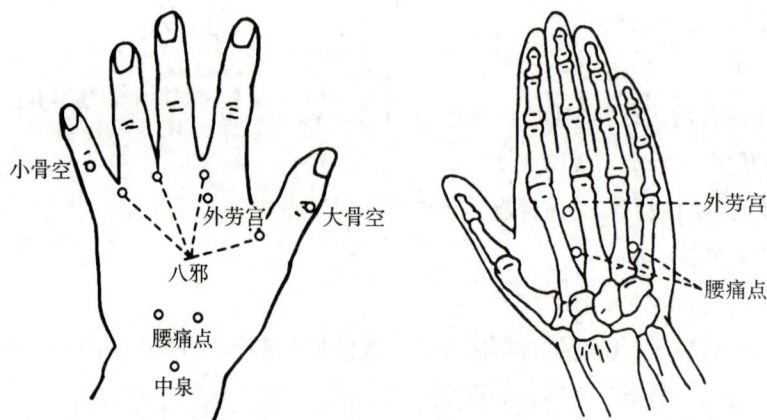

图 3-118

7. 腰痛点 Yāotòngdiǎn（EX-UE7）

【定位】在手背，第 2、3 掌骨及第 4、5 掌骨之间，腕背侧远端横纹与掌指关节中点处，一手 2 穴（图 3-118）。

【主治】急性腰扭伤。

【操作】向掌中斜刺 0.5～0.8 寸。

8. 外劳宫* Wàiláogōng（EX-UE8）

【定位】在手背，第 2、3 掌骨间，掌指关节后 0.5 寸（指寸）凹陷中（图 3-118）。

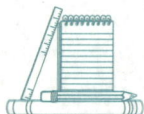

【主治】①落枕，手臂肿痛；②脐风。

【操作】直刺 0.5～0.8 寸。

9. 八邪 Bāxié（EX-UE9）

【定位】在手背，第 1～5 指间，指蹼缘后方赤白肉际处，左右共 8 穴（图 3-118）。

【主治】①手背肿痛，手指麻木；②烦热，目痛；③毒蛇咬伤。

【操作】斜刺 0.5～0.8 寸。或点刺放血。

10. 四缝 Sìfèng（EX-UE10）

【定位】在手指，第 2～5 指掌面的近侧指间关节横纹的中央，一手 4 穴（图 3-119）。

【主治】①小儿疳积；②百日咳。

【操作】浅刺 0.1 寸。或点刺放血或挤出少许黄色透明黏液。禁灸。

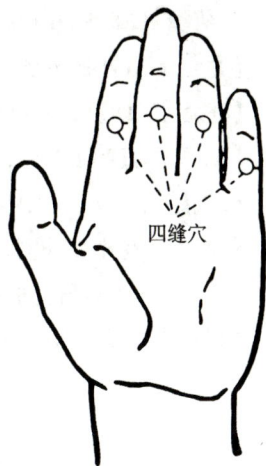

四缝穴

图 3-119

11. 十宣* Shíxuān（EX-UE11）

【定位】在手指，十指尖端，距指甲游离缘 0.1 寸（指寸），左右共 10 穴（图 3-117）。

【主治】①昏迷；②癫痫；③高热、咽喉肿痛。

【操作】浅刺 0.1～0.2 寸。或点刺出血。禁灸。

五、下肢部穴

1. 髋骨 Kuāngǔ（EX-LE1）

【定位】在股前区，梁丘两旁各 1.5 寸，一肢 2 穴。

【主治】膝痛，足胫无力，下肢痿痹。

【操作】直刺 0.8～1.0 寸。

2. 鹤顶 Hèdǐng（EX-LE2）

【定位】在膝前区，髌底中点的上方凹陷中（图 3-121）。

【主治】膝痛，足胫无力，瘫痪。

【操作】直刺 0.8～1.0 寸。

3. 百虫窝 Bǎichóngwō（EX-LE3）

【定位】在股前区，髌底内侧端 3 寸（图 3-120）。

【主治】①虫积；②风湿痒疹；③下部生疮。

【操作】直刺 1.5～2.0 寸。

4. 内膝眼* Nèixīyǎn（EX-LE4）

【定位】在膝部，髌韧带内侧凹陷处的中央（图 3-120）。

【主治】膝部肿痛。

【操作】向膝中斜刺 0.5～1.0 寸。

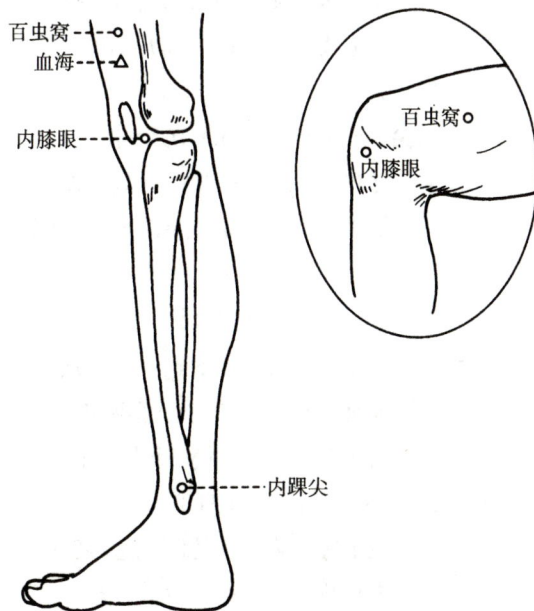

百虫窝
血海
内膝眼
百虫窝
内膝眼
内踝尖

图 3-120

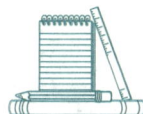

5. 胆囊 *Dǎnnáng*（**EX-LE6**）

【定位】在小腿外侧，腓骨小头直下 2 寸（图 3-122）。

【主治】①急慢性胆囊炎，胆石症，胆道蛔虫症；②下肢痿痹。

【操作】直刺 1.0～2.0 寸。

6. 阑尾 *Lánwěi*（**EX-LE7**）

【定位】在小腿外侧，髌韧带外侧凹陷下 5 寸，胫骨前嵴外一横指（图 3-121）。

【主治】①急慢性阑尾炎；②消化不良；③下肢痿痹。

【操作】直刺 1.5～2.0 寸。

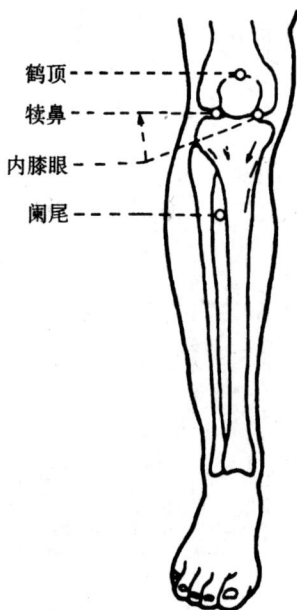
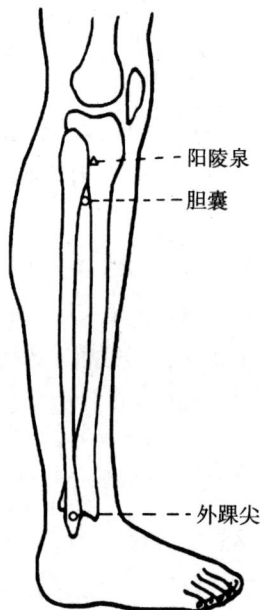

图 3-121　　　　　　　　　　　图 3-122

7. 内踝尖 *Nèihuáijiān*（**EX-LE8**）

【定位】在踝区，内踝的最凸起处（图 3-120）。

【主治】①牙痛，乳蛾；②小儿不语；③霍乱；④转筋。

【操作】灸。

8. 外踝尖 *Wàihuáijiān*（**EX-LE9**）

【定位】在踝区，外踝的最凸起处（图 3-122）。

【主治】①脚趾拘急，踝关节肿痛；②脚气；③牙痛。

【操作】灸。

9. 八风 *Bāfēng*（**EX-LE10**）

【定位】在足背，第 1～5 趾间，趾蹼缘后方赤白肉际处，左右共 8 穴（图 3-123）。

【主治】①足跗肿痛，趾痛；②毒蛇咬伤；③脚气。

【操作】斜刺 0.5～0.8 寸。或点刺出血。

10. 独阴 *Dúyīn*（**EX-LE11**）

【定位】在足底，第 2 趾的跖侧远端趾间关节的中点（图 3-124）。

【主治】①胸胁痛，胃痛，呕吐，卒心痛；②胞衣不下，月经不调，疝气。

【操作】直刺 0.1～0.2 寸。

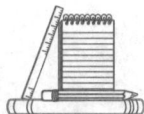

11. 气端 Qìduān（EX-LE12）

【**定位**】 在足趾，十趾尖端，距趾甲游离缘 0.1 寸（指寸），左右共 10 穴（图 3-124）。

【**主治**】 ①足趾麻木，脚背红肿疼痛；②麦粒肿；③中风急救。

【**操作**】 直刺 0.1～0.2 寸。或点刺放血。禁灸。

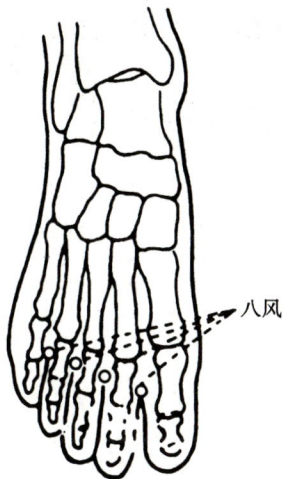

图 3-123

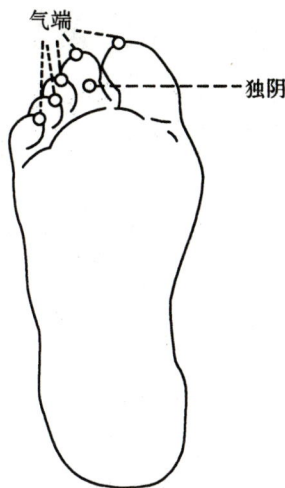

图 3-124

复习思考

1. 简述经外奇穴的治病特点，并举例说明。
2. 简述夹脊临床应用的范围。

扫一扫，查阅
复习思考题答案

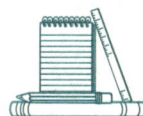

技能篇

模块四　针灸技术

【学习目标】

1. 掌握：各种针灸技术的施术方法。

2. 熟悉：各种针灸技术的适应证。

3. 了解：各种针灸技术的注意事项。

项目一　毫针法

毫针是临床使用最多的一种针具。砭石是针刺的最早针具，逐渐发展为骨针、陶针、铜针、金针、银针、铁针等，现在多用不锈钢制成，其在针身的粗细、长短以及制造工艺等方面与古代的毫针都有较大的差异。

一、毫针常识

（一）毫针结构

毫针结构一般分为针尖、针体、针根、针柄、针尾五部分。针尖是针体尖端锋锐部分，又称针芒，形如松针，圆而不钝，无倒钩，是毫针刺入腧穴的关键部位；针体是针尖至针柄之间的主体部分，又称针身，其光滑挺直，上下匀称，坚韧而富有弹性，是毫针刺入腧穴内相应深度的主要部分；针根是针体与针柄连接的部分，牢固结实，无剥蚀或松动，是观察针体刺入腧穴深度和提插幅度的外在标志；针柄是针根至针尾的部分，一般是用金属丝缠绕成螺旋状，是医者持针、行针和实施手法操作的主要部分；针尾是针柄的末端部分，多为缠柄金属丝的延续（图 4-1）。

（二）毫针分类

毫针一般分环柄针、平柄针、管柄针三类（图 4-1）。另有一种花柄针，针柄用金属丝缠绕成花形，现今已较少使用。

1. 环柄针　针柄用金属丝缠绕成环形并有环形针尾。

2. 平柄针　针柄用金属丝缠绕至针柄终端。

3. 管柄针　针柄用金属薄片制成。

（三）毫针规格

毫针的规格主要以针体的长度和直径进行区分，计量单位为毫米（mm）。毫针的长度与直径规格见表 4-1、表 4-2。

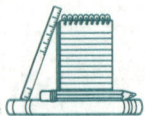

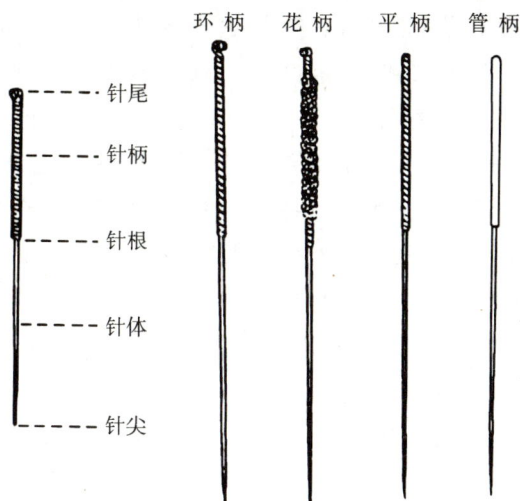

图 4-1　毫针结构与分类

表 4-1　毫针的长度规格

规格（寸）	0.5	1	1.5	2	2.5	3	4	4.5	5	6
针身长度（mm）	15	25	40	50	65	75	100	115	125	150

表 4-2　毫针的直径规格

号数	26	27	28	29	30	31	32	33	34	35
直径（mm）	0.45	0.42	0.38	0.34	0.32	0.30	0.28	0.26	0.24	0.22

注：临床以 28～30 号，1～3 寸的毫针较为常用。

（四）毫针检查和保藏

毫针的检查和保藏是临床中的一项重要工作，由于临床广泛使用一次性毫针，保藏工作已逐渐被淡化，但从针刺安全的角度出发，在施术前认真检查毫针仍然十分必要。

1.毫针检查

（1）使用一次性毫针，应检查其包装是否完整和消毒有效期，不符合要求者，严禁使用。

（2）检查毫针时，使针尖朝上，在明亮处仔细观察针尖有无倒钩、卷曲现象，针体是否粗糙、弯曲、折痕、斑驳、锈痕、上下是否匀称，针根有无剥蚀及毛刺、是否松动等。

2.毫针保藏　针具若需再次使用，应对其进行很好的爱护和保管，保藏的目的是防止针尖受损，针身弯曲或生锈、污染等。保藏毫针的器具有针盒、针管和藏针夹等。

二、毫针基本训练

由于毫针体细而软，如果没有一定的指力和熟练的手法，就很难顺利将针刺入皮下及进行各种手法操作，指力不够或手法不熟练，不仅引起患者疼痛，而且会影响治疗效果。因此，指力是顺利进针和减少疼痛及提高疗效的基本保证，手法是提高治疗效果的关键。

指力，是医者持针之手进针操作的力量。指力不仅指进针时手指的力度，而且是指整个针刺过程中手指操作时的技巧力。只有做到力从心出，劲到针尖，才能将毫针轻巧地穿透皮肤而

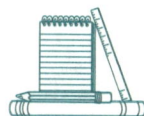

无痛苦，同时灵活地进行手法操作。因此，指力的练习是每位初学者的必经阶段和必须掌握的基本功，一定要勤学苦练，掌握其精髓，精神内守，针意合一，才能力达针尖。

1. 纸垫练针法　用松软的细草纸或纸巾，折叠成厚 2cm，长 8cm，宽 5cm 的纸垫，外用棉线以"井"字形扎紧。练习时，一手拿住纸垫，另一手拇指和食指或拇指与食指和中指持针，使针体垂直于纸垫，捻动针柄，将针刺入纸垫内，捻转时手指向下施加压力，待针刺透纸垫背面后，再捻转退针，然后在纸垫上另换一处如前再刺（图 4-2）。如此反复练习，直至针体可以熟练轻松地刺入纸垫，且能保持进针时针体不弯、不摇摆，进退深浅自如。指力练习时，可在原处不停地做捻转针柄的动作，要求捻转角度均匀，快慢一致。纸垫练针初期可用 1.0～1.5 寸的毫针，在有了一定的指力后，再用其他型号的毫针练习。

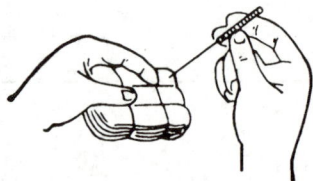

2. 线球练针法　用棉线或毛线缠绕成直径 6～7cm 的圆球，亦可外包一层白布（图 4-3）。由于线球松软，可练习提插、捻转、进针、出针等各种毫针操作方法。做提插练针时，将针垂直刺入线球，做上提下插的动作，要求提插幅度和快慢一致；做捻转练针时，一左一右捻动针柄，要求捻转角度和频率一致。在此基础上，将提插和捻转配合练习，达到动作的协调合一。

图 4-2　纸垫练针　　　　　图 4-3　线球练针

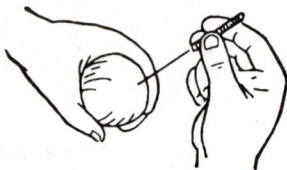

3. 指感练针法　将粗糙的毛边纸 3～5 张，用直径 20cm 的竹撑（绣花用的竹撑）撑紧，或用厚度 0.2～0.3cm 纸板（小型包装箱有瓦楞的纸壳）剪成 10cm×10cm 大小。由于毛边纸及麻面纸板粗糙不平，厚薄不匀，每次将针刺入都会有不同的感觉，或感觉其中间无物无阻抗，或感觉针刺于纤维之中紧涩坚韧。要求针与针之间的间隔相等，使针孔横竖排直。练针时，聚精会神，一丝不苟，仔细体察，反复练习，既可增强指感的体察能力，又能提高指力和动作的技巧。久之自然形成行针的一种气势，达到针随意动，意力合一，促使气至病所。

4. 自身试针练习　目的是能更好地掌握针刺的方法，并体验针刺后的各种感觉。它是在纸垫和线球练针的基础上，并掌握了一定的指力和针刺手法后，在自己身体上选择一些腧穴进行试针练习。也可以两人之间相互试针，以体会进针时皮肤的韧性和用力的大小，以及针刺后的各种感觉。必须在针刺技术达到一定的熟练水平后，才能在患者身上进行操作。

三、施术前准备

1. 思想准备　针刺前，医者和患者双方都必须做好充分的思想准备。正如《标幽赋》所言："凡刺者，使本神朝而后入；既刺也，使本神定而气随；神不朝而勿刺，神已定而可施。"

（1）医者思想准备　医者需聚精会神，意守神气。同时，还必须把针刺的有关事宜告诉患者，使其对针刺有一定的认识和了解，以便稳定情绪，消除不必要的紧张心理，这对于初诊和精神紧张的患者尤其重要；对个别精神高度紧张、情绪波动不定、大惊、大恐、大悲之人，应当暂时避免进行针刺，以防神气散亡，造成意外；对身患疑难病证、慢性痼疾或以情志、精神因素致病的患者，还应多做思想工作，鼓励其树立并坚定战胜疾病的信心，积极配合治疗，同

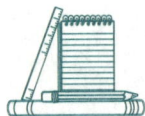

时还需叮嘱患者加强功能锻炼，使他们能够充分认识机体的机能状态及精神因素对疾病的影响和作用，以促使疾病的好转和身体康复。

（2）患者思想准备 患者需神情安定，意守感传，积极配合治疗，才有利于病证的康复。若患者漫不经心，思前顾后，则不容易得气，即使得气也不容易感传，达到气至病所的效果。

2.针具选择 正确选择针具，是提高疗效和防止针刺意外事故发生的一个重要因素。要求对于所有患者，必须做到一穴一针，以防感染。

（1）检查针具 针刺前要仔细检查针具的质量和规格。多次使用的毫针与一次性毫针在每次使用前，都要进行严格的检查，若发现有损坏等不合格者，应予剔除不用；使用一次性毫针，注意保质期。

（2）体质、年龄、病情 根据患者的体质强弱、体形胖瘦、年龄大小、病情的不同等因素，选择适宜的针具。一般而言，男性、体壮、肥胖、急性病患者，选择较粗、较长的毫针；女性、体弱、形瘦、幼儿、慢性病患者，则宜选择较短、较细的毫针。

（3）腧穴部位 根据腧穴部位的不同情况，选择不同规格的毫针。一般皮肉浅薄部位的腧穴，宜选择短毫针，做浅刺之用；肌肉丰厚部位的腧穴，宜选用长毫针，做深刺、透刺之用。选择毫针的长度应大于要刺入腧穴的深度，一般针刺入腧穴后针身露在皮肤外的长度是针身长度的1/4为宜。

平柄针和管柄针主要在进针器或进针管的辅助下使用。

3.体位选择 以患者在留针和行针时感觉到舒适、医者能正确取穴且便于操作为原则。常用体位有卧位和坐位。

（1）仰卧位 适用于头面、胸腹部的腧穴，如印堂、廉泉、膻中、中脘、天枢、足三里等穴（图4-4）。

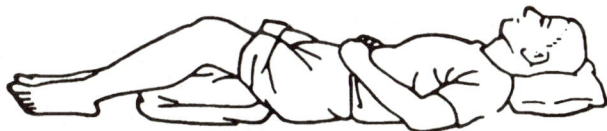

图4-4 仰卧位

（2）侧卧位 适用于侧身部的腧穴，如率谷、太阳、下关、翳风、极泉、大包、章门、居髎、风市等穴（图4-5）。

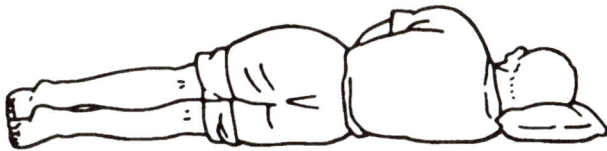

图4-5 侧卧位

（3）俯卧位 适用于腰背部的腧穴，主要是督脉和膀胱经的腰背部腧穴（图4-6）。

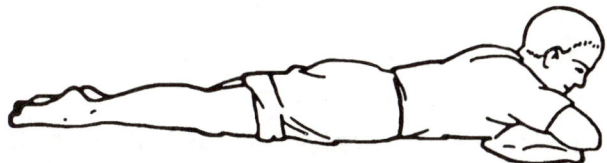

图4-6 俯卧位

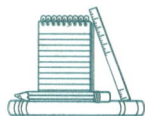

（4）仰靠坐位 适用于前额、颜面、颈前、上胸部和上肢的腧穴，如上星、阳白、攒竹、颧髎、承泣、天突、膻中、肩髃等穴（图4-7）。

（5）侧伏坐位 适用于头颞侧、颈侧部、面颊、耳部的腧穴，如角孙、扶突、颊车、听会、听宫等穴（图4-8）。

（6）俯伏坐位 适用于头顶、枕项、肩背部的腧穴，如后顶、哑门、背俞穴等（图4-8）。

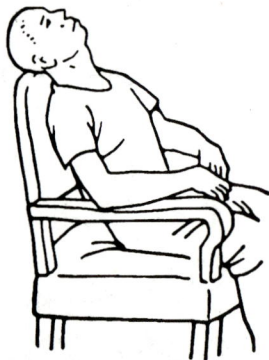

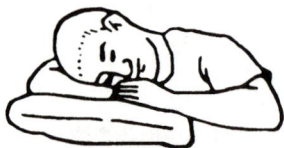

图4-7 仰靠坐位　　　　　　图4-8 侧伏坐位　　　　　　图4-9 俯伏坐位

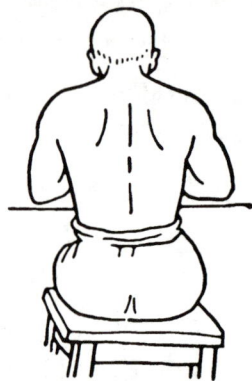

4. 消毒

（1）针具消毒 ①高压蒸汽消毒。使用非一次性针具，先用"84"消毒液浸泡，再用清水清洗，然后将针具用布包好，放在密闭的高压蒸汽锅内灭菌，一般设置在 $1.0 \sim 1.4 kg/cm^2$ 的压力，$115 \sim 123℃$ 的高温下保持30分钟以上即可达到消毒的目的；②药物浸泡。将针具放入75%的乙醇内浸泡 $30 \sim 60$ 分钟，取出用消毒巾或消毒棉球擦干后使用。也可置于一般器械消毒液内浸泡，如"84"消毒液等，可按有关规定、浓度及时间进行浸泡消毒。

（2）接触物品消毒 直接与毫针接触的针盘、针管、针盒、镊子等，用2%苏尔溶液或1:1000L汞溶液浸泡 $1 \sim 2$ 小时。

（3）腧穴消毒 用75%的乙醇棉球或碘伏棉球由针刺腧穴中心点向外做环形擦拭消毒。当腧穴消毒后，切忌接触污染物，以免腧穴部位被重新污染。

（4）医者消毒 针刺前，医者双手用肥皂水清洗干净，再用75%乙醇棉球擦拭施术手指。施术时医者应尽量避免手指直接接触针体，如必须接触针体时，可用消毒干棉球作间隔物，以保持针身无菌。

四、施术方法

（一）持针方法

持针方法是指刺手持针的方法。临床具体操作时，应根据医者的持针习惯采取便利的持针方法，一般常用的有三种持针方法。

1. 两指持针法 用拇、食指指腹捏住针柄（图4-10），或用拇指指腹与食指末节桡侧面捏住针柄（图4-11）。

2. 三指持针法 用拇指、食指、中指指腹捏住针柄，拇指在内，食指、中指在外，三指协同持针（图4-12）。

3. 持针体法 用拇食两指拿一消毒干棉球裹住针体下端并用力捏住，露出针尖 $0.3 \sim 0.5cm$。临床应根据毫针的不同规格和医者的个人习惯，选择不同的持针方法。

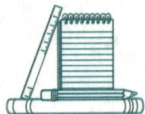

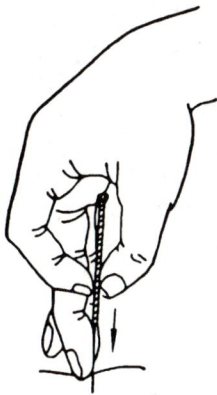

图 4-10　两指持针法　　　　图 4-11　两指持针法　　　　图 4-12　三指持针法

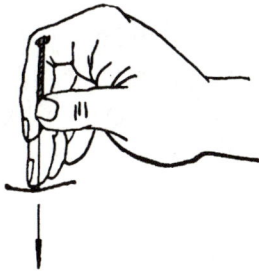

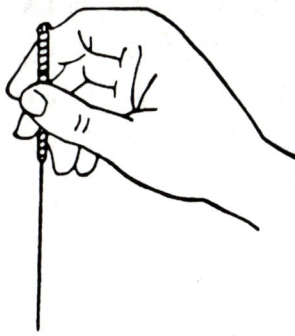

(二) 进针方法

进针方法是指将毫针刺入腧穴皮肤下的方法。一般将持针的手称为"刺手"，辅助进针的手称为"押手"。根据腧穴所在部位和针具规格及医者的进针习惯选择便于进针的方法。临床常用以下几种方法。

1. 单手进针法　是指仅用刺手进针，不用押手辅助进针的方法。

（1）速刺进针法　刺手用消毒干棉球或酒精棉球裹住针体下端并用力捏住，露出针尖 0.3～0.5cm，对准腧穴，快速用力刺入腧穴皮肤下。

（2）捻刺进针法　刺手持针（两指或三指持针），均匀捻转针柄，边捻转边进针，捻转角度在 90°角以内。此法多用于得气迟钝的患者。

（3）两指进针法　刺手拇、食指持针，中指抵住腧穴周围皮肤，拇、食指用力下压针柄，中指随之弯曲将针刺入腧穴皮肤下。

（4）三指进针法　刺手拇、食、中指三指持针，将针尖抵在腧穴上，拇、食、中指同时用力将针刺入腧穴皮肤下。

2. 双手进针法　是指刺手和押手协同配合进针的方法。

（1）爪切进针法　押手拇指或食指的指甲掐切腧穴皮肤旁，刺手持针，针尖紧贴押手指甲边缘迅速将针刺入皮下。此法多用于较短毫针的进针（图 4-13）。

（2）夹持进针法　押手拇、食二指持消毒干棉球裹住针体下端，露出针尖 0.3～0.5cm，使针尖抵住腧穴的皮肤，刺手持针柄，刺手和押手同时用力将针刺入腧穴皮下。此法多用于较长毫针的进针（图 4-14）。

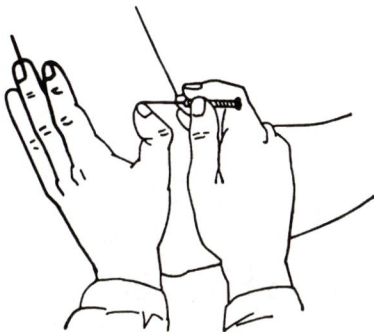

图 4-13　指切进针法　　　　图 4-14　夹持进针法

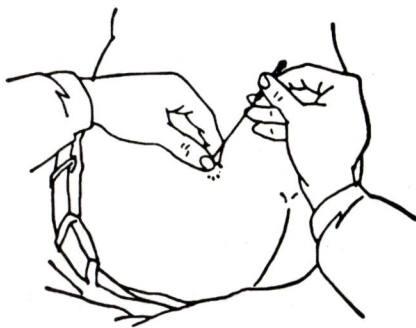

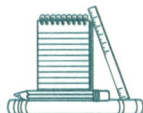

（3）提捏进针法　押手拇指和食指将针刺腧穴两旁的皮肤捏起，刺手持针从提捏的腧穴皮肤上端刺入。此法多用于皮肉浅薄部位腧穴的进针（图4-15）。

（4）舒张进针法　押手拇、食指或食、中指将所刺腧穴部位的皮肤撑开绷紧，刺手持针从绷紧的皮肤刺入。此法多用于皮肤松弛部位腧穴的进针（图4-16）。

3.针管进针法　将针插入用玻璃、塑料或金属制成的比毫针短0.75cm的特制的针管内，押手按压针管抵住腧穴表面皮肤，刺手食指或中指对准针柄末端弹击，使针迅速刺入皮肤下，随后将针管拿去，刺手再将针刺入腧穴应进深度（图4-17）。

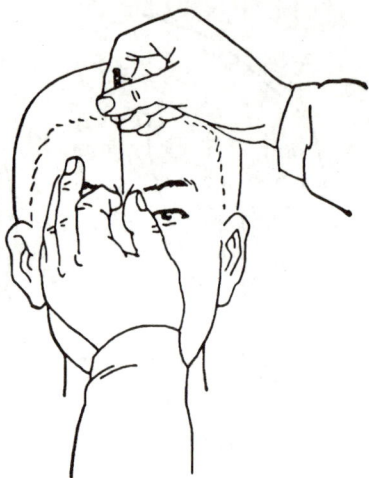

图 4-15　提捏进针法

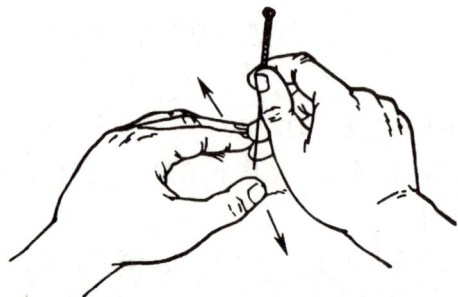

图 4-16　舒张进针法　　　图 4-17　针管进针法

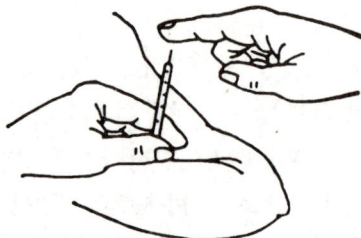

也可用弹针速刺法，即押手持针柄，露出针尾，将针置于腧穴上，刺手食指或中指指甲对准针尾弹击，使针迅速刺入腧穴皮肤下。此法多用于短毫针的进针。

（三）针刺角度、方向与深度

在针刺操作过程中，正确掌握针刺的角度、方向、深度，是增强针感、提高疗效、防止意外事故发生的重要环节。针刺同一腧穴，如果方向、角度和深浅度不同，则针刺到达的组织部位也不相同，产生的针感及得到的效果就会有差异。临床上对所选取腧穴的针刺方向、角度和深度，主要根据施术部位、病情需要、患者体质强弱以及形体胖瘦等具体情况灵活掌握。

1.针刺角度　是指进针时针身与所刺部位皮肤表面形成的角度。角度的大小，主要根据腧穴所在部位的解剖特点和治疗目的要求而定，一般分为直刺、斜刺和平刺三种角度（图4-18）。

（1）直刺　针体与皮肤成90°角垂直刺入皮肤。适用于全身大多数腧穴，浅刺与深刺均可。尤其是肌肉较丰厚部位的腧穴，如四肢、腹部、腰部的腧穴多用直刺。

（2）斜刺　针体与皮肤成45°角左右倾斜刺入皮肤。适用于需控制针感方向，或内有重要脏器而不宜深刺的部位，或为避开血管及瘢痕部位，如胸、背部的腧穴多用斜刺。

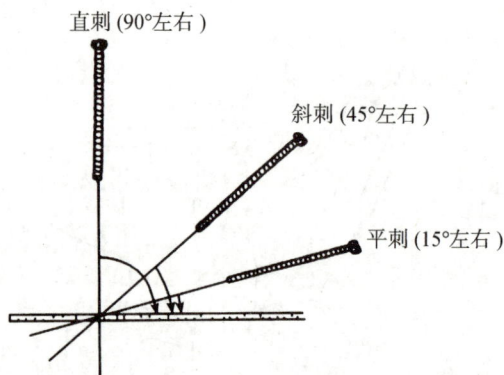

直刺(90°左右)　斜刺(45°左右)　平刺(15°左右)

图 4-18　针刺角度

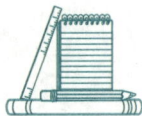

（3）平刺　针体与皮肤成 15° 角左右横向刺入皮肤。适用于头面部、胸背部及肌肉浅薄处的腧穴，如头部的腧穴多用平刺。

2. 针刺方向　是指进针时针尖朝向的方向。针刺的方向往往依经脉循行的方向、腧穴所在的部位特点和治疗所要求达到的组织及治疗效果而定。尤其后者是决定针刺方向的重要因素。为了使进针后的针感到达病变所在的部位，正确掌握针刺方向具有重要意义。

（1）根据经脉循行确定针刺方向　即根据经脉循行方向，针刺时结合针刺补泻的需要，或顺经而刺，或逆经而刺，以达到"迎随补泻"的目的。一般来说，当补时，针尖方向须与经脉循行的方向保持一致；当泻时，针尖方向须与经脉循行的方向相反。

（2）根据腧穴部位确定针刺方向　即根据针刺腧穴所在部位的特点，针刺时为保证针刺的安全，某些腧穴必须朝向某一特定的方向或部位。例如针刺哑门穴时，针尖应朝向下颌方向徐徐刺入；针刺廉泉穴时，针尖应朝向舌根方向徐徐刺入；针刺背部某些腧穴，针尖要朝向脊柱方向刺入等。

（3）根据病变部位确定针刺方向　即根据治疗的需要，为使针刺感应达到病变所在的部位（气至病所），针刺时针尖应朝向病变所在部位。

3. 针刺深度　是指针身刺入腧穴皮肤内的深度。一般腧穴常规针刺的深度，以既有针感又不伤及重要脏器为原则。每个腧穴针刺的深度均有一定的标准，但在临床上具体操作时并非固定不变，在运用时还须灵活掌握。

（1）根据体质、年龄、病情确定针刺深度　体弱形瘦者应浅刺，体强形胖者宜深刺；年老体弱和小儿娇嫩之体宜浅刺，中青年身强体壮者宜深刺；表证、阳证、虚证、新病者宜浅刺，里证、阴证、实证、久病者宜深刺。

（2）根据腧穴部位确定针刺深度　凡在头面和胸背等皮薄肉少部位的腧穴，针刺宜浅；四肢、臀部、腹部等肌肉丰满处的腧穴，针刺时则宜深。

（3）根据时令季节确定针刺深度　由于人体与季节时令息息相关，因而针刺必须因时而异；针刺深浅与季节时令的关系，一般可按春夏宜浅、秋冬宜深的原则掌握。

总之，针刺的角度、方向、深度之间，有着相辅相成的关系。一般来说，深刺多用直刺，浅刺多用斜刺或平刺。对颈项部（延髓部）、眼区、胸背部腧穴，尤其要注意掌握好针刺的角度、方向与深度，以防发生医疗事故。

知识链接

透穴刺法

透穴刺法是一种将针刺方向、角度和深度有机结合，从一个穴位刺向另一个穴位的特殊针刺方法。

1. 横透法　针刺入某一腧穴得气后，将针尖朝向欲透刺的另一个腧穴方向，使针体与皮肤呈 15° 角左右横向刺入该腧穴。

2. 斜透法　针刺入某一腧穴得气后，将针尖朝向欲透刺的另一个腧穴方向，使针体与皮肤呈 45° 角左右倾斜刺入该腧穴。

3. 直透法　针刺入某一腧穴得气后，将针尖朝向欲透刺的另一个腧穴方向，使针体与皮肤呈 90° 角左右垂直刺入该腧穴。

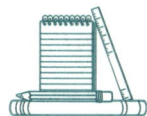

（四）行针

行针是指毫针进针后，为了使患者产生针刺感应，或进一步调整针感的强弱，以及使针感向某一方向扩散或传导而采取的操作方法。

1. 基本行针方法

（1）提插法　将针刺入腧穴一定深度后，把针向上引退为提，把针向下刺入为插。提插幅度大且频率快，刺激量大；提插幅度小且频率慢，刺激量小。提插幅度的大小、频率的快慢和操作时间的长短、刺激量的大小等，应根据患者的病情、体质和腧穴的部位以及医者所要达到的目的而灵活运用（图4-19）。

（2）捻转法　将针刺入腧穴一定深度后，用拇、食、中三指捏持针柄或用拇指指腹与食指末节桡侧面夹持针柄行左右交替捻转（捻转角度小于90°）。捻转频率快，刺激量大；捻转频率慢，刺激量小。捻转频率的快慢和时间的长短、刺激量的大小，应根据患者的病情、体质、腧穴的部位、针刺的目的灵活掌握（图4-20）。

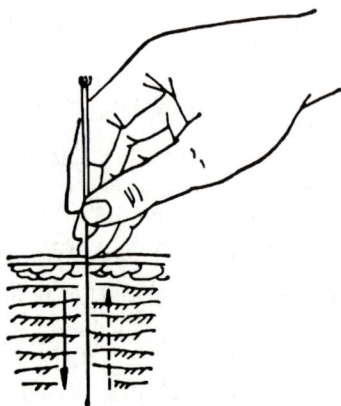

图4-19　提插法

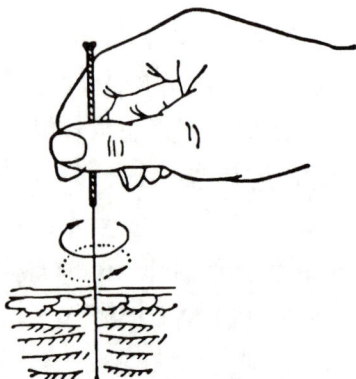

图4-20　捻转法

2. 辅助行针方法

（1）循法　是指针刺后若无针感，或得气不显著时，可用手指沿针刺腧穴所属经脉循行路线的上下左右轻轻地叩打或按揉的方法（图4-21）。此法可激发经气，宣通气血，促使针感传导或缓解滞针等。

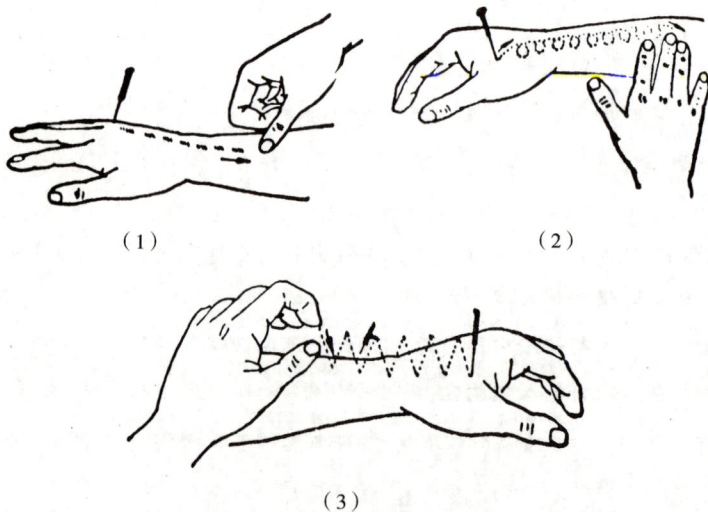

（1）　　　　　　　　　　（2）

（3）

图4-21　循法

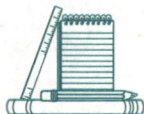

（2）刮柄法　是指针刺达到一定深度后，用指甲刮动针柄的方法。以食指或拇指抵住针尾，用拇指、食指或中指指甲由下而上刮动针柄，以增强针感。此法可激发经气，是一种行气、催气之法（图4-22）。

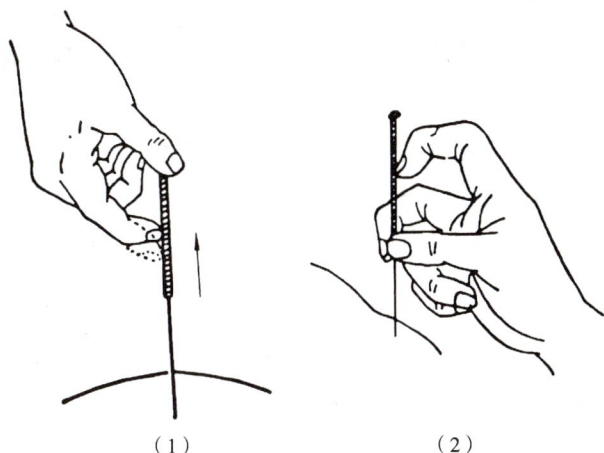

（1）　　　　　　　　　　（2）

图4-22　刮法

（3）弹柄法　是指将针刺入腧穴的一定深度后，用手指轻弹针柄，使针体微微振动的方法。操作时应注意用力不可过猛，弹的频率也不可过快，避免引起弯针。此法有激发经气，催气速行的作用（图4-23）。

（4）摇法　是将针刺入腧穴一定深度后，一手持针柄将针摇动。如直立针身而摇可以加强得气感应，且多自深而浅地随摇随提，可用以出针泻邪。如卧倒针身（斜刺或平刺）而摇，一左一右，不进不退，可使针感单向传导。

（5）飞法　先用拇、食指以较大幅度的捻转达数次（一般三次左右），而后放手，即拇、食二指张开，如飞鸟展翅之状，一捻一放，如此反复操作，称为"飞法"。此法用于行气、催气，可加强针感。

（6）震颤法　是将针刺入腧穴一定深度后，以一手持针柄，做小幅度、快速的提插捻转动作，使针身产生轻微的震颤（图4-24）。使用此法时一般针刺深度不变。此法主要用以增强针感。若是较大幅度的连续提插，则称为"捣"。捣时针尖方向、深浅要相同。

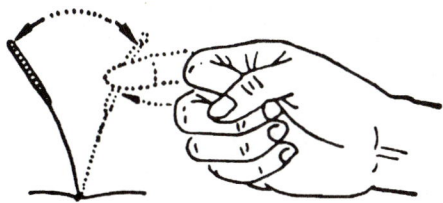

图4-23　弹法

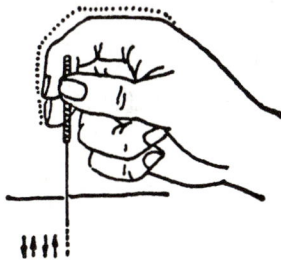

图4-24　震颤法

（五）得气

得气是指毫针进针后在腧穴部位产生的酸、麻、胀、重等感觉，又称针感或针刺感应。针刺之所以能治病，关键因素之一是得气。正如《灵枢·九针十二原》所说："为刺之要，气至而有效，效之信，若风之吹云，明乎若见苍日，刺之道毕矣。"说明针刺得气与否直接关系到针刺疗效。一般来说，临床上得气快者，疗效好；得气慢者，疗效差；不得气者，则无疗效。得气

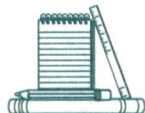

的快慢强弱，因人、因病而异。一般急性疼痛、痹证、偏瘫等疾病，得气较强时效果较好，反之疗效较差。

1. 得气的表现

（1）患者的主观感觉和反应　当针刺得气时，患者表现为酸、麻、胀、重、凉、热、触电感、蚁行感、水波感与不自主的肢体活动，以及特殊情况下的疼痛感，或呈现沿着一定的方向和部位传导与扩散现象。

（2）医者感觉和观察到的现象　针刺得气后，医者刺手可感觉到针下由原来的轻松虚滑，变为沉紧、涩滞或针体颤动，用手触摸所刺腧穴周围皮肤，感到肌肉由原来的松弛变为紧张，有时还会感到肌肉跳动或蠕动，某些因疾病所致痉挛的肌肉可由紧张变为松弛等。正如《标幽赋》中所言："气至也，如鱼吞钩饵之浮沉；气未至也，如闲处幽堂之深邃。"

2. 促使得气与气行的方法

（1）催气法　针刺入腧穴后不得气，用手指在所刺腧穴之经脉上循按、爪切，或弹、刮、摇针柄，或施以均匀的捻转、提插等法，以催其气至。

（2）调气法　针刺入腧穴得气后，为使针感进一步加强和持久及向某一方向传导或扩散，可行调气之法。调气法的有效实施必须具备两方面的条件：一是患者自身调节，即要求患者聚精会神，意守感传，按医者嘱咐默念经气至病所，达到"阴平阳秘，其病乃治"的目的。二是医者调节，需要医者具备熟练的操作技术，即将腧穴针刺深度分天、人、地三部，医者将针进到地部，再提至人部或天部，用捻转行针方法，使经气上行或下行以达病所。

3. 影响得气的因素　临床上影响得气的因素很多，主要因素取决于两个方面。

（1）患者体质　一般而言，患者体质强壮、经气旺盛、血气充盈者得气迅速，反之则得气迟缓，甚或不得气。

（2）医者操作　医者取穴准确时易于得气，反之则不易得气。

（六）补泻手法

1. 单式补泻手法　见表4-3。

（1）提插补泻　补法是针刺得气后，先浅后深，重插轻提，提插幅度小，频率慢，操作时间短；泻法是针刺得气后，先深后浅，轻插重提，提插幅度大，频率快，操作时间长。

（2）捻转补泻　补法是针刺得气后，捻转角度小，用力轻，频率慢，操作时间短并结合拇指向前（左转用力）、食指向后的操作；泻法是针刺得气后，捻转角度大，用力重，频率快，操作时间长并结合食指向前（右转用力）、拇指向后的操作。

（3）迎随补泻　迎随意指逆顺，即"随而济之"为补法，"迎而夺之"为泻法。补法是进针时针尖顺着经脉循行的方向刺入；泻法是进针时针尖逆着经脉循行的方向刺入。

（4）呼吸补泻　补法是患者呼气时进针，吸气时出针；泻法是患者吸气时进针，呼气时出针。

（5）开阖补泻　补法是出针后迅速按压针孔；泻法是出针时摇大针孔而不立即按压。

（6）徐疾补泻　补法是进针时徐徐刺入到一定深度，少捻转，疾速出针；反之，泻法是进针时疾速刺入应刺深度，多捻转，徐徐出针。

（7）平补平泻　是指针刺得气后施以均匀的提插捻转的手法。

以上针刺补泻手法，临床上既可单独使用，也可结合使用。其中以平补平泻法最为常用，临床还需要根据具体情况灵活运用。

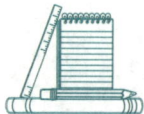

表 4-3　单式补泻手法

手法名称	补法	泻法
提插补泻	先浅后深，重插轻提，幅度小，频率慢，时间短，以下插为主	先深后浅，轻插重提，幅度大，频率快，时间长，以上提为主
捻转补泻	捻转角度小，用力轻，频率慢，时间短，大指向前，食指向后	捻转角度大，用力重，频率快，时间长，大指向后，食指向前
迎随补泻	针尖顺经脉循行方向进针	针尖迎经脉循行方向进针
呼吸补泻	呼气时进针，吸气时出针	吸气时进针，呼气时出针
开阖补泻	出针后按压针孔	出针后不按压针孔，或摇大针孔
徐疾补泻	进针慢，出针快	进针快，出针慢
平补平泻	进针得气后，均匀地提插捻转	

2. 复式补泻手法　临床常用的有烧山火、透天凉两种方法。

（1）烧山火　将针刺入腧穴应刺深度的上 1/3（天部），得气后行捻转补法（或紧按慢提九数），按此操作方法，依次将针刺入中 1/3（人部）和下 1/3（地部），再慢慢地将针提到上 1/3。如此反复操作，以针下有热感为度，即将针紧按至地部留针。在此操作过程中，也可配合呼吸补泻法中的补法。烧山火多用于治疗冷痹顽麻、虚寒性疾病等。

（2）透天凉　将针刺入腧穴应刺深度的下 1/3（地部），得气后行捻转泻法（或紧提慢插六数），按此操作方法，将针紧提至中 1/3（人部）和上 1/3（天部），再将针缓慢地按至下 1/3。如此反复操作，以针下有凉感为度，将针紧提至天部留针。在此操作过程中，也可配合呼吸补泻法中的泻法。透天凉多用于治疗热痹、急性痈肿等实热性疾病。

3. 影响针刺补泻效果的因素　针刺补泻的效果与机体功能状态有着密不可分的联系，同时与所取腧穴的性能和针刺手法也有密切关系。

（1）机体状态　人体在不同的病理状态下，针刺可以产生不同的调节作用，其补泻效果也不同。当机体处于虚弱状态呈虚证时，针刺可以起到补虚的作用；若机体处于邪盛状态而表现为实证、热证、血瘀证等情况下，针刺又可以起到清热启闭的泻实作用。又如胃肠痉挛疼痛时，针刺不仅可以止痉而使疼痛缓解；同样胃肠蠕动缓慢而呈弛缓时，针刺又可以增强胃肠蠕动而使其功能恢复正常。由此可见针刺补虚泻实的效果，与机体正气的盛衰，即机能状态有着密切关系。

（2）腧穴特性　腧穴的功能既有其普遍性，有些腧穴又具有相对的特异性。例如关元、气海、足三里等穴具有强壮作用，多用于补虚；而水沟、曲池、十宣等具有清热、开窍的泻邪作用，多用于泻实。由此可见，针刺补泻的效果与腧穴的特性也有密切关系。

（3）补泻手法　补泻手法是对机体不同虚实状态进行治疗的主要手段，也是取得不同效果的重要环节，补泻手法操作是否准确得当，直接会影响到针刺补泻效果。为此，古今针灸医家在长期的医疗实践中创造和总结了许多针刺补泻手法，如上所述的单式、复式补泻手法，恰当运用于临床就能取得满意的补泻效果。

（七）留针与出针

1. 留针　指将毫针刺入腧穴并施行手法后留置于腧穴内。临床可根据病情而自定留针时间的长短，一般留针时间为 15～30 分钟。对一些慢性、顽固性、疼痛性、痉挛性的特殊病证，可适当增加留针时间，有时甚至可达数小时。在留针期间可间歇性行针。

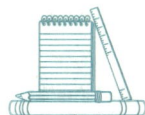

2. 出针　针留置一定时间后，医者感觉针下轻滑，即可出针。若针下仍然沉紧者，则可稍微向上提针，待针下轻滑时再出针。出针时，押手持消毒干棉球按压在针刺腧穴一旁，刺手持针柄，将针缓慢退至皮肤下，略停片刻后，迅疾出针，随后押手用消毒干棉球按压针孔，以防出血。出针之后，应检查核对针数，防止遗漏，同时应询问患者针刺后有无不适感，并注意有无晕针延迟反应现象。

五、施术间隔时间与疗程

针刺施术，可每日或隔日1次。临床上对大多数的病证，尤其是慢性病证，一般以10～15日为1个疗程，1个疗程结束后，休息3～5日，再进行下1个疗程的治疗。同时应注意，疗程的设置应根据病证治疗期间疗效的高低及患者对针刺的耐受性来确定。对于急性病证一般无疗程可言，如急性咽喉肿痛、急性胃痛，可以每日针灸1次或数次，直至病愈。

六、针刺异常情况的处理及预防

针刺治病，虽然较安全，若针刺手法使用不当，或犯针刺禁忌，或操作不慎，或疏忽大意，或对人体解剖部位缺乏全面的认识了解等，都有可能会出现一些不应有的异常情况。一旦发生，应立即妥善处理。

（一）晕针

晕针是指患者在针刺过程中发生晕厥的现象。这是在针刺过程中极为常见的一种意外情况。

1. 原因　患者由于精神紧张，或体质虚弱，或过度劳累、饥饿，或大汗、大泻、大失血之后，或体位不适，或手法过重，或选穴过多等，均可导致针刺时或在留针过程中发生晕针现象。

2. 表现　患者突然出现精神疲倦、头晕目眩、面色苍白、心慌气短、冷汗出、血压下降、脉象沉细，严重者会出现神志昏迷、四肢厥冷、仆倒在地、唇甲青紫、二便失禁、脉微细欲绝。

3. 处理　立即停止针刺，将所刺之针全部迅速起出，将患者平卧，呈头低脚高位，并松开衣带，注意保暖。轻者安静仰卧片刻，给予热糖水或温开水饮之，一般即可逐渐恢复；重者在上述处理的基础上，可选刺水沟、素髎、百会、内关、合谷、关元、涌泉、足三里等穴，亦可灸百会、气海、关元等穴，即可恢复。若仍不省人事、呼吸微弱、脉细弱者，可考虑配合其他治疗或采用急救措施。

4. 预防　初次接受针灸治疗和精神紧张者，应先做好解释工作，以消除患者疑虑；体质较弱的患者，尽量采取卧位，并选择患者感觉舒适自然且能持久的体位进行针刺，同时取穴不宜过多，手法不宜过重；对于饥饿、过度疲劳者，应待其进食、体力恢复后再行针刺。医者在施术过程中，应全神贯注，集中思想，密切观察患者的神态变化，随时询问其感觉。

（二）滞针

滞针是指在行针或出针时医者感觉针下涩滞，捻转或提插及出针均感困难，而患者则感觉疼痛的现象。

1. 原因　患者精神过于紧张，或当针刺入腧穴后，患者局部肌肉强烈收缩，或因疼痛改变体位，或医者行针手法不当，或单一方向捻针，以致肌肉纤维缠绕针体而成滞针。若留针时间过长，有时也可出现滞针现象。

2. 表现　针在体内，捻转不动，提插、出针均感困难，若勉强捻转、提插，患者痛不可忍。

3. 处理　若因患者精神紧张，或肌肉痉挛而引起的滞针，可嘱其精神放松，同时医者用手

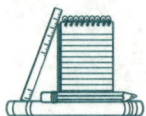

指在滞针邻近部位做循按动作，或弹动针柄，或在附近再刺一针，以宣散气血，从而缓解肌肉痉挛。若因单向捻转而致者，向相反方向将针捻回即可。

4. 预防　对于初诊患者及精神紧张者，要做好解释工作，消除患者顾虑。行针时手法宜轻巧，捻转角度不宜过大，切不可单方向捻针。

（三）弯针

弯针是指在进针时或将针刺入腧穴后，针身在体内弯曲的现象。

1. 原因　医者进针时的手法不熟练，用力过猛过速；针柄受外力碰击；患者体位不适，在留针时不自主地改变了体位；针下碰到较坚硬组织；滞针处理不当。

2. 表现　针柄改变了进针或刺入留针时的方向和角度，伴见提插、捻转和出针困难，而患者感到疼痛。

3. 处理　发生弯针后，禁止再行提插、捻转等手法。如系轻度弯曲，可按一般出针法，顺势将针慢慢地退出。若针身弯曲较大，应注意弯曲的方向，顺着弯曲方向徐徐将针退出。如弯曲不止一处，须视针柄扭转倾斜的方向，逐渐分段分次将针退出。切勿急拔猛抽，以防断针，造成伤害。如患者系体位改变，则应嘱患者慢慢恢复原来体位，使局部肌肉放松，再行退针。

4. 预防　要求医者施术手法熟练，指力轻巧，进针时避免用力过猛、过速。患者的体位要舒适，留针期间嘱其不得随意变动体位。针刺部位和针柄不得受外物碰压。

（四）断针

断针是指针体折断在患者体内的现象。又称折针。

1. 原因　针具质量欠佳及针身或针根有剥蚀损伤，或术前失于检查修理；针刺时将针身全部刺入，行针时又大力提插、捻转，以致肌肉强力收缩；留针时患者随意改变体位；遇弯针、滞针情况未及时正确地处理，并强力抽拔；外物碰压。

2. 表现　行针时或出针后发现针身折断，或部分针体浮露于皮肤之外，或全部没于皮肤之下。

3. 处理　发生断针后，医者应镇静处理，不能惊慌失措，并嘱患者保持原有体位，切忌随意活动，以防残端进一步向皮肤深层陷入。若折断处针体尚有部分露于皮肤之外，可用镊子等器械钳出；若折断针身的残端与皮肤相平或稍低，而尚可见到残端时，医者可用左手拇、食两指在针旁按压局部皮肤，使残端露出皮肤之外，随即用右手持镊子等器械将针拔出；若折断部分全部陷入皮下，则须在 X 线下定位，施行外科手术取出。

4. 预防　针刺前必须认真、仔细检查针具，对不符合要求的针具要剔除禁用；选针时长度必须比准备刺入的深度长一些，且针刺时切勿将针全部刺入，应留部分在体外，同时避免过强、过猛的行针。在进针、行针过程中，如发现弯针时，应立即出针，不可强行将针刺入。对滞针和弯针应及时处理，不可强行硬拔，从而造成断针。

（五）血肿

血肿是指针刺部位出现皮下出血而引起肿痛的现象。

1. 原因　针尖弯曲带钩，或针尖过于锋利，使皮肉受损，或刺伤血管，或出针时未按压针孔。

2. 表现　出针后，针刺部位有血液流出，或局部出现肿胀疼痛，继则皮肤呈现青紫色。

3. 处理　若出针后针刺部位有出血，可用消毒干棉球压迫止血。微量的皮下出血而出现局部小块青紫，一般不必处理，数日即可自行消退；若局部肿胀疼痛较剧，青紫面积大而且影响到活动功能时，可先行冷敷止血，24 小时后再行热敷促使局部瘀血消散吸收。

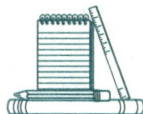

4.预防 仔细检查针具，熟悉并掌握人体解剖部位，进针时避开血管针刺。针刺时手法不宜过重，切忌强力捣针，并嘱患者不可随意变动体位。出针时立即用消毒干棉球揉按压迫针孔即可避免。

（六）重要脏器损伤

针刺过程中，由于对解剖部位不熟悉、针刺手法使用不当，有时会损伤重要脏器，严重者甚至造成死亡。

1.原因 对解剖部位不熟悉、针刺手法使用不当，如针刺胸部、背部、锁骨附近和肩井等穴时，进针过深、反复提插捻转，或留针过程中针尖划破肺脏，使空气进入胸膜腔内，从而造成气胸；针刺胸部、腹部腧穴时，在相应脏器部位（心、肝、脾、肾等），针刺过深，手法使用不正确；内脏有病变（如肝脾肿大等）也会造成内脏出血。

2.表现 损伤不同脏器，会出现不同的表现。损伤肺脏出现气胸，表现为针刺后出现胸痛、胸闷、心慌、呼吸不畅，严重者呼吸困难、心跳加速、发绀、出汗、虚脱、血压下降、休克等。症状的轻重与漏入胸膜腔的气体多少和气胸性质密切相关，进入的气体越多则症状越重，若为张力性气胸，气体随呼吸逐渐进入胸膜腔，症状逐渐加重，有时可很快造成死亡。有的病例，针刺当时并无明显异常现象，隔数小时后，才逐渐出现胸痛、胸闷、呼吸困难等症状，对此应及时采取治疗措施。若刺伤肝、脾造成出血，可见肝区、脾区疼痛，有时向背部放射。刺伤肾脏造成出血，可见腰痛、肾区压痛及叩击痛，并可见血尿。各内脏器官的出血，严重时均可导致血压下降，引起休克，如抢救不及时则可能造成死亡。

3.处理 气胸，如进入胸膜腔的气体不多，症状较轻，而且创口已闭合者，一般可待其自行吸收，患者取半卧位休息，并给予对症处理；若进入胸膜腔的气体较多，症状严重时，应及时对应处理，如胸腔穿刺抽气减压等治疗和抢救。若为其他内脏损伤出血，损伤较轻、症状较轻、出血量少者，一般经卧床休息，均可自愈；若有明显出血征象，应密切观察病情、血压的变化，同时使用止血药、局部冷敷、压迫止血等；若病情严重且有明显腹膜刺激征，血压下降，甚至休克时，应立即采取急救措施，包括外科手术等。

4.预防 为了避免针刺时损伤脏器组织，医者首先应集中精神，并要熟悉腧穴的解剖，掌握各个腧穴深层有何重要脏器，针刺的深度、角度、方向与脏器、组织之间的关系；其次是针刺前应详细检查患者有无内脏器官肿大、尿潴留等病理改变，以便能更好地掌握针刺的角度、方向、深度；另外，在针刺背部、胁肋部、胸腹部腧穴时，尤其是剑突下、两胁、肾区的腧穴，一般不宜直刺、深刺，而应严格按应刺深度、角度操作，并根据患者体形的胖瘦、年龄的大小及脏器的病理改变等情况而灵活掌握。对那些进食过饱、有肠胀气、尿潴留的患者，其相应部位也不宜深刺。

（七）针刺后局部遗留不适感

针刺后局部遗留不适感是指毫针出针后在针刺局部遗留酸胀、沉重、疼痛、麻木等感觉的现象。

1.原因 手法过重，留针时间过短，或第一次接触针刺情绪紧张。

2.表现 出针后，局部遗留酸痛、胀痛、麻木等不适感。

3.处理 对于针刺局部不适感一般情况下不用处理，时间稍长便会自然消失；不适感稍重者可用手在局部上下按揉，或用毛巾热敷，或用艾条温灸，即可改善或者消失。

4.预防 做好思想解释工作，安定情绪，初次针刺者手法不宜过重，留针时间不宜过短，出针以后可以做针刺部位上下循按，或针刺部位按揉，避免出现不适感。

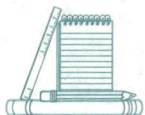

七、注意事项

1. 特殊生理状态

（1）饮食与精神和体质　饥饿、饱食、醉酒、大怒、大惊、精神紧张者，不宜立即进行针刺；体质虚弱、气虚血亏、过度疲劳者，针刺时针感不宜过强，手法不宜过重，尽量选用卧位进行治疗。

（2）妊娠妇女　孕妇腹部、腰骶部及三阴交、合谷、肩井、昆仑、至阴等处应予禁刺。

（3）小儿　小儿囟门未闭合时，头顶部的腧穴不宜针刺。

2. 重要部位腧穴

（1）颈项和眼区腧穴　针刺颈项和眼区腧穴，必须严格掌握针刺的角度、深度，同时不宜大幅度提插捻转和长时间留针，以防刺伤延髓和眼球；对眼周等容易出血的部位，出针后应当用消毒干棉球按压针孔，按压力量适度，切忌按揉，以免出血。

（2）胸、背、腋、胁、缺盆等部位腧穴　针刺胸、背、腋、胁、缺盆等部位腧穴时禁止直刺、深刺，以免伤及心、肺等脏器，尤其对肺气肿患者，更需谨慎，以防止发生气胸。因此，医者在进行针刺治疗过程中，精神必须高度集中，令患者选择舒适体位，严格掌握进针的深度、角度，以防止意外事故的发生。

（3）两胁及肾区腧穴　针刺两胁及肾区腧穴时，禁止直刺和深刺，以防刺伤肝、脾、肾脏，尤其对有肝脾肿大的患者，更应该注意。

（4）腹部腧穴　对于胃溃疡、肠粘连、肠梗阻患者的腹部和尿潴留患者的耻骨联合区，在针刺位于小腹部的腧穴时，应严格掌握针刺方向、角度、深度等，以免误伤肠道、膀胱等内部器官。

（5）项背部腧穴　针刺风府、哑门以及背部正中线第1腰椎以上的腧穴，进针时严格掌握针刺的角度及深度，同时不宜大幅度提插、捻转和长时间留针，以免伤及重要组织器官；针刺这些部位的腧穴时，进针时宜徐缓，并随时询问患者，若针到一定的深度，患者出现触电感向四肢或全身放射时，应立即退针，切忌捣针，防止发生严重后果。

3. 不宜针刺的疾病　出血性疾病，皮肤有感染、溃疡、瘢痕或肿瘤，凝血机能障碍等。

4. 针刺顺序　进针时一般是先上后下、先阳后阴；出针时一般是先下后上、先阴后阳。针刺顺序并不是固定不变，在临床可根据病证和治疗需要灵活掌握。

知识链接

针刺中还应注意的事项

1. 使用过的一次性毫针投放于锐器污物桶或锐器污物盒内；若为重复使用的毫针，参照毫针检修与保藏处理。

2. 施术过程中，若某些刺法需要触及针体时，必须用消毒棉球作间隔物，医者手指或其他物品不能直接触及针体。

3. 行针时，提插幅度与捻转角度的大小、频率的快慢、时间的长短等，应根据患者的具体情况和医者需要达到的目的灵活掌握。

针刺治病，虽然较安全，若针刺手法使用不当，或犯针刺禁忌，或操作不慎，或疏忽大意，或对人体解剖部位缺乏全面的认识了解等，都有可能会出现一些不应有的异常情况，一旦发生，应立即妥善处理。

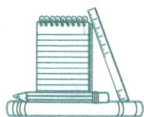

复习思考

1. 简述针刺体位与消毒。
2. 双手进针法有几种？如何操作？
3. 简述得气的概念及临床意义。
4. 简述捻转补泻、提插补泻及平补平泻的操作。
5. 简述特殊生理状态的针刺注意事项。

项目二　艾灸法

　　艾灸法是以艾绒或以艾绒为主要成分制成的灸材，点燃后悬置或放置在穴位或病变部位，进行烧灼、温熨，借艾火的热力以及药物的作用，达到防治疾病和保健目的的一种外治方法。古称"灸焫"。《医学入门·针灸》曰："药之不及，针之不到，必须灸之。"说明艾灸在防治疾病方面有独特的疗效，并能弥补针刺和药物某些方面之不足。

一、艾灸常识

　　1. 艾灸材料　施灸的材料很多，但古今皆以艾绒（艾叶经加工制成的淡黄色细软绒状物）为主。艾绒的特点：易燃烧，火力温和持久；制备简单、价廉物美、易于贮藏备用；洗、熏、服用皆可；善通十二经脉及奇经八脉。

　　2. 艾灸分类　艾灸一般分为艾炷灸法、艾条灸法、温针灸法、温灸器灸法等。临床另有非艾灸法，如灯火灸、天灸等。常用的艾灸分类见图4-25。

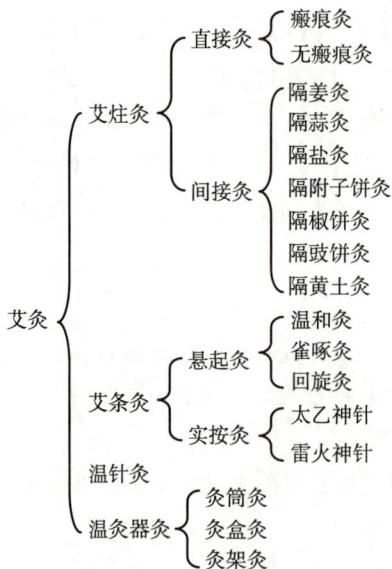

图4-25　常用艾灸分类

3. 艾灸作用

　　（1）温经散寒　《素问·异法方宜论》曰："北方者，天地所闭藏之域也，其地高陵居，风寒冰冽，其民乐野处而乳食，脏寒生满病，其治宜灸焫。"可见灸法具有温经散寒的功效。临床上

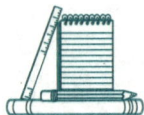

用以治疗寒邪所致经络痹阻、寒凝血滞之证和阳虚诸证，如寒湿痹痛、胃脘痛、腹冷痛、久泻、久痢、痛经、经闭等。

（2）扶阳固脱 阳气衰则阴气盛，阴盛则为寒、为厥，甚则阳亡而成脱证。此时施以艾灸，常可起到回阳救逆、扶阳固脱的作用。临床常用于脱证，或中气不足、阳气下陷而引起的遗尿、脱肛、阴挺、崩漏、带下、胎动不安、痰饮等证。

（3）消肿散结 艾灸能通调气机，有消肿散结的作用，所以临床常用于气血凝滞之证，如疮痈初起、瘰疬、瘿瘤、跌打损伤等证。

（4）行气活血 气为血帅，血为气母，血随气行，气滞则血瘀，气停则血凝。血得温则行，得寒则凝。《灵枢·刺节真邪》则言："脉中之血，凝而留止，弗之火调，弗能取之。""血脉凝结，坚搏不往来者……火气已通，血脉乃行。"可见艾灸具有行气活血的作用，常用于气滞血瘀之胸痛、胃痛、胁痛、腹痛、腰腿痛、痛经等证。

（5）防病保健 无病自灸，可以激发人体的正气，增强抗病的能力，使人精力充沛、长寿不衰。《扁鹊心书》曰："人于无病时，常灸关元、气海、命门、中脘，虽未得长生，亦可保百余年寿矣。"《千金要方》曰："凡入吴蜀地游宦，体上常须三两处灸之，勿令疮暂瘥，则瘴疠瘟疟毒气不能着人也。"说明平时常灸大椎、关元、气海、足三里等保健腧穴，可起到防病保健的作用。

二、施术前准备

1. 灸材和辅助用具选择

（1）艾条灸 根据病证治疗需要选择合适的清艾条或药艾条，检查艾条有无霉变、潮湿，包装有无破损。

（2）艾炷灸 根据病证治疗需要选择合适的艾绒，检查艾绒有无霉变、潮湿。

（3）间接灸 根据病证治疗需要选择所用药材（间隔物），检查药材有无变质、发霉、潮湿，并适当处理成合适的大小、形状、平整度、气孔等。

（4）温灸器灸 根据病证治疗需要选择合适的温灸器，如灸架、灸筒、灸盒等。

（5）辅助用具 准备好火柴、打火机、线香、纸捻等点火工具，以及治疗盘、弯盘、镊子、灭火管等辅助用具。

2. 穴位和部位选择 根据病证治疗需要选择适当的穴位和部位。

3. 体位选择 根据病证治疗需要选择患者舒适、医者便于操作的体位。

4. 消毒 温针灸时，针具选择高压消毒后的针具，或选择一次性针具；部位或腧穴用75%乙醇棉球或碘伏棉球在针刺部位中心点向外做环形擦拭消毒，当腧穴消毒后，切忌接触污染物，以免腧穴部位被重新污染；医者双手用肥皂水清洗干净，或用75%乙醇棉球擦拭。

三、施术方法

（一）艾炷灸

艾炷是指用手工或器具将艾绒制作成小圆锥形的物体。小者如麦粒大小，中等者如半截枣核大小，大者如半截橄榄大小（图4-26）。每燃烧1个艾炷，称为1壮。灸的壮数多少一般是因人、因病、因穴而异。艾炷灸法临床分直接灸法和间接灸法两种。

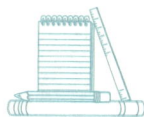

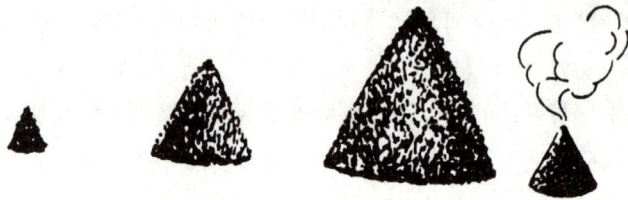

图 4-26　艾炷

1. 直接灸法　是将艾炷直接放置在穴位皮肤上施灸的一种方法，又称为明灸、着肤灸。根据灸后对皮肤刺激程度不同，又分为化脓灸法（瘢痕灸）和非化脓灸法（无瘢痕灸）两种（图4-27）。

图 4-27　直接灸

（1）化脓灸法　是将大小适宜的艾炷直接放于皮肤上进行施灸，至皮肤起疱，渐致化脓，最后形成瘢痕的一种灸法，又称为"瘢痕灸"。一般施灸前先在施术部位上涂以少量凡士林或大蒜液，以增加黏附作用和刺激作用，然后再放置艾炷。临床上应用此法需注意，由于灸后有瘢痕，故灸前必须征得患者的同意及合作。一般每壮艾炷施灸时须燃尽或待患者不能耐受时再换；每换 1 壮，即涂凡士林或大蒜汁 1 次，可灸 10 壮左右。灸毕，正常情况下施灸部位大约 1 周即可化脓，化脓时每日换药 1 次。灸疮 45 日左右愈合，结痂脱落后留下瘢痕。因其多属无菌性的，在灸疮化脓期间，不必顾虑，但局部需注意清洁，避免感染；若化脓过多，溃面不断扩大，脓液由淡稀薄变为黄绿色脓液，或疼痛流血且有臭味者为继发感染所致，可按外科常规处理方法给予处理，很快即可痊愈。但是对身体过于虚弱，或有皮肤病、糖尿病的患者不宜使用此法。临床上常用此法治疗哮喘、慢性胃肠道疾病、肺痨和瘰疬等证。

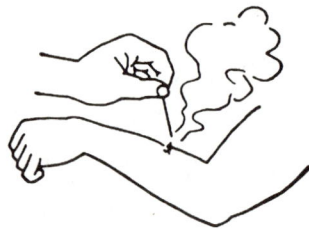

（2）非化脓灸法　即将大小适宜的艾炷直接置于相应皮肤上进行施灸，以局部皮肤潮红、灼痛为度，皮肤不起疱化脓的一种灸法，又称"无瘢痕灸"。操作时直接将艾炷放置于皮肤上，从上端点燃，当燃至 3/4 左右，患者感觉灼烫时，用镊子将艾炷移去，换炷再灸，连续灸足应灸的壮数。此法适用于慢性虚寒性疾病，如哮喘、腹痛、眩晕、慢性腹泻、风寒湿痹和皮肤疣等证。

2. 间接灸法　是指艾炷与皮肤之间衬隔物品的灸法，又称隔物灸。根据选用中药材的不同可分为不同的间接灸，如隔姜灸、隔蒜灸、隔盐灸等。间接灸既发挥了艾灸的作用，又发挥了药物的功效，同时避免艾火直接灼伤皮肤，因而具有特殊的治疗效果。

（1）隔姜灸　是将艾炷置放于姜片上施灸的方法。用鲜姜切成直径 2～3cm，厚 0.4～0.6cm 的薄片，用针在中间刺数孔，然后置于应灸的腧穴部位或患处，再将艾炷放在姜片上点燃施灸。当艾炷燃尽后，易炷再灸，直至灸完应灸的壮数。在施灸过程中，若患者感觉灼热不可忍受时，可缓慢移动姜片，或在姜片下再垫姜片，或将姜片向上稍提起。隔姜灸具有温中散寒、宣散发表、通经活络的作用。临床上适用于一切虚寒病证，如风寒痹痛、面瘫、呕吐、腹痛、腹泻、遗精、阳痿和痛经等证。

（2）隔蒜灸　是将艾炷置放于蒜片上施灸的方法。用鲜大蒜头，切成厚 0.3～0.5cm 的薄片，用针在中间穿刺数孔，然后置于应灸的腧穴或患处，再将艾炷放在蒜片上点燃施灸，待艾炷燃尽时易炷再灸，直至灸完应灸的壮数。因大蒜液对皮肤有刺激性，灸后容易起疱，若不使

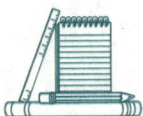

其起泡，可缓慢移动蒜片，或将蒜片向上稍提起，或将蒜片捣成泥，敷于局部，在蒜泥上置艾炷灸。隔蒜灸具有消肿化结、拔毒止痛、杀虫的作用。临床多用于治疗瘰疬、肺痨、疮疡未溃之时、腹中积块、虫蛇咬伤等。此外，尚有长蛇灸，即自大椎穴到腰俞穴铺敷一层蒜泥再施灸，用于治疗虚劳、顽痹等证。

（3）隔盐灸　是将艾炷置放于盐上施灸的方法。用纯净的食盐填敷于脐部，或于盐上再置一薄姜片，上置大艾炷施灸。当艾炷燃尽后，易炷再灸，直至灸完应灸的壮数。隔盐灸有回阳、固脱、散寒、救逆的作用。但需连续施灸，至脉起、肢温、证候改善为止。临床多用于治疗伤寒阴证、急性寒性腹痛、吐泻、虚脱、中风脱证等。

（4）隔附子饼灸　是将艾炷置放于附子饼上施灸的方法。将附子研成细末，以酒或水调和制成直径 0.2～0.3cm，厚 0.5～0.8cm 的薄饼，中间用针穿刺数孔，放在应灸腧穴或患处，上置艾炷施灸，当艾炷燃尽后，易炷再灸，直至灸完应灸的壮数。隔附子饼灸有温肾壮阳、消坚散结的作用。临床多用于治疗各种阳虚、命门火衰而致的阳痿、遗精、早泄和疮疡久溃不敛的病证。

（5）隔椒饼灸　灸将艾炷置放于椒饼上施灸的方法。用白胡椒末加面粉和水，制成直径 0.2～0.3cm，厚 0.5～0.8cm 的薄饼，饼的中心放置药末（丁香、肉桂、人工麝香等）少许，放在应灸腧穴或患处，上置艾炷施灸，当艾炷燃尽后，易炷再灸，直至灸完应灸的壮数。本法多用于风湿痹痛、局部麻木等病证。

（6）隔豉饼灸　是将艾炷置放于豉饼上施灸的方法。将淡豆豉末用黄酒调和后，制成直径 0.2～0.3cm，厚 0.5～0.8cm 的薄饼，中间用针穿刺数孔，放在应灸腧穴或患处，上置艾炷施灸，当艾炷燃尽后，易炷再灸，直至灸完应灸的壮数。多用于痈疽发背初起或溃后久不收口等。

（7）隔黄土灸　是将艾炷置放于黄土上施灸的方法。将黄土用水调和，制成直径 0.2～0.3cm，厚 0.5～0.8cm 的薄饼，放在应灸腧穴或患处，上置艾炷施灸，当艾炷燃尽后，易炷再灸，直至灸完应灸的壮数。多用于发背疔疮初起、白癣、湿疹等。

（二）艾条灸

艾条灸是将艾条一端点燃，对准应灸腧穴或患处施灸的一种方法，又称为艾卷灸。艾条灸一般分为悬起灸和实按灸两种。

艾条是用艾绒为主要成分卷成的长 26cm，直径约 1.5cm 的圆柱形长条。现今常用的艾条主要有四种。①清艾条：取纯净艾绒 20～30g，用棉皮纸等包裹卷成圆柱形长条。②药艾条：取肉桂、干姜、木香、独活、细辛、白芷、雄黄、苍术、没药、乳香、川椒各等分，研成细末，将药末 6g 混入艾绒中，用棉皮纸等包裹卷成圆柱形长条。③太乙神针：太乙神针的药物配方历代医家记载均有不同。近代常用的处方为：人参 250g，参三七 250g，山羊血 62.5g，千年健 500g，钻地风 500g，肉桂 500g，川椒 500g，乳香 500g，没药 500g，炮甲 250g，小茴香 500g，蕲艾 2000g，甘草 1000g，防风 2000g，人工麝香少许。经加工炮制后共研为末，将药末 25g 混入艾绒中，用棉皮纸等包裹卷成圆柱形长条。④雷火神针：雷火神针的药物配方历代医家记载各异。近代常用的处方为：沉香、木香、乳香、茵陈、羌活、干姜、炮甲各 9g，人工麝香少许，经加工炮制后共研为末，将药末混入 94g 艾绒中，用棉皮纸卷成圆柱形长条，外涂鸡蛋清，以桑皮纸糊 6～7 层厚，阴干勿令泄气，以备待用。

1.悬起灸　是将艾条的一端点燃悬于应灸腧穴或部位上，并与皮肤保持一定距离施灸的方法。分为温和灸、雀啄灸、回旋灸。

（1）温和灸　是将艾条燃着端对准应灸的腧穴或部位上距离皮肤 2～3cm 处施灸的方法。

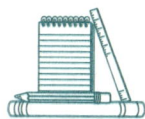

一般以灸至患者有温热舒适无灼痛的感觉、皮肤稍有红晕为度。若遇到局部感觉减退或老人、小儿、体弱者等，医者可将食、中两指张开平放在施灸部位两侧，通过医者的手指来感知患者局部受热程度，以便随时调整施灸的距离和时间，从而防止烫伤（图4-28）。

（2）雀啄灸　是将艾条燃着端对准应灸的腧穴或部位上距离皮肤2～3cm处，一起一落，一上一下，忽近忽远移动的施灸方法（图4-29）。

（3）回旋灸　是将艾条燃着端对准应灸的腧穴或部位上距离皮肤2～3cm处，平行往复回旋施灸的方法（图4-30）。

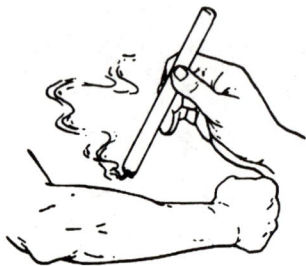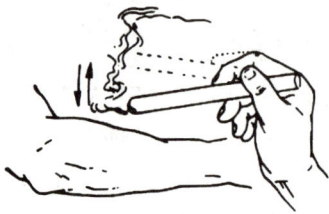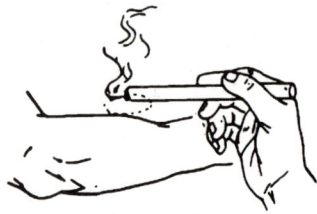

图4-28　温和灸　　　　图4-29　雀啄灸　　　　图4-30　回旋灸

2. 实按灸　在施灸部位上铺设6～8层棉纸、纱布、绸布，或棉布，将艾条燃烧的一端直接按压在施灸部位上的纸或布上，停1～2秒，使热力透达深部。一般每次（每穴）可按3～7次，待患者感觉到局部灼烫、疼痛时移开艾条和铺设的纸或布，以皮肤红晕为度。常用的有太乙神针和雷火神针两种。

（1）太乙神针　适用于治疗顽麻、风寒湿痹、痿证、半身不遂和虚寒证。

（2）雷火神针　除太乙神针适应证，还用治急性扭挫伤、寒湿气痛，如《针灸大成》曰："治闪挫诸骨间痛，及寒湿气痛而畏刺者。"

（三）温针灸

温针灸法是针刺与艾灸相结合的一种方法。适用于针刺后既需要留针，又需施灸的疾病。在针刺得气并进行适当的补泻手法后，将针留置适当的深度，在针柄顶端上用2～3g艾绒包裹成团状，或于针柄顶端插长约2cm的艾条，点燃施灸，直待艾绒或艾条燃尽冷却后，除去灰烬，将针取出。此法是一种简便易行的针灸并用的方法，其艾绒燃烧的热力可直接作用于体表和通过针身传入体内，使其发挥针和灸的双重作用，达到治疗的目的（图4-31）。应用此法时应注意防止灰火脱落烧伤皮肤。

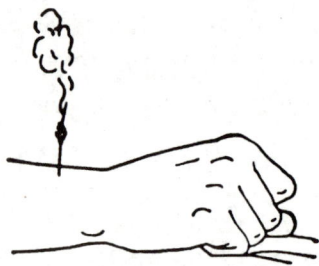

图4-31　温针灸

（四）温灸器灸

温灸器灸法是用温灸器在腧穴或患处施灸的一种方法。温灸器是一种专门用于施灸的器具，其形式多种多样，临床常用的温灸器有灸筒、灸盒、灸架等。

1. 灸筒灸　灸筒由内筒和外筒两部分组成，一般用2～5cm厚的铁片或铜片制成。内筒和外筒的底与壁均有孔，外筒上安置一手柄便于把持，并用一活动顶盖扣住，内筒安置一定的架位，使内筒和外筒的间距固定（图4-32）。操作时先取出灸筒的内筒，装入艾绒后安上外筒，点燃内筒中央部的艾绒，将灸筒放置室外，待灸筒外面热烫而艾烟较少时，盖上顶盖取回。医者在施灸腧穴或部位上隔8～10层棉布或纱布，将灸筒放置其上，以患者感觉到舒适，热力足而

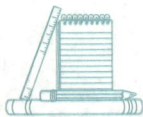

不烫伤皮肤为度；灸毕从应灸腧穴或部位移去灸筒，从内筒取出灸艾并熄灭灰烬。

2. 灸盒灸　灸盒是一种特制的木制长方形的灸具（图4-33）。灸盒下面无底，上面有一可随时取下的与灸盒外径大小相同的盒盖，灸盒内中下部距底边4～6cm安装一块。操作时将灸盒放置于应灸部位的中央，点燃艾段或艾绒后，置放于灸盒内中下部的铁窗纱上，盖上盒盖。以灸至患者感觉温热舒适，局部无灼痛、皮肤稍有红晕为度。如患者感到灼烫，可掀开盒盖或抬起灸盒，如此反复施灸，直至达到应灸量。灸毕从应灸腧穴或部位移去灸盒，从灸盒内取出灸艾并熄灭灰烬。

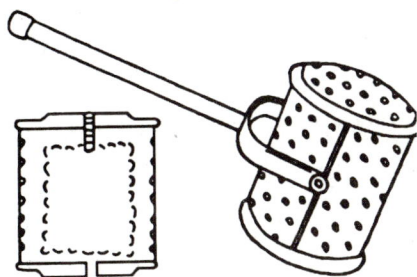

图4-32　灸筒

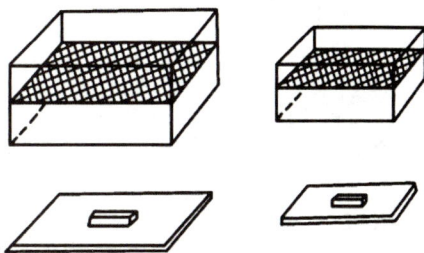

图4-33　灸盒

3. 灸架灸　灸架是一种特制的圆桶形塑料灸具，四面镂空，顶部中间有一放置和固定艾条的圆孔，灸架内中下部距底边3～4cm安装铁窗纱一块。灸架两边有一底袢，另有一根橡皮带和一灭火管。操作时将点燃艾条插入灸架顶孔中，再将灸架放置在应灸腧穴或患处，用橡皮带套在灸架两边的底袢上以固定。医者可升降调节插入顶孔中艾条的高度以调节艾灸的温度，以患者感觉到温热略烫并可耐受为度。灸毕移去灸架，取出剩余艾条插入灭火管中熄灭。

四、施灸后的处理及艾灸量学要素

（一）施灸后的处理

1. 施灸后的一般处理　施灸后，局部皮肤出现微红、灼热，均属正常现象，无须特殊处理，短时间内即可自行消退。如由于施灸过量，时间过长，若局部出现水疱，只要不擦破皮，可任其自然吸收；若水疱较大，可用消毒毫针将水疱刺破，放出水液，或用注射器将水液抽出，再涂以甲紫，并以消毒纱布敷盖，胶布固定即可。瘢痕灸者，在灸疮化脓期间，1个月之内慎做重体力劳动，并保持清洁，防止感染。如感染者需外科处理。

2. 晕灸的处理　晕灸是指患者在接受艾灸治疗过程中发生晕厥的现象。表现为突然出现头晕目眩、面色苍白、恶心呕吐、汗出、心慌、四肢发凉、脉沉细微弱、血压下降，重者神志昏迷、跌仆倒地、唇甲青紫、二便失禁、大汗、四肢厥逆、脉微欲绝。一旦发生晕灸，立即停止艾灸，使患者头低脚高位平卧，注意保暖，轻者一般休息片刻，或饮温开水后便可恢复，重者掐人中、内关、足三里即可恢复，严重时应按晕厥处理。

（二）艾灸量学要素

1. 艾灸量　艾灸量是指运用艾灸治疗时所用艾量以及局部达到的温热程度及时间。包括艾炷的大小和壮数、艾条的大小和施灸的距离、施灸时间的长短、灸疗作用持续的时间等，不同的灸量产生不同的治疗效果。艾炷灸的灸量一般以艾炷的大小和壮数的多少进行计算，炷小、壮数少则量小，炷大、壮数多则量大，每个穴位一般灸3～7壮。《扁鹊心书·窦材灸法》："凡灸大人，艾炷须如莲子，底阔三分；若灸四肢及小儿，艾炷如苍耳子大；灸头面，艾炷如麦粒

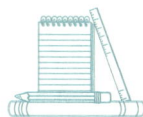

大。"艾条灸一般距离皮肤 2 ~ 3cm，以不引起灼痛为度，时间 5 ~ 10 分钟。操作时距离皮肤越近，刺激量越大；距离皮肤越远，刺激量越小；艾灸时间越短，刺激量越小；时间越长，刺激量越大。温灸器灸则以时间来计算。艾条实按灸则以熨灸的次数进行计算。在具体施术中还注意以下几种情况。

（1）部位灸量　艾灸头面部、四肢末端皮薄而多筋骨处，灸量宜小；腰腹部、肩及两股等皮厚而肌肉丰满处，灸量宜大。

（2）病情灸量　沉寒痼冷、阳气欲脱者，灸量宜大；若为外感、痈疽痹痛、久病者，灸量宜小。

（3）年龄体质灸量　体质虚弱、老年和小儿患者，灸量宜小；体质强壮、青壮年患者，灸量宜大。

2. 艾灸时间与疗程　每次施灸时间一般以 10 ~ 40 分钟为宜，5 ~ 15 次为 1 疗程，或可根据病情灵活确定。

五、适应证

艾灸的适应证很广，临床以阴证、虚证、寒证为宜。如阳痿、遗尿、脱肛、痹痛、痿症、久泻、久痢、胃痛、腹痛、冷哮、妇女气虚引起的崩漏、阴挺，男子虚羸少气、小儿疳积等；艾灸还可用于急救，如中风脱证、大汗亡阳、气虚暴脱等危急重症的救治及外科的阴疽、瘰疬、瘿瘤等。

六、注意事项

1. 施灸的先后顺序　古代医家对施灸的先后顺序有明确的规定。如《千金要方》曰："凡灸当先阳后阴……先上后下，先少后多。"《明堂灸经》曰："先灸上，后灸下；先灸少，后灸多。"临床上一般是先灸阳部、后灸阴部，先灸上部、后灸下部，壮数是先少后多，大小是先小后大。但需结合病情，灵活应用，不能拘执不变。如灸治脱肛，则应先灸长强穴以收肛，后灸百会穴以举陷。此外，施灸应注意在通风环境中进行，以利空气流动。

2. 施灸的补泻方法　对艾灸的补泻，首见于《灵枢·背腧》："气盛则泻之，虚则补之。以火补者，毋吹其火，须自灭也。以火泻者，疾吹其火，传其艾，须其火灭也。"《针灸大成》则说："以火补者，毋吹其火，须待自灭，即按其穴。以火泻者，速吹其火，开其穴也。"在临床上灸法的补泻需根据患者的情况及辨证施治的原则，结合腧穴性能，酌情运用。

3. 施灸的禁忌　对于灸法的禁忌，历来很多，但随着灸法的发展演变，古代的一些禁忌已不再是禁忌，近代施灸禁忌主要考虑病情、腧穴部位等因素。

（1）病情禁忌　①灸能壮阳，也能伤阳，所以对阴虚阳亢及邪热内炽的患者，皆不宜用灸或慎用，如肝阳头痛、中风闭证、高热神昏、抽风、阴虚咯血、吐血，或极度衰竭之人，均应慎用；②一般空腹、过饱、极度疲劳和对灸法恐惧者，应慎用。对于体弱患者，灸治时艾炷不宜过大，刺激量不可过强，以防"晕灸"，一旦发生晕灸，应及时处理。

（2）部位禁忌　①面部腧穴、乳头、大血管等处均不宜用直接灸，以免烫伤形成瘢痕，影响美观及功能。关节活动部位不适宜用化脓灸，以免化脓溃破，不易愈合，甚至形成瘢痕，影响关节功能活动。②孕妇的腹部和腰骶部不宜施灸，以免造成流产等不良后果。

（3）腧穴禁忌　古籍载禁灸腧穴有七十二处。《针灸大成》记载四十五处；《针灸集成》记载五十三处。其中少商、隐白禁灸，但现在灸少商治鼻出血、灸隐白治崩漏等，因此对古人提出的禁灸腧穴要酌情对待。

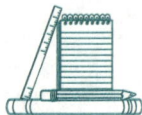

知识链接

其他灸法

其他灸法是指以艾绒以外的物品作为施灸材料的灸治方法，又称为非艾灸法。常用的有以下几种。

1. 灯火灸　灯火灸是民间沿用最久的一种简便灸法，又称灯草灸、十三元宵灸、油捻灸、神灯照。施灸时即取 10～15cm 长的灯心草或纸绳，蘸麻油或其他植物油，渍长 3～4cm，点燃起火后快速对准腧穴，瞬间接触即迅速离开，同时可听到轻微"啪"声，灯火即灭。每穴一般只灸 1 次，若无声可重复 1 次。灸时蘸油不要太多，以免油滴下烫伤患者皮肤；灸后皮肤可能会发黄，有时可起小疱，勿使其感染，这些都会自行消退或吸收。此法主要用于皮肤病、小儿疟腮、吐泻等病证。

2. 天灸　天灸是将一些具有刺激性的药物，涂敷于腧穴或患处，数时或数日后皮肤可起疱，或仅使局部充血潮红的方法，称为天灸，又称药物灸、发疱灸、敷灸。所选用药物大多是单味中药，也可是复方，其常用的有蒜泥、细辛、天南星等数十种药物。

（1）蒜泥灸　取大蒜适量，捣烂如泥状，贴敷于腧穴上，敷灸 1～3 小时，待局部皮肤发痒、发红、起疱为度。临床应用时由于所选腧穴不同，治疗效果也不相同。如敷合谷穴治疗扁桃体炎；敷涌泉穴治疗咯血、衄血；敷鱼际穴治疗喉痹等。蒜泥灸还可治虫蛇咬伤。

（2）白芥子灸　取白芥子适量，研为极细末，加水或食醋调和成糊状，贴敷于腧穴或患处，外覆油纸，胶布固定，利用其较强的刺激作用，贴敷后使其发疱，用以达到治疗目的。通常用于治疗哮喘、肺结核、关节疼痛、口眼歪斜等。

（3）斑蝥灸　取斑蝥浸于醋中，数日后取醋汁擦抹患处，以治疗顽癣。

复习思考

1. 艾灸法分几类？
2. 简述灸法的作用。
3. 简述非化脓灸、悬起灸、温针灸的操作。
4. 简述艾灸后处理。
5. 简述施灸的禁忌。
6. 什么是艾灸量？临床如何掌握艾灸量？

项目三　拔罐法

拔罐法是以罐为工具，利用燃烧、抽吸、蒸汽等方法造成罐内负压，使罐吸附于腧穴或体表的一定部位，以产生良性刺激，达到调整机体功能、防治疾病目的的外治方法。拔罐具有温经通络、行气和血、消肿止痛、祛湿逐寒的作用。此法最早以牛角当罐应用，主要用作外科吸脓排血，故又称"角法""吸筒疗法"。随着医疗实践的不断发展，制造火罐的材质已大为改观，拔罐的方法也随之改进和发展，治疗范围也有所扩大。

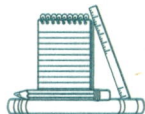

一、常用罐的种类

（一）按材质分类

不同材料制成的罐有不同的称谓。目前临床常用的有玻璃罐、竹罐、陶罐等（图4-34）。

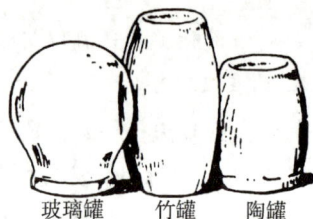

玻璃罐　竹罐　陶罐

图4-34　常用罐具

1.玻璃罐　由玻璃加工制成。形如球状，肚大口小，下端开口，口边微厚略向外翻且平滑。一般有1号、2号、3号、4号四个型号。其优点是质地透明，使用时可直接观察局部皮肤的变化，便于掌握时间。临床应用较普遍，其缺点是容易破碎损坏。

2.竹罐　用直径3～5cm，或6～8cm，或8～10cm质地坚固无损的竹子，截成6～10cm的不同长度竹筒，一端留节作底，另一端去节作罐口，用刀刮去青皮及内膜，制作成形如腰鼓的圆筒，磨光罐口，使其光滑平整。优点是取材容易，制作简单，轻巧价廉，且不易损坏，适用于药煮，临床多有采用。缺点是容易爆裂、漏气、吸附力偏小。

3.陶罐　用陶土烧制而成。罐的两端较小，中间略向外凸起，状如瓷鼓，底平，口径大小不一，罐口要光滑平整。口径小者则较短，口径大者则略长。它的特点是吸力大，缺点是质地较重，容易摔碎、损坏。

4.角罐　用牛角或羊角加工制成。

5.橡胶罐　用橡胶制作而成，其形状与玻璃罐类似。其特点是吸力大，不易摔碎损坏；缺点是不能直接观察局部皮肤的变化。

6.金属罐　用铜或铁为原料制成，分铜罐、铁罐，形状如竹罐，口径大小不一。

7.塑料罐　用塑料或以塑料为主要原料制成。

8.生物陶瓷罐　用多种氧化聚合物，配合其他辅助材料烧制成。

（二）按排气方法分类

1.抽气罐　用一种特制的罐具和一个抽气装置构成，并通过抽吸方法用来拔罐的器具（图4-35）。分为连体式和分体式两种。

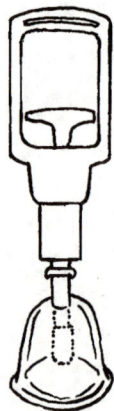

图4-35　抽气罐

2.挤气罐　分组合式和组装式两种。组合式由玻璃喇叭筒的细头端套一橡皮球囊构成；组装式是由装有开关的橡皮囊和橡皮管与玻璃或透明工程塑料罐连接而成。

3.双孔玻璃抽吸罐　外形与玻璃罐大致相同，椭圆球形。在罐的顶部两侧设有圆柱形的两个孔，一为注气孔，一为排气孔。

（三）按功能分类

1.电罐　电罐是在传统火罐的基础上发展形成。随着现代科学技术的迅猛发展，电罐已从单纯的产生负压发展到集负压、温热、磁疗、电针等综合治疗效应为一体。负压以及温度均可通过电流进行控制，并且还可以连接测压仪器，随时观察负压情况。

2.磁罐　是磁疗和罐疗相结合的一种磁疗器械。

3.药物多功能罐　罐内凹斗可放入药液或药末、药片。

4.远红外真空罐　用真空拔罐结合稀土元素制成的发热体进行拔罐。

5.HZ-Ⅲ型红外线真空治疗机　此仪器具有真空拔火罐及红外线的两种协调作用，可用于

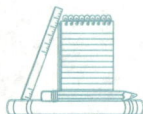

多种疾病的治疗。

6.复合罐具　罐具配用其他治疗仪而成。

二、施术前准备

1.罐具选择　根据不同病证及操作部位的不同而选择不同的罐具，要求罐体完整无碎裂，罐口内外光滑无毛糙。

2.部位选择　根据病证治疗需要选择适当的操作部位。以肌肉丰厚处为宜，常选用肩、背、腰、臀、四肢近端及腹部等。

3.体位选择　根据病证治疗需要选择患者舒适、医者便于操作的体位。

4.消毒

（1）罐具消毒　由于材质和罐具用途不同，其消毒方法也不同。玻璃罐用2000g/L的84消毒药液浸泡（消毒液每周更换2次）或75%乙醇棉球反复擦拭，对刺络拔罐或污染有血液、脓液的罐一罐一用，并用2000g/L的84消毒药液浸泡2小时（疑有乙肝病毒者浸泡10小时）；塑料罐具，可用75%乙醇棉球反复擦拭；针罐用煮沸消毒。

（2）部位消毒　一般拔罐的部位不需要消毒，应用针罐法时选用75%乙醇或碘伏进行施术部位消毒。

（3）医者消毒　医者双手用肥皂水清洗干净，应用针罐法时再用75%乙醇棉球擦拭施术手指。

三、施术方法

（一）吸拔方法

吸拔方法是指吸拔罐具的方法。

1.火吸法　是指利用火在罐内燃烧排出罐内空气，形成负压，使罐吸拔在皮肤上的方法。具体操作有三种方法。

（1）闪火法　用止血钳或镊子等夹住95%乙醇棉球，一手握持罐体，罐口朝下，将棉球点燃后立即伸入罐内摇晃数圈后快速退出，随即迅速将罐扣在应拔部位。这种方法比较安全，是最常用的拔罐方法，但应注意，操作时切勿将罐口烧热，或有燃烧着的乙醇滴落，以免烫伤皮肤（图4-36）。

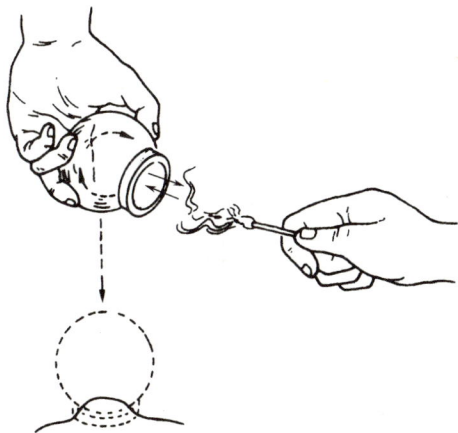

图4-36　闪火法

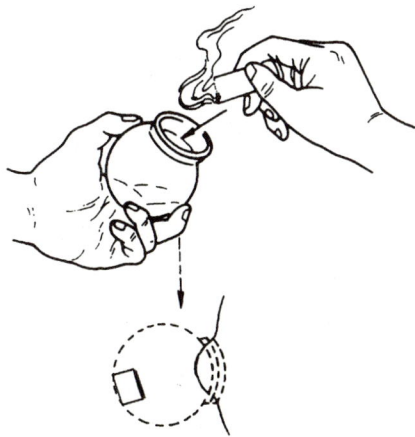

图4-37　投火法

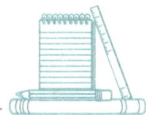

（2）贴棉法 将直径 1～2cm 的 95％ 乙醇棉球片贴于内壁，点燃后迅速将罐扣在应拔部位。这种方法须注意棉花在浸 95％ 乙醇时不宜过多，否则燃烧的乙醇有可能滴下，容易烫伤皮肤和衣物。

（3）投火法 用易燃的 95％ 乙醇棉球或纸片（纸卷）点燃后投入罐内，迅疾将罐扣在应拔部位（图 4-37）。这种方法吸附力较强，但由于罐内有燃烧物质，操作不慎时容易落下烫伤皮肤，故操作时尤须注意。

2. 水吸法 是利用热水使罐内升温，通过空气热膨胀原理，形成负压，使罐吸拔在皮肤上的方法。用水吸法操作的罐子称为水罐，多选用竹罐。具体操作有两种方法。

（1）水煮法 把竹罐放入水中或药液中煮沸 2～3 分钟后，用镊子将罐倒置（罐口朝下）夹起，立即用多层干毛巾捂住罐口片刻，以吸去罐内的水液、降低罐口温度且保持罐内热气，然后迅疾将罐扣于应拔部位，并轻按罐具 30 秒左右，使其吸拔牢固。

（2）蒸汽法 将水或药液（不要超过壶嘴）在小水壶内煮沸，至水蒸气从壶嘴或套于壶嘴的皮管内大量喷出时，立即将壶嘴或皮管插入罐内 2～3 分钟后取出，迅疾将罐扣于应拔部位。

3. 抽气吸法 将抽气罐紧扣在应拔部位皮肤上，用抽气筒将罐内的部分空气抽出，形成负压，使罐吸拔于皮肤上的方法。

其他如挤气罐、电磁罐、远红外罐、药物多功能罐等，可根据其说明书操作。

（二）应用方法

1. 单纯拔罐法

（1）闪罐 用闪火法将罐拔于应拔部位后，随即取下，再吸拔、再取下，反复吸拔至局部皮肤潮红，或以罐体底部发热为度。要求动作迅速而准确。根据病情需要也可在闪罐后留罐。

（2）留罐 将吸拔在皮肤上的罐具留置一定时间，使局部皮肤潮红，甚至皮下瘀血呈紫黑色后再将罐取下。

（3）走罐 走罐又称推罐。操作时在应拔部位涂擦少量润滑剂（常用凡士林、医用甘油、液状石蜡、润肤霜等），也可用温水或药液及鸡蛋清，同时在罐口涂上少量润滑剂。用闪火法或贴棉法将罐吸拔在应拔部位，一手按压在应拔部位周围助力，另一手握住罐体，稍用力将罐具沿着一定路线反复推拉，至走罐部位皮肤紫红为度（图 4-38）。推罐时用力要均匀，速度适中，罐口紧贴应拔部位的皮肤，防止罐具漏气脱落。

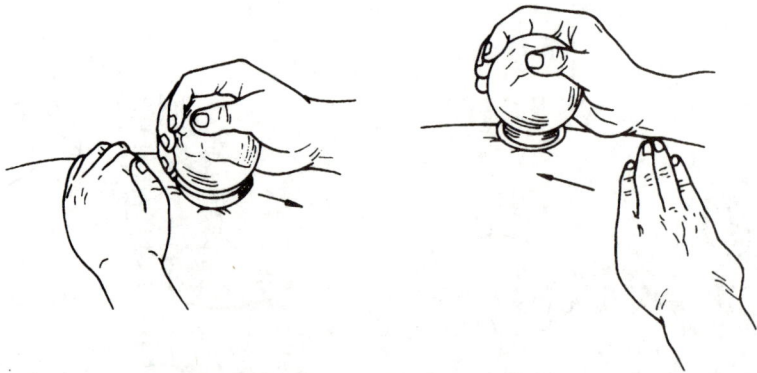

图 4-38 走罐

（4）排罐 沿着某一经脉，或某一肌束的体表位置顺序，或较大面积的病变处，成行排列吸拔多个罐具。

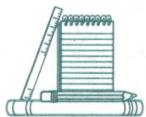

2. 针罐法

（1）留针拔罐　毫针刺法得气后留针时，以针为中心用闪火法或贴棉法拔罐，根据病情留置一定时间后起罐、起针（图4-39）。

（2）出针拔罐　出针后立即在该部拔罐，留置一定时间后起罐，然后用消毒棉球将拔罐处擦拭干净。

（3）刺络拔罐　用皮肤针、三棱针，或粗毫针等针具点刺出血，或三棱针挑治后，再进行拔罐、留罐，起罐后用消毒棉球擦净血迹。三棱针挑刺部位可用消毒敷料或创可贴覆盖。

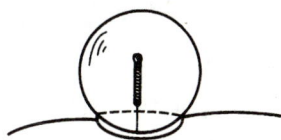

图 4-39　针罐

3. 起罐方法

（1）火罐　一手握住罐体腰底部稍倾斜，另一手拇指或食指按压在罐口边缘的皮肤，使罐口与皮肤之间产生空隙，空气进入罐内，便可将罐取下。

（2）抽气罐　提起抽气罐上方的塞帽使空气注入罐内，罐具即可脱落。也可用一般罐的起罐方法起罐。

（3）水（药）罐　若罐与吸拔部位呈水平面，先将拔罐部位调整为侧面后再起罐，以防罐内有残留水（药）液漏出。

4. 留罐时间　留罐时间应根据年龄、病情、体质等情况而定。一般留罐时间为5～20分钟，若肌肤对拔罐反应明显、皮肤薄弱，或年老体弱、儿童患者，可适当缩短留罐的时间，以防意外。

四、拔罐后的处理及间隔时间与疗程

1. 拔罐后的处理

（1）拔罐后的正常反应　拔罐处若出现点片状紫红色瘀点、瘀斑，或微热痛感，或局部发红，片刻后消失，恢复正常皮色，属于拔罐的正常反应，一般不需处理。

（2）拔罐的善后处理　起罐后用消毒棉球轻轻拭去拔罐部位紫红色罐斑上的水珠，如罐斑处感觉痛痒，不可搔抓，数日内便可消退。起罐后若出现水疱，不要擦破，任其自然吸收。如水疱过大，可用一次性注射器针头从疱底刺破，放出水液，然后用消毒敷料覆盖。如出血则用消毒棉球拭净。如皮肤破损，需要常规消毒，并用无菌敷料覆盖。如应用拔罐治疗疮痈，起罐后用消毒棉球拭净脓血，并常规处理疮口。

（3）晕罐的处理　晕罐是指患者在接受拔罐治疗过程中发生晕厥的现象。表现为突然出现头晕、胸闷、心慌、恶心欲呕、肢体发软、冷汗淋漓，甚者瞬间意识丧失等。如发生晕罐，立即起罐，使患者头低脚高位平卧，注意保暖，饮温开水或温糖水，掐人中、内关、足三里即可恢复。同时密切观察血压、心率变化，严重者中西医急救处理。

2. 拔罐间隔时间与疗程　根据患者局部皮肤颜色和病情变化决定拔罐间隔时间，一般同一部位拔罐隔日1次，慢性病证以7～10次为1疗程，两个疗程之间需间隔3～5天（或等待应拔部位罐斑痕迹消失），急性病证直至痊愈。

五、适应证

拔罐法多用于治疗风湿痹痛、腰腿痛、肩背痛、头痛、各种神经麻痹、痛经、胃痛、腹痛、腹泻、呕吐、咳嗽、感冒、咯血、哮喘、急性腰扭伤、慢性腰肌劳损、丹毒、神经性皮炎、红丝疗、毒蛇咬伤等。

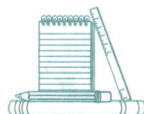

六、注意事项

1. 拔罐前需要充分暴露应拔部位皮肤，根据所拔部位的面积大小选择适当大小的罐具；骨骼凸凹不平，或毛发较多的部位以及皮肉皱纹、瘢痕等处不宜拔罐；拔罐后不宜立即全身洗浴，尤其是冷水洗浴。

2. 患者体位应舒适，局部皮肤宜舒展、松弛，嘱咐患者不要变动体位，以防罐具脱落；老年、儿童、体质虚弱者初次拔罐，留罐时间不宜长，不宜用多罐；孕妇及婴幼儿慎用。

3. 火罐、水罐操作时，动作宜轻、快、稳、准，才能使罐拔牢，吸拔有力；火罐用于燃火的乙醇棉球不可过湿，以免拔罐时滴落到患者皮肤上造成烧烫伤；燃火伸入罐内的位置，以罐口与罐底的外 1/3 与内 2/3 处为宜；水罐口不可有过多热水，防止烫伤皮肤。

4. 留针拔罐，选择罐具宜大，毫针针柄宜短，以免吸拔时罐具碰触针柄造成损伤；使用电罐、磁罐时，需要询问患者是否佩戴心脏起搏器等金属物体，若有佩戴者则禁用。

5. 拔罐过程中若出现拔罐局部疼痛，应立即减压放气或起罐；火罐、水罐起罐时，若罐吸拔力过强，切不可强行上提或硬拉或旋转提拔罐具，以免引起疼痛或造成皮肤损伤。

6. 留罐时间以 5～20 分钟为宜，留罐时间过长直到拔出水疱，容易引起皮肤感染。

7. 有下列情况之一者，禁止拔罐：皮肤高度过敏、溃疡；急性传染性皮肤病；皮肤肿瘤（肿块）部；急性严重疾病（心脏病、心力衰竭）；接触性传染病；心尖区、体表大动脉搏动处及静脉曲张处；急性外伤性骨折；中度和重度水肿部位；精神分裂症；抽搐；高度神经质及不合作者；瘰疬、疝气处及活动性肺结核；眼、耳、口、鼻等五官孔窍部；血小板减少性紫癜、白血病及血友病等出血性疾病。

复习思考

1. 简述罐的种类。

2. 简述不同材质罐的特点。

3. 火罐的吸拔方法有几种？如何操作？

4. 试述拔罐的注意事项。

项目四　三棱针法

三棱针，古称"锋针"。《灵枢·九针论》言："四曰锋针，取法于絮针，筒其身，锋其末，长一寸六分，主泻热出血。"《灵枢·九针十二原》曰："锋针者，刃三隅，以发痼疾。"《灵枢·官针》则说："病在经络痼痹者，取以锋针……络刺者，刺小络之血脉也……赞刺者，直入直出，数发针而浅之出血，是谓治痈肿也……豹纹刺，左右前后针之，中脉为故，以取经络之血者。"上述经文将三棱针的形状、作用和操作方法进行了描述，说明三棱针法是一种常用的针刺方法。三棱针法具有通经活络、开窍泻热、消肿止痛、调和气血等作用。

一、针具及持针

1. **针具**　三棱针多为不锈钢制成，其长约 6cm，针柄稍粗呈圆柱形，针身呈三棱形，针尖锋利，三面有刃（图 4-40）。

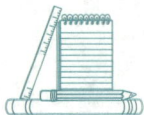

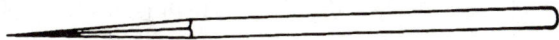

图 4-40 三棱针

2. 持针 三棱针持针如握毛笔状，一般用刺手拇、食指捏住针柄，中指腹抵住针身下端，露出针尖 0.3 ～ 0.5cm。

二、施术前准备

1. 针具选择 根据病情治疗需要和操作部位选择不同型号的三棱针。针身要光滑、无锈蚀，针尖锐利、无倒钩。

2. 部位选择 针对病情治疗需要选择适当的针刺部位。

3. 体位选择 选择患者感觉舒适、医者便于操作的体位。

4. 消毒

（1）针具消毒 选择高压消毒法。宜选择一次性三棱针。

（2）部位消毒 选用 75% 乙醇棉球或碘伏棉球进行施术部位消毒。

（3）医者消毒 医者双手用肥皂水清洗干净，再用 75% 乙醇棉球擦拭。

三、施术方法

1. 点刺法 是指用三棱针快速刺入人体特定浅表部位后快速出针的方法。点刺前，在被刺部位或其周围用揉、捏、挤、推、捋等方法，使局部充血。点刺时，用一手固定被刺部位，另一手持针，露出针尖刺入 0.3 ～ 0.5cm，对准所刺部位快速刺入并迅速出针，进针和出针时的针体应在同一轴线上。点刺后，轻轻挤压针孔周围，放出适量血液或黏液，也可辅以推挤方法增加出血量或出液量，然后用消毒干棉球按压针孔（图 4-41）。点刺要求手法宜轻、准、稳、快，不可用力过猛，防止针刺过深、创伤过大，损伤其他组织；出血量不宜过多，更不可误伤动脉。此法多用于指、趾末端的十二井、十宣等穴，耳尖、耳垂等部及头面部的攒竹、上星、太阳等穴。

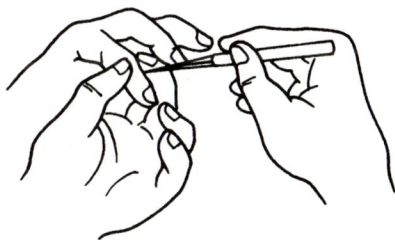

图 4-41 点刺

2. 散刺法 是用三棱针在人体特定部位施行多点点刺的方法。又称豹纹刺。散刺时，用一手固定被刺部位，另一手持针在被刺部位进行多处点刺，随后用无菌干棉球或棉签擦拭。根据病变部位大小的不同，可点刺 10 ～ 20 点以上，由病变外缘环形向中心点刺，以促使瘀血或水肿消退，达到祛瘀生新、通经活络、"菀陈则除之"的目的（图 4-42）。此法多用于局部瘀血、血肿或水肿、顽癣等。

3. 挑治法 是用三棱针刺入人体特定部位并挑破皮肤或皮下组织的方法。挑治前，用一手固定被刺部位，另一手持针在被刺部位以 15° ～ 30° 角刺入一定深度后，上挑针尖，挑破皮肤或皮下组织，随即出针，用无菌干棉球或棉签擦拭。此法多用于治疗支气管哮喘、胃痛、肩周炎、颈椎综合征、失眠、血管神经性头痛、痔疮等。

4. 刺络法 是用三棱针刺入人体特定部位的血络，放出适量血液的方法。刺络前，在被刺

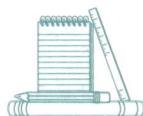

部位或其周围用揉、捏、挤、推、捋等方法，四肢部位可在被刺部位的近心端以止血带结扎，使局部充血。刺络时，用一手固定被刺部位，另一手持针，露出针尖刺入 0.3～0.5cm，对准所刺部位快速刺入并迅速出针，放出适量血量，松开止血带，立即用消毒棉球按压针孔止血；若中等量或大量出血时，用敞口器皿接血，所出血液做无害化处理。此法多用于阿是穴、曲泽、委中等穴，治疗下肢静脉曲张、急性吐泻、中暑、发热、丹毒等（图 4-43）。

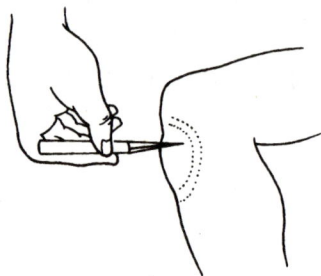

图 4-42　散刺

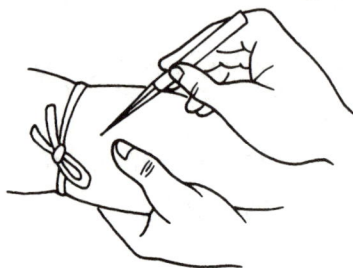

图 4-43　刺络

四、施术后的处理及出血量

1. 施术后的处理　三棱针操作后，如出血先用消毒干棉球擦拭干净，再用 75% 乙醇棉球或棉签擦拭，以保持皮肤清洁，防止感染。

2. 出血量　根据病情需要控制出血量。一般微量出血在 1mL 以下（含 1mL）；少量出血在 1～5mL（含 5mL）；中等量出血在 5～10mL（含 10.0mL）；大量出血在 10mL 以上；每次总出血量应在 50mL 以内。

五、适应证

三棱针法常用于热证、实证、瘀血、疼痛等病证。点刺法较常用于某些急症如高热、中暑、昏厥、中风闭证、急性咽喉肿痛、目赤肿痛、扭挫伤、痈疖初起；挑刺法多用于肌肉酸痛、肌腱筋膜炎、落枕等；散刺法多用于慢性病，如疳积、顽癣、痔疾、久痹、头痛、丹毒、指（趾）麻木等；刺络法则多用于急症、中毒性疾病、瘀血所致的病证等。

六、注意事项

1. 严格掌握三棱针的适应证，不可滥用，以防意外。
2. 注意无菌操作，严格消毒，防止感染。
3. 妇女怀孕和新产后慎用；患者体位要舒适，谨防晕针、晕血。
4. 体弱、贫血、低血压、精神紧张、大汗、饥饿者不宜使用。
5. 凝血机能障碍者、血管瘤部位、不明原因的肿块部位禁用。

复习思考

1. 三棱针的施术方法有几种？如何操作？
2. 简述三棱针的适应证。
3. 简述三棱针出血量的判定标准。

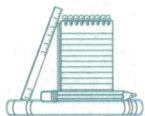

项目五　皮肤针法

皮肤针起源于古代的"毛刺""扬刺""半刺"等刺法。如《灵枢·官针》言："毛刺者，刺浮痹于皮肤也……扬刺者，正内一，旁内四，而浮之，以治寒气之博大者也……半刺者，浅内而疾发针，无针伤内，如拔毛状，以取皮气。"皮肤针具有舒筋通络、调和气血、保健美容的作用。

一、针具及持针

1.针具　皮肤针是由多支不锈钢短针集成一束，或均匀镶嵌在如莲蓬形的针盘上，固定在针柄的一端而成的针具。根据所嵌不锈钢短针的数目，分别称为梅花针（5支针）、七星针（7支针）、罗汉针（18支针）等。针尖呈松针形，针柄要坚固而有弹性。全束针平齐，防止偏斜、钩曲、锈蚀和缺损。

2.持针

（1）软柄皮肤针　针柄末端放置在掌心，拇指在上，食指在下，其余手指握拳状握住针柄末端。

（2）硬柄皮肤针　以拇指指腹和中指桡侧面夹持针柄两侧，食指放置在针柄中段的上面，无名指和小指将针柄末端固定在大小鱼际之间（图4-44）。

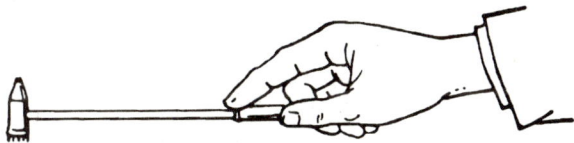

图4-44　皮肤针持针式

二、施术前准备

1.针具选择　根据病情治疗需要和操作部位的不同，选择不同类型的皮肤针。要求选择针身光滑、无锈蚀，针尖锐利、无倒钩，针柄牢固、无松动的皮肤针。

2.体位选择　选择患者感觉舒适、医者便于操作的体位。

3.部位选择　根据病证选择适当的部位。

4.消毒

（1）针具消毒　选择高压消毒法。也可选择一次性皮肤针。

（2）部位消毒　用75%乙醇或碘伏棉球进行施术部位消毒。

（3）医者消毒　医者双手用肥皂水清洗干净，或用75%乙醇棉球擦拭。

三、施术方法

1.叩刺方法　针尖平整对准叩刺部位，用腕力灵活地上下垂直叩刺，即将针尖垂直叩刺在皮肤上，用腕力把皮肤针提起，如此反复进行叩刺。要求叩刺速度要均匀、上下幅度要一致，禁止快慢不一、用力不均地乱叩。

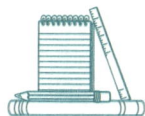

2. 刺激强度

（1）弱刺激　用较轻的腕力叩刺。以患者皮肤轻微潮红、稍有疼痛感觉为度。适用于头面部、年老体弱者、妇女、小儿，以及病属虚证、久病者。

（2）中等刺激　叩刺的腕力居于弱与重刺激之间，以局部皮肤明显潮红、微渗血、患者有疼痛感为度。

（3）强刺激　用较重的腕力叩刺，以局部皮肤明显潮红，并有出血，患者有明显疼痛感觉为度。适用于背部、臀部、压痛点及年轻体壮患者，以及病属实证、新病者。

3. 叩刺部位

（1）穴位叩刺　选取与疾病治疗相关的穴位叩刺。主要用于背俞穴、夹脊穴、某些特定穴和阳性反应点等。

（2）局部叩刺　主要用于病变局部。

（3）循经叩刺　沿着与疾病有关的经脉循行路线进行叩刺。主要用于项、背、腰、骶部的督脉和足太阳膀胱经，也可用于四肢肘、膝关节以下的三阴经、三阳经。

四、施术后的处理及间隔时间与疗程

1. 施术后的处理　皮肤针叩刺后若皮肤有出血，用消毒干棉球擦拭干净，保持皮肤清洁，以防感染。

2. 施术间隔时间与疗程　皮肤针治疗间隔时间根据病情需要而定，一般弱刺激和中等刺激，1 次 / 日或 2 次 / 日；强刺激，1 次 / 日或隔日 1 次。急性病直至痊愈，慢性病以 7 ～ 10 次为 1 疗程，疗程间隔 3 ～ 5 日。

五、适应证

皮肤针的适应范围较广，临床各科病证均可应用。如近视、视神经萎缩、急性扁桃体炎、感冒、咳嗽、慢性肠胃病、便秘、头痛、失眠、腰痛、皮神经炎、斑秃、顽癣、痛经、月经不调、带下等。

六、注意事项

1. 经常检查针具，注意针尖有无倒钩，针身是否光滑。

2. 叩刺时动作要轻捷，针尖与皮肤垂直无偏斜，避免斜刺或挑刺。

3. 局部有感染、溃疡、创伤、瘢痕者不宜叩刺。

4. 精神紧张、大汗后、劳累、饥饿者不宜用皮肤针。

5. 皮肤针治疗后，可以配合拔罐治疗。

6. 医者不要接触患者所出血液；患者出血较多时，应适当休息后再离开。

7. 急性传染性疾病患者禁用皮肤针。

8. 凝血功能障碍患者禁用皮肤针。

9. 一旦发生晕针，应立即停止叩刺，使患者呈头低脚高仰卧位，注意保暖，饮温开水或温糖水，休息片刻即可恢复；较重者掐水沟、内关、足三里等穴；严重者采取急救措施。

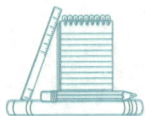

复习思考

1. 简述皮肤针的叩刺方法。

2. 简述皮肤针的刺激强度与适用范围。

项目六　皮内针法

皮内针是指用于皮内埋藏的针具。又称"埋针"。其源于古代针刺久留针的方法，如《素问·离合真邪论》就有"静以久留，以气至为故"的记载。针刺入皮肤后，固定留置一定的时间，给腧穴以长时间的刺激，可调整经络脏腑功能，达到防治疾病的目的。

一、针具

1. 颗粒型皮内针　针尾呈椭圆颗粒状，又称麦粒型皮内针。

2. 揿钉型皮内针　针尾呈环形并垂直于针身，又称图钉型皮内针（图4-45）。

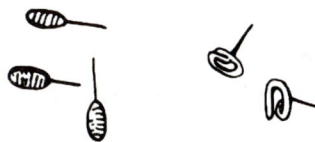

图4-45　皮内针

二、施术前准备

1. 针具选择　根据病情治疗需要和操作部位的不同选择不同类型的皮内针。要求选择针身光滑、无锈蚀，针尖锐利、无倒钩的皮内针。

2. 体位选择　选择患者感觉舒适、医者便于操作的体位。

3. 部位选择　选择便于固定又不妨碍正常活动的部位。

4. 消毒

（1）针具消毒　选择高压消毒法。现多用一次性皮内针。

（2）部位消毒　用75%乙醇或碘伏棉球进行施术部位消毒。

（3）医者消毒　医者双手用肥皂水清洗干净，或用75%乙醇棉球擦拭施术手指。

三、施术方法

1. 进针与固定

（1）颗粒型皮内针　一手将腧穴部位皮肤向两侧撑开，另一手持镊子夹持针尾平刺入腧穴皮内，在针尾下垫一医用橡皮膏，用脱敏胶布从针尾沿着针身向刺入的方向覆盖、粘贴固定。

（2）揿钉式皮内针　一手固定腧穴皮肤，另一手持镊子夹持针尾垂直刺入腧穴皮内，然后用脱敏胶布覆盖针尾、粘贴固定。

2. 出针　一手固定埋针部位的两侧皮肤，另一手取下腧穴部位粘贴的胶布，继之持镊子夹持针尾将针取出。

四、固定后的刺激及埋针时间

1. 固定后的刺激　一般每日按压胶布3～4次，每次1分钟，以患者能耐受为度，两次按压之间需间隔4小时。

2. 埋针时间　一般宜2～3日埋针1次，临床可根据当地气候、温度、湿度、患者体质等不同情况，适当进行灵活调整；同一埋针部位出针3日后才能再次埋针。

五、适应证

皮内针法临床多用于需要久留针的某些慢性顽固性疼痛性疾病和久治不愈的慢性病证，如

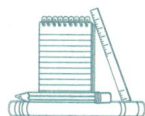

哮喘、高血压、神经性头痛、神经衰弱、腰痛、胆绞痛、痹证、面肌痉挛、痛经、产后宫缩疼痛、小儿遗尿等。

六、注意事项

1. 对初次接受本法治疗或精神紧张的患者，应做好解释工作，消除恐惧心理。

2. 针刺前必须检查针具，避免发生折针等意外事故。

3. 老人、儿童、孕妇、体弱者宜取卧位。

4. 埋针部位出现持续疼痛，应调整针的深度、方向，调整后仍然疼痛者应出针。

5. 埋针期间的局部不可着水，避免感染，一旦局部发生感染时，应立即出针，并进行抗感染处理。

6. 关节和颜面部慎用埋针。

7. 皮肤红肿、破损处，皮肤病患处禁止埋针。

8. 紫癜、瘢痕部及体表大血管部禁止埋针。

9. 孕妇下腹部、腰骶部禁止埋针。

10. 金属过敏者禁止埋针。

复习思考
1. 简述皮内针的施术方法。
2. 简述皮内针的适应证和注意事项。

项目七　穴位注射法

穴位注射法是以中西医理论为指导，根据穴位作用和药物性能，在穴位内注入药物以防治疾病的方法。

一、针具及持针

1. 针具　不同型号的一次性使用无菌注射器、一次性使用无菌注射针。

2. 持针

（1）执笔式　用拇指和食指在注射器前夹持，中指在后顶托住，犹如手持钢笔的姿势，适用于各种注射器的操作。

（2）五指握持式　用拇指与其他四指对掌握持注射器，适用于短小或粗径注射器的操作。

（3）掌握式　用拇指、中指、无名指握住注射器，食指前伸抵按针头帽，小鱼际抵住活塞；或用同样的方法握持长穿刺针头，适用于穿刺、平刺。

（4）三指握持式　拇指在内，食指、中指在外握持注射器，适用于进针后的操作。

二、进针法及进针方向

1. 进针法

（1）单手进针法　用执笔式或五指握持式握持注射器，针尖距离穴位皮肤 0.5cm，瞬间迅疾刺入皮下，此法多用于短针头的进针。

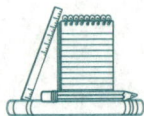

（2）舒张进针法 一手拇指、食指或食指、中指按压在穴位两侧皮肤并用力撑紧，不可使选定的穴位（注射点）移动位置，另一手持针从两指之间刺入穴位皮下。此法多用于皮肤松弛或有皱纹部位的进针，如腹部、颜面部穴位。

（3）夹持进针法 戴消毒手套或用一手拇指、食指二指捏持消毒棉球，夹住针身下端，露出针尖，另一手握持注射器，将针尖对准穴位，当接近皮肤时，双手协同用力刺入皮肤内。此法多用于长针头或皮肤致密部位的进针。

（4）提捏进针法 一手将所刺穴位两旁皮肤轻轻捏起，另一手握持注射器从捏起部位的前端刺入。此法多用于皮肉浅薄部位的进针。

2.进针方向

（1）直刺法 针体与皮肤成 90° 角刺入穴位。适用于人体大多数穴位，浅刺或深刺均可应用。

（2）斜刺法 针体与皮肤成 45° 角刺入穴位。适用于骨骼边缘和不宜深刺的穴位，有时为避开血管、肌腱及瘢痕组织选用斜刺法。

（3）横刺法 针体与皮肤成 15° 角刺入穴位，又称沿皮刺。适用于头面、胸背、腹部穴位及皮肉浅薄部的穴位。

三、施术前准备

1.针具选择 根据病情和操作部位的需要选择不同型号的一次性使用无菌注射器和一次性使用无菌注射针。

2.药物选择

（1）药物种类 常用药物包括中药和西药肌内注射剂，注射剂要符合《中华人民共和国药典》的规定。常用于注射的中药包括当归、红花、丹参、板蓝根、夏日无、徐长卿、灯盏花、肿节风、柴胡、鱼腥草、川芎等注射液；常用的西药包括 5% ～ 10% 葡萄糖注射液、0.9% 生理盐水、维生素 B_1 或维生素 B_{12} 注射液、维生素 C 注射液、2% 盐酸普鲁卡因、醋酸泼尼松龙注射液、阿托品、利舍平、卡巴克洛、麻黄素、抗生素、胎盘组织液等注射液。

（2）药物剂量 原则是一次穴位注射的用药总量要小于该药一次常规肌内注射的用量。具体用量因注入的部位和药物的种类不同而异，肌肉丰厚处用量可大，关节腔、神经根等处用量宜小，刺激性较小的药物如生理盐水、葡萄糖液等用量可大，刺激性较大的药物如乙醇及特异性药物如阿托品、抗生素等用量宜小。在一次穴位注射中各部位的每穴注射量为耳穴 0.1 ～ 0.2mL，头面部穴位 0.1 ～ 0.5mL，腹背及四肢部穴位 1 ～ 2mL，腰臀部穴位 2 ～ 5mL。

（3）药物浓度 穴位注射用药浓度为该药肌内注射的常规浓度。

（4）药物质量 药物的包装无破损，安瓿瓶身无裂缝，药液无浑浊、沉淀、变色及无霉菌。

3.体位和穴位选择 选择患者感觉舒适、医者便于操作的体位。穴位的选择根据病证治疗的需要选择相应的穴位。一是揣穴，医者用手指按压、揣摸或循切的方法探索穴位；二是爪切定位，医者用手指甲在穴位上掐按一"十"字痕，以便于准确取穴。

4.消毒

（1）部位消毒 注射区域局部用止血钳夹无菌棉球或用无菌棉签蘸取碘伏，从注射部位中心向外旋转涂擦 5cm×5cm 的区域，不留空隙。

（2）医者消毒 医者双手用肥皂水清洗干净，再用 75% 乙醇棉球擦拭。

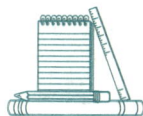

四、施术方法

1. 取药及穿刺进针

（1）取药　遵医嘱取药。按注射卡或医嘱本认真核对科别，患者姓名、性别、年龄，药物名称、浓度、剂量、有效期、用法及用药禁忌等事项。

（2）穿刺进针　选择注射器，将针头斜面与注射器刻度调到同一水平面拧紧，检查注射器是否漏气，随后将药液吸入针筒后再次核对相关事项，核对无误后，将注射器内空气排尽，根据穴位所在的部位及注射器的规格等因素选择不同的持针方式、进针方法及进针角度。注射时，医者用前臂力量带动腕部将针头迅速刺入患者穴位处皮肤。进针后通过针头体察各种不同感觉、握持注射器手指感应及患者的反应，细心分辨针头在不同组织中的刺进情况，以便随时调整进针的方向和角度等。

2. 调整得气
穴位注射的关键因素是在进针得气后推入药液。因此，当针头刺入穴位后应细心体察针下是否得气，当针尖达到预定深度后得气不明显时，可将针退至浅层，调整针刺方向再次刺入，直至出现得气现象。患者得气后如有麻木感、触电感及放射感，提示刺中神经，可退针少许。医者得气后的感觉多样，如针下弹性阻抗感，表示刺中肌鞘、筋膜层；硬性阻力感，表示刺中骨膜；落空感，表示针尖通过组织进入某种腔隙或空隙，在危险区域注射时，此感觉常提示下面可能有重要脏器，进针时要小心谨慎；致密感，表示刺中韧带；突破感，表示针尖穿过筋膜、韧带、囊壁或病灶部位，此处常是推注药物治疗的重要部位；搏动感，表示针尖位于大动脉近旁，如回抽有血则表明刺中血管，需要退针调整。

3. 注入药物
进针得气后回抽针芯，无回血、无回液时将药物注入穴位内。在注射过程中随时观察患者的反应，根据病证的治疗需要选择不同的注射方法。

（1）探寻注药法　常用于针下有危险或空隙的区域。进针到一定深度，接近危险部位时，暂停进针，变为间断式进针，待停针后推注少许药物试探阻力，若有阻力，则可再进针少许，再停针推注药物少许，反复数次，若阻力变小或突然消失，说明针尖已抵达注射部位或已绝对靠近危险部位，此时绝对不能再进针。进针到预定注射部位后，可用止血钳紧贴表皮夹持针身固定，防止注药时针身滑动刺中危险部位，同时嘱咐患者不要移动体位。间断式进针的距离不宜过大，以防直接刺入危险部位发生意外。

（2）分层注药法　将针刺入穴位或选定部位，得气后推注入大部分药液，然后退针少许，再将剩余药液推入以扩大药物的深透作用层面。要求分清主次层面，主要层面注入药液较多，次要层面则注入药液较少。

（3）快推刺激法　将针刺入穴位或选定部位，得气后快速推注药液，加大刺激量。分离粘连一般选用较粗的针，以便药液快速进入组织，增加内压。若单纯为了分离粘连，药液剂量可以酌情加大。

（4）柔和慢注法　将针刺入穴位或选定部位，得气后缓慢柔和地推注药液。

（5）退针匀注法　将针刺入穴位或选定部位，得气后推注入一定量的药液，随后在匀速缓慢退针的同时，均匀地推注药液直至浅部。做到退针和推药同步协调进行并成一条直线，保持平稳，推注药液应有连贯性，禁止时断时续的推药。

（6）透穴注药法　首先将针刺入选定穴位，随后将针尖刺抵相邻的穴位，然后推注部分药液，要求在匀速缓慢退针的同时，均匀地推注药液直至浅部。如在头面、背部、腹部操作时，多用平刺沿皮透穴，在四肢内外侧或前后侧的相对穴位间，可沿着组织间隙直透。

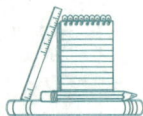

4. 出针　根据刺入的深浅选择不同的出针方法。浅刺的穴位出针，用左手持消毒棉签或消毒棉球按压在穴位旁，右手持注射器快速拔针；深刺的穴位出针，先将针退至浅层，稍待片刻后缓慢退出；若针下沉紧或滞针，则宜循经按压或轻轻拍打穴位外周皮肤以宣散气血，待针下感觉轻松后再出针，切忌用力猛拔出针；出针后若针孔溢液或出血，用消毒棉球或棉签按压针孔 0.5～2 分钟，然后贴敷医用胶布。嘱患者保持舒适体位休息 5～10 分钟，以便于观察有无不良反应出现，最后清点和整理所用物品。

5. 注射间隔时间及疗程　急性病证每日注射 1～2 次，直至痊愈；慢性病证一般每日或隔日注射 1 次；同一组穴位两次注射之间宜隔 1～3 日；疗程的设置取决于病证的性质及特点，一般以 3～10 次为 1 个疗程，疗程间相隔 5～7 日。

五、适应证

穴位注射的适应证较广泛，凡是针灸治疗的适应证大部分均可采用本法，如痹证、腰腿痛、哮喘、三叉神经痛、软组织扭挫伤等。

六、注意事项

1. 治疗前应对患者说明治疗特点和治疗时的正常反应，以期得到患者合作；初次接受治疗及年老、体弱者，选穴宜少，药物剂量应酌减。

2. 严格无菌操作，防止感染；回抽针芯有血或液体时立即出针，用消毒棉球或棉签压迫针孔 0.5～2 分钟。更换注射器和药物再进行注射。

3. 药物应在有效期内使用，注意药物的性能、药理作用、剂量、配伍禁忌、不良反应、过敏反应等情况。凡能引起过敏反应的药物，如青霉素、链霉素、普鲁卡因等，必须先做皮试，在药敏试验结束并合格的前提下使用；一般药液不宜注入关节腔、脊髓腔和血管内，否则会导致不良后果。此外，应注意避开神经干，以免损伤神经，造成严重伤害。

4. 孕妇的下腹部、腰骶部和三阴交、合谷等处，不宜用穴位注射法，以免引起流产或早产；酒后、饭后、有晕针史及强体力劳动后不宜穴位注射。

5. 眼区穴位注意进针角度和深度，不宜做提插、捻转操作；胸背部穴位注射，平刺进针，针尖斜向脊柱；下腹部穴位注射前先嘱咐患者排尿，以免刺伤膀胱。

6. 禁止将药物注入血管内；表皮破损的部位禁止穴位注射；禁针刺的穴位和部位禁止穴位注射。

复习思考
1. 穴位注射如何操作？
2. 穴位注射的适应证和注意事项有哪些？

项目八　穴位贴敷法

穴位贴敷是指在穴位上贴敷某种药物以治疗疾病的方法。常用的有助透剂（能够增加药物透皮速度或增加药物透皮量的物质）、巴布剂（以水溶性高分子材料或亲水性物质为基质与药物制成的外用贴敷剂）、赋形剂（赋予药物以适当的形态和体积的物质）等一类制剂。

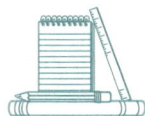

一、常用剂型

1. 膏剂

（1）软膏剂　将药物加入适宜基质中，制成容易涂布于皮肤、黏膜或创面的半固体外用制剂。

（2）硬膏剂　包括铅硬膏、橡胶硬膏、中药巴布剂。①铅硬膏：临床常用的有黑膏药、白膏药、松香膏三种。黑膏药是以食用植物油榨取药物，去渣后在高热下与红丹反应而成的铅硬膏；白膏药是以食用植物油与官粉为基质，油炸药物，去渣后与官粉反应而成的一种铅硬膏；松香膏药是用松香为基质制成的膏药。②橡胶硬膏：以橡胶为主要基质，与树脂、脂肪或类脂性物质（敷料）和药物混匀后，摊涂在其他裱褙材料上。③中药巴布剂：是以水溶性高分子化合物或亲水性物质为基质，与中药提取物制成的中药贴敷剂。

2. 丸剂　是以药物细粉或药物提取物加适宜的黏合剂或敷料制成的球形制剂。

3. 散剂　是将一种或数种药物经过粉碎、混匀而制成的粉状药剂。

4. 糊剂　将药物粉碎成细粉，或将药物按所含有效成分以渗漉法或其他方法制得浸膏，再粉碎成细粉，加入适量黏合剂或湿润剂，搅拌均匀，调成糊状。

5. 泥剂　将中药捣碎或碾成泥状物，或可添加蜜、面粉、乙醇等物以增加其黏湿度。

6. 熨贴剂　将中药研细末装布袋中贴敷穴位，或直接将药粉或湿药饼敷于穴位上，再用艾火或其他热源在所敷药物上温熨。

7. 浸膏剂　将中药粉碎后用水煎熬成膏状，用时直接将浸膏剂敷于穴位上。

8. 膜剂　将中药成分分散于成膜材料中制成膜剂或涂膜剂，用时将膜剂固定于穴位上或直接涂于穴位上成膜。

9. 饼剂　是将药粉制成圆饼形状进行贴敷的一种剂型。制备方法有两种：①将配好的各种药物粉碎、过筛混合，加入适量面粉和水搅拌后，捏成小饼形状，置于蒸笼上蒸熟，然后趁热贴敷穴位上，本法可起到药物和温热的双重刺激作用，常用于贴敷时间较长的患者。②将配好的各种药物粉碎、过筛混合，加入适量蛋清或蜂蜜等又黏腻性的赋形剂，捏成饼状进行贴敷。饼剂由于与皮肤接触面积较大，多用于脐部及阿是穴（多为病灶处或阳性反应区域）。

10. 锭剂　将药物研极细末，过细筛后加水或面糊适量制成锭形，然后烘干或晾晒干备用。用时加冷开水磨成糊状，涂布穴位上即可。锭剂多用于长期应用同一方药的慢性病证。由于锭剂使用药量较少，常选用对皮肤有一定刺激作用的药物。

11. 水（酒）渍剂　用水、酒或乙醇等溶剂浸泡中药，使用时用棉垫或纱布浸蘸敷于穴位上。

12. 鲜药剂　选用新鲜中草药捣碎或揉搓成团块状，或将药物切成片状，然后敷于穴位上即可。

二、施术前准备

1. 剂型选择　根据病情和治疗需要选择相应的药物剂型。

2. 体位和部位选择　选择患者舒适、医者便于操作的体位；根据病情选择贴敷部位。

3. 消毒

（1）部位消毒　用75%乙醇或碘伏棉签或棉球在施术部位消毒。

（2）医者消毒　医者双手用肥皂水清洗干净。

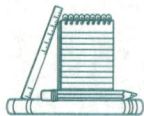

三、施术方法

1. 贴法　将已制备好的药物直接贴敷于穴位上，外覆盖医用胶布固定，或先将药物放置于医用胶布黏面正中，再贴敷于穴位上。

2. 敷法　将已制备好的药物直接涂擦于穴位上，外覆盖医用防渗水敷料贴，再用医用胶布固定；如用膜剂则将膜剂固定在穴位上或直接摊涂于穴位上成膜；如水（酒）浸渍剂，可用棉垫或纱布浸蘸，随后敷于穴位上，外覆盖医用防渗水敷料贴，再用医用胶布固定。

3. 填法　将药膏或药粉填于脐中，外覆盖纱布，再用医用胶布固定。又称敷脐疗法。

4. 熨贴法　将熨贴剂加热后立即敷于穴位上；也可先将熨贴剂贴敷穴位上，再用艾火或其他热源在药物上温熨。

四、施术后的处理及贴敷时间

1. 施术后的处理

（1）皮肤反应　穴位贴敷后皮肤可见色素沉着、潮红、微痒、烧灼感、疼痛、轻微红肿，均属于正常皮肤反应，一般无须处理。

（2）换药　贴敷部位无水疱、破溃者，用消毒干棉球或棉签蘸温水、植物油或液状石蜡清洁皮肤上的药物，擦干并消毒后再贴敷。

（3）水疱处理　小水疱一般无须处理，任其自然吸收。大水疱则用消毒针具挑破水疱底部，排尽液体，随后消毒以防感染；已破溃的水疱进行消毒处理后，覆盖无菌纱布包扎，以防感染。

2. 贴敷时间

（1）刺激性小的药物，每隔 1～3 日换药 1 次；不需要用溶剂调和的药物，可隔 5～7 日换药 1 次。

（2）刺激性大的药物，根据患者的反应和发疱程度确定贴敷时间，可数分钟或数小时不等；若需要再贴敷，必须待局部皮肤愈后再用，或选用其他穴位交替贴敷。

（3）敷脐疗法每次贴敷 3～24 小时，隔日 1 次，选用刺激性小或不发疱的药物。

（4）冬病夏治穴位贴敷，一般从每年入伏到末伏，每 7～10 日贴敷 1 次，每次贴敷 3～6 小时，连续 3 年为 1 疗程。

五、适应证

穴位贴敷的适应证较广泛，一般病证均可采用本法，如痹证、腰腿痛、咳嗽、哮喘、三叉神经痛、软组织扭挫伤、过敏性鼻炎等，尤其是慢性病证多用穴位贴敷治疗。

六、注意事项

1. 久病、体弱、消瘦或严重心肝肾功能障碍者慎用；孕妇、幼儿、颜面部、糖尿病患者慎用。

2. 对贴敷药物需要固定牢固，以防移位回火脱落；用溶剂调敷药物时，应随调配随敷用，以防溶剂挥发；用膏剂调敷，膏剂温度应低于 45℃，防止烫伤。

3. 对胶布过敏者，选用抗过敏胶布或用绷带固定贴敷药物；对残留在皮肤上的药膏，禁用刺激性物质擦洗；贴敷药物后的部位不宜着水。

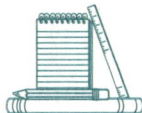

4.贴敷后如果皮肤出现范围较大、程度较重的红斑、水疱、瘙痒等情况，应立即停药，并对症处理；若出现全身皮肤过敏现象，应及时到医院就诊。

5.贴敷部位有破损、溃疡者禁用；对药物或敷料成分过敏者禁用。

复习思考

1.穴位贴敷的施术方法有哪些？

2.穴位贴敷的适应证和注意事项有哪些？

项目九　头针法

头针法是指在头皮特定部位针刺的治疗方法，又称头皮针。

一、标准线定位及主治

标准线（又称穴线）均位于头皮部位，按颅骨的解剖分额区、顶区、颞区、枕区4个区，共14条标准线。

（一）额区

1.额中线

【定位】在额部正中，前发际上下各0.5寸，即自神庭穴向下针1寸，属督脉（图4-46）。

【主治】头痛、强笑、自哭、失眠、健忘、多梦、癫狂痫、鼻病等。

2.额旁1线

【定位】在额部，额中线外侧直对目内眦角，发际上下各0.5寸，即自眉冲穴沿经向下刺1寸，属足太阳膀胱经（图4-46）。

【主治】冠心病、心绞痛、支气管哮喘、支气管炎、失眠等上焦病证。

3.额旁2线

【定位】在额部，额旁1线的外侧，直对瞳孔，发际上下各0.5寸，即自头临泣向下针1寸，属足少阳胆经（图4-46）。

【主治】急慢性胃炎、胃十二指肠溃疡、肝胆疾病等中焦病证。

4.额旁3线

【定位】在额部，额旁2线的外侧，自头维穴内侧0.75寸处，发际上下各0.5寸，位于足少阳胆经与足阳明胃经之间（图4-46）。

【主治】功能性子宫出血、阳痿、遗精、子宫脱垂、尿频、尿急等下焦病证。

（二）顶区

1.顶中线

【定位】在头顶正中线上，自百会穴向前1.5寸至前顶穴，属督脉（图4-47）。

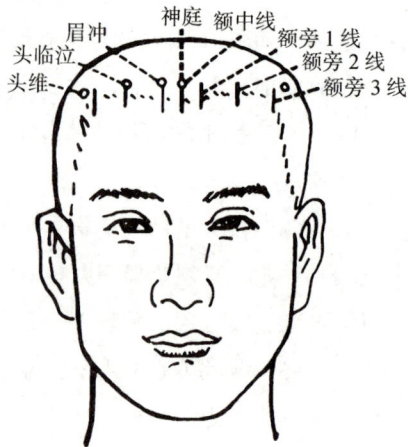

图4-46

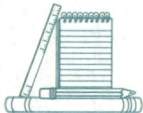

【主治】腰腿足部病证，如疼痛、麻木、瘫痪、皮层性多尿、小儿夜尿、胃下垂、脱肛、子宫脱垂、高血压、头顶痛等。

2. 顶颞前斜线

【定位】在头部侧面，从前顶穴至悬厘穴的连线。此线斜穿足太阳膀胱经、足少阳胆经（图 4-48）。

【主治】对侧肢体中枢性运动功能障碍。此线分 5 等分，上 1/5 治疗对侧下肢和躯干瘫痪；中 2/5 治疗对侧上肢瘫痪；下 2/5 治疗对侧中枢性面瘫、运动性失语、流涎、脑动脉硬化等。

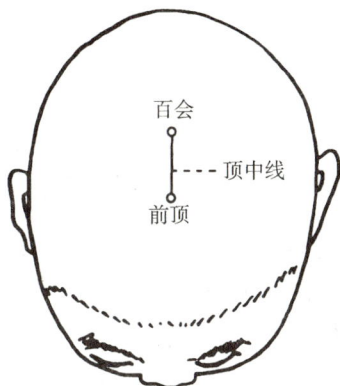

图 4-47

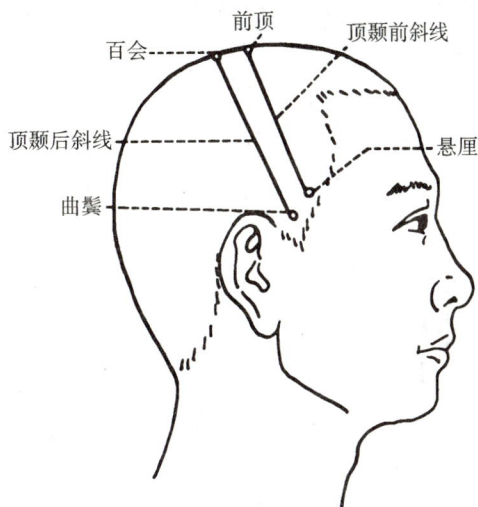

图 4-48

3. 顶颞后斜线

【定位】在头部侧面，从百会穴至曲鬓穴的连线。此线斜穿督脉、足太阳膀胱经和足少阳胆经（图 4-48）。

【主治】对侧肢体中枢性感觉障碍。将此线分 5 等分，上 1/5 治疗对侧下肢和躯干感觉异常；中 2/5 治疗对侧上肢感觉异常；下 2/5 治疗对侧头面部感觉异常。

4. 顶旁 1 线

【定位】在头顶部，顶中线左右各旁开 1.5 寸的两条平行线，自承光穴向后针 1.5 寸，属足太阳膀胱经（图 4-49）。

【主治】腰腿足病证，如疼痛、麻木、瘫痪等。

5. 顶旁 2 线

【定位】在头顶部，顶旁 1 线的外侧，两线相距 0.75 寸，距正中线 2.25 寸，自正营穴沿经向后针 1.5 寸，属足少阳胆经（图 4-49）。

【主治】肩、臂、手病证，如疼痛、麻木、瘫痪等。

（三）颞区

1. 颞前线

【定位】在头部侧面，颞部两鬓内，颔厌

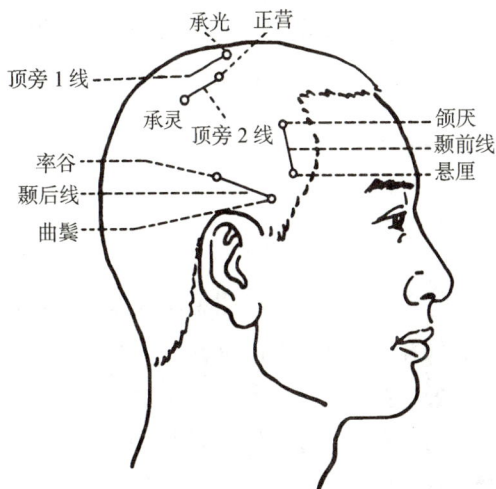

图 4-49

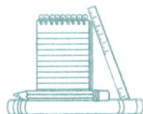

穴至悬厘穴的连线，属足少阳胆经（图4-49）。

【主治】偏头痛、运动性失语、周围性面神经麻痹及口腔疾病。

2. 颞后线

【定位】在头部侧面，率谷穴至曲鬓穴的连线，属足少阳胆经（图4-49）。

【主治】偏头痛、眩晕、耳鸣、耳聋等。

（四）枕区

1. 枕上正中线

【定位】在枕部，自强间穴至脑户穴的长1.5寸的连线，属督脉（图4-50）。

【主治】眼病。

2. 枕上旁线

【定位】在枕部，枕上正中线旁开0.5寸，自脑户向上引一条长1.5寸的平行线（图4-50）。

【主治】皮层性视力障碍、近视眼、白内障、目赤肿痛等眼病。

3. 枕下旁线

【定位】在枕部，自玉枕穴向下引一长2寸的直线，属足太阳膀胱经（图4-50）。

【主治】小脑疾病引起的平衡障碍，后头痛，腰背两侧痛。

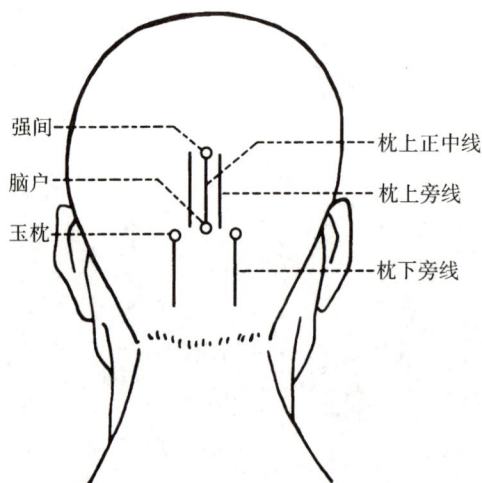

图 4-50

二、施术前准备

1. 穴线选择　根据病证治疗需要选择穴线。

2. 针具选择　根据病情及部位选择相应型号的毫针。一般多用26～28号，1.5～3寸的毫针。选用针身光滑、无锈蚀和折痕，针柄牢固，针尖锐利、无倒钩的针具。

3. 体位选择　选择患者感觉舒适、医者便于操作的体位。临床一般多用坐位操作。

4. 消毒

（1）针具消毒　选择高压消毒法，宜选择一次性毫针。

（2）部位消毒　用75%乙醇棉球或棉签在施术部位由中心向外环形擦拭消毒。

（3）医者消毒　医者双手用肥皂水清洗干净，再用75%乙醇棉球擦拭施术手指。

三、施术方法

1. 进针

（1）进针角度　在针体与皮肤成30°角左右进针，随后平刺进入穴线内。

（2）进针深度　根据患者具体情况和处方要求决定进针深度，通常在针刺入帽状腱膜下层后，使针体平卧，进针3cm左右为宜。

2. 行针

（1）提插　毫针沿皮刺入帽状腱膜下层后，将针继续向内刺进3cm左右，使针体平卧，用拇、食指握持针柄进行提插，要求指力均匀一致，幅度不宜过大，反复操作3～5分钟，提插的幅度和频率根据病情治疗需要而定。

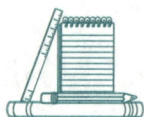

（2）捻转　当针体进入帽状腱膜下层后，医者肩、肘、腕关节和拇指固定不动，保持毫针相对固定，食指呈屈曲状，以食指末节桡侧面与拇指指腹夹持针柄，随之以食指掌指关节主动做伸屈运动，使针柄快速旋转，一般要求捻转频率在 200 次 / 分钟左右，持续捻转 2 ～ 3 分钟。

（3）弹拨针柄　在留针期间，用手指弹拨针柄，用力不宜过大，速度不宜过快，常用于不宜过强刺激的患者。

3. 留针

（1）静留针　在留针期间不再进行任何手法操作，使针体安静而自然地留置在头皮内，一般留针时间为 15 ～ 30 分钟，若病情复杂、病程较长者，可留针 2 小时以上。

（2）动留针　在留针期间内间歇进行手法操作，以加强刺激，可在较短时间内获得即时疗效，一般情况下，在 15 ～ 30 分钟内，间歇行针 2 ～ 3 次，每次 2 分钟左右。

4. 出针　先缓慢出针至皮下，然后迅速拔出，拔针后必须用消毒干棉球按压针孔，以防出血。

5. 疗程　一般慢性病的治疗，每日或隔日 1 次，10 次为 1 疗程，休息 5 ～ 7 日，继续第 2 个疗程。

四、适应证

1. 脑源性疾病　如中风偏瘫、脑瘫、小儿弱智、震颤麻痹、假性延髓麻痹、癫痫、舞蹈病、耳鸣、眩晕、肢体麻木、失语、皮层性多尿等。

2. 非脑源性疾病　如脊髓性瘫痪、高血压病、冠心病、失眠、脱发、皮炎、荨麻疹、呕吐、泄泻、眼病、鼻病、腰腿痛、头痛、三叉神经痛等。

五、头针异常情况的处理及预防

（一）晕针

1. 临床表现　头针操作过程中，患者突然出现精神疲惫，头晕目眩，面色苍白，恶心呕吐，多汗，四肢发冷，血压下降，脉沉细，严重者神志昏迷，仆倒在地，唇甲青紫，二便失禁，脉微欲绝。

2. 处理方法　立即停止针刺操作，迅速将针全部起出，使患者头低脚高位平卧，注意保暖，轻者一般休息片刻，或饮温开水或温糖水后便可恢复；重者可针刺人中、内关、足三里，灸百会、关元、气海等穴；若经上述处理，患者仍不省人事，呼吸微弱者，需要采取急救措施处理。

3. 预防措施　对初次接受头针治疗的患者，做好解释工作，消除顾虑，以防晕针；有晕针史者，宜用卧位，选穴宜少，不宜用强刺激手法；针刺过程中，医者要精神集中，密切观察患者的神色变化，随时询问患者的感觉，一旦发现患者异常，及时采取处理措施。

（二）滞针

1. 临床表现　针刺入头皮后，医者感觉针下滞涩，提插、捻转、出针均感困难，患者则感觉剧痛。

2. 处理方法　发生滞针后，适当延长留针时间，嘱咐患者身心放松，自然深呼吸，并在针刺部位周围循按轻揉。

3. 预防措施　手法用力需要均匀和适当，不可用蛮力、猛力，避免单方向捻转。

（三）弯针和断针

1. 临床表现　针体在头皮内或头皮外发生弯曲或折断。

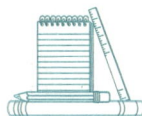

2. 处理方法　一旦发生弯针和断针，立即停止手法操作；若轻微弯曲，缓慢将针起出，如弯曲角度过大，应顺着弯曲方向慢慢将针起出，不可强行起针，以免将针体折断留在头皮内；如断针，尚有残端露于头皮外，可用手或镊子将针起出，若断端完全在头皮内，应在 X 线下定位，手术取出。

3. 预防措施　认真和仔细检查针具质量，凡针体有折痕、锈蚀或针柄松动的毫针禁止使用；在留针或行针过程中，避免针柄被外力碰触，以防弯针和断针。

（四）血肿

1. 临床表现　进针或留针时局部发生疼痛、肿胀，以及出针后头皮下出血、肿胀。头皮血肿是头针操作中最为常见的现象。

2. 处理方法　如微量的皮下出血，一般不需处理，2～3 日后可自行吸收消退；若局部肿胀明显、疼痛剧烈者，先做冷敷止血，24 小时后再做热敷或局部轻柔按摩，以此促进局部血肿消散吸收。

3. 预防措施　仔细检查针具，避开血管针刺，出针时立即用消毒干棉球按压针孔片刻；对头皮易出血的患者，出针宜轻快迅疾，并立即用消毒干棉球按压针孔 1～2 分钟。

六、注意事项

1. 针刺前解释头针的安全性，解除患者的顾虑和紧张。

2. 注意针刺部位头皮、毛发的清洁，严格消毒，防止感染。

3. 对精神紧张、过饱、过饥者应慎用，不宜用强刺激手法。

4. 留针需要注意安全，针体应稍露出头皮，不宜碰触留置在头皮内的毫针，以免折针、弯针。如针刺局部不适可稍退出 0.1～0.2 寸。

5. 头针长时间留针，并不影响肢体活动，在留针期间可嘱患者配合运动，有利于提高临床疗效。

6. 头发较密部位常易遗忘所刺入毫针，起针时需反复检查。

7. 头部颅骨缺损处或开放性脑损伤部位，头部严重感染、溃疡及疤痕者禁用头针。

8. 婴、幼儿囟门和骨缝尚未骨化者禁用头针。

9. 严重心脏病、重度糖尿病、重度贫血、高热、急性炎症或心力衰竭者，禁用头针。

10. 脑血管意外处于昏迷、血压过高、出血尚未控制者，不宜采用头针，待血压和病情稳定后再行头针治疗。

> **复习思考**
> 1. 简述头针的施术方法。
> 2. 头针的适应证和注意事项有哪些？

项目十　耳针法

耳针法是指使用一定方法刺激耳穴以防治疾病的方法。

一、耳郭表面解剖

掌握耳郭表面解剖是临床准确定位耳穴的基础（图 4-51）。

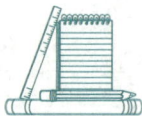

（一）耳郭正面

耳垂　耳郭下部无软骨的部分。

耳垂前沟　耳垂与面部之间的浅沟。

耳轮　耳郭外侧边缘卷曲部分。

耳轮脚　耳轮深入耳甲的部分。

耳轮脚棘　耳轮脚和耳轮之间的隆起。

耳轮脚切迹　耳轮脚棘前方的凹陷处。

耳轮结节　耳轮后上部稍突出部分。

耳轮尾　耳轮与耳垂交界处。

轮垂切迹　耳垂和耳垂后缘之间的凹陷处。

耳轮前沟　耳轮与面部之间的浅沟。

对耳轮　与耳轮相对呈"Y"形的隆起部，由对耳轮体、对耳轮上脚和对耳轮下脚三部分组成。

对耳轮体　对耳轮下部呈上下走向的主体部分。

对耳轮上脚　对耳轮向上分支的部分。

对耳轮下脚　对耳轮向前分支的部分。

轮屏切迹　对耳轮与对耳屏之间的凹陷处。

耳舟　耳轮与对耳轮之间的凹沟。

三角窝　对耳轮上、下脚与相应耳轮之间的三角形凹窝。

耳甲　部分耳轮和对耳轮、对耳屏、耳屏及外耳门之间的凹窝。由耳甲艇、耳甲腔两部分组成。

耳甲艇　耳轮脚以上的耳甲部。

耳甲腔　耳轮脚以下的耳甲部。

耳屏　耳郭前方呈瓣状的隆起。

屏上切迹　耳屏与耳轮脚之间的凹陷处。

上屏尖　耳屏游离缘上隆起部。

下屏尖　耳屏游离缘下隆起部。

耳屏前沟　耳屏与面部之间的浅沟。

对耳屏　耳垂上方与耳屏相对的瓣状隆起。

对屏尖　对耳屏游离缘隆起的顶端。

屏间切迹　耳屏与对耳屏之间的凹陷处。

外耳门　耳甲腔前方的孔窍。

（二）耳郭背面

耳轮背面　耳轮背部的平坦部分。

耳轮尾背面　耳轮尾背部的平坦部分。

耳垂背面　耳垂背部的平坦部分。

耳舟隆起　耳舟在耳背呈现的隆起。

三角窝隆起　三角窝在耳背呈现的隆起。

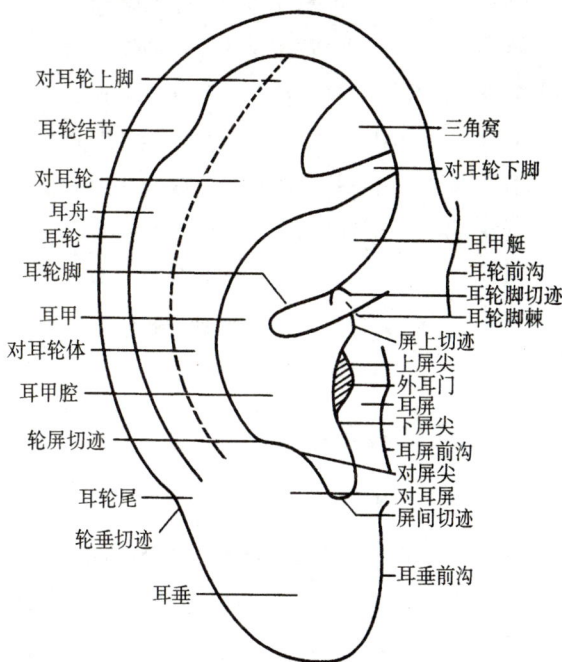

图4-51　耳郭表面解剖示意图

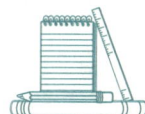

耳甲艇隆起　耳甲艇在耳背呈现的隆起。

耳甲腔隆起　耳甲腔在耳背呈现的隆起。

对耳轮上脚沟　对耳轮上脚在耳背呈现的凹沟。

对耳轮下脚沟　对耳轮下脚在耳背呈现的凹沟。

对耳轮沟　对耳轮沟在耳背呈现的凹沟。

耳轮脚沟　耳轮脚沟在耳背呈现的凹沟。

对耳屏沟　对耳屏沟在耳背呈现的凹沟。

上耳根　耳郭与头部相连的最上处。

下耳根　耳郭与头部相连的最下处。

二、耳穴名称及定位与主治

（一）耳穴分布规律

耳穴与人体组织器官、脏腑、四肢百骸存在相对应的联系，耳穴在耳郭上的分布有一定的规律，即呈"胚胎倒影"耳穴分布（图4-52）。头面部相对应的耳穴分布在耳垂；上肢相对应的耳穴分布在耳舟；躯干和下肢相对应的耳穴分布在对耳轮上、下脚处，内脏相对应的耳穴分布在耳甲。

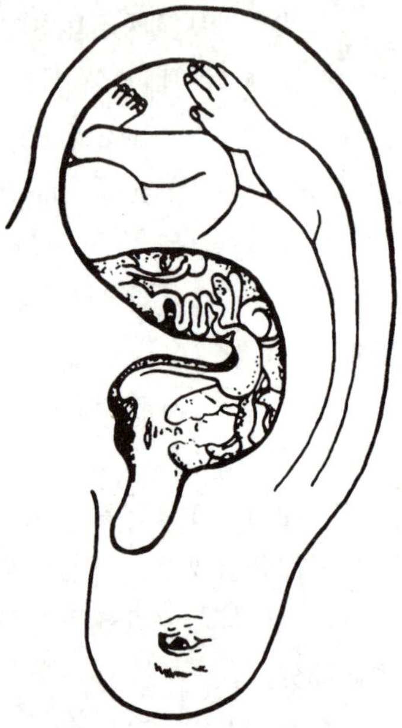

（二）标准耳郭分区

根据耳郭表面解剖名称，将耳郭分若干个区域（图4-53）。

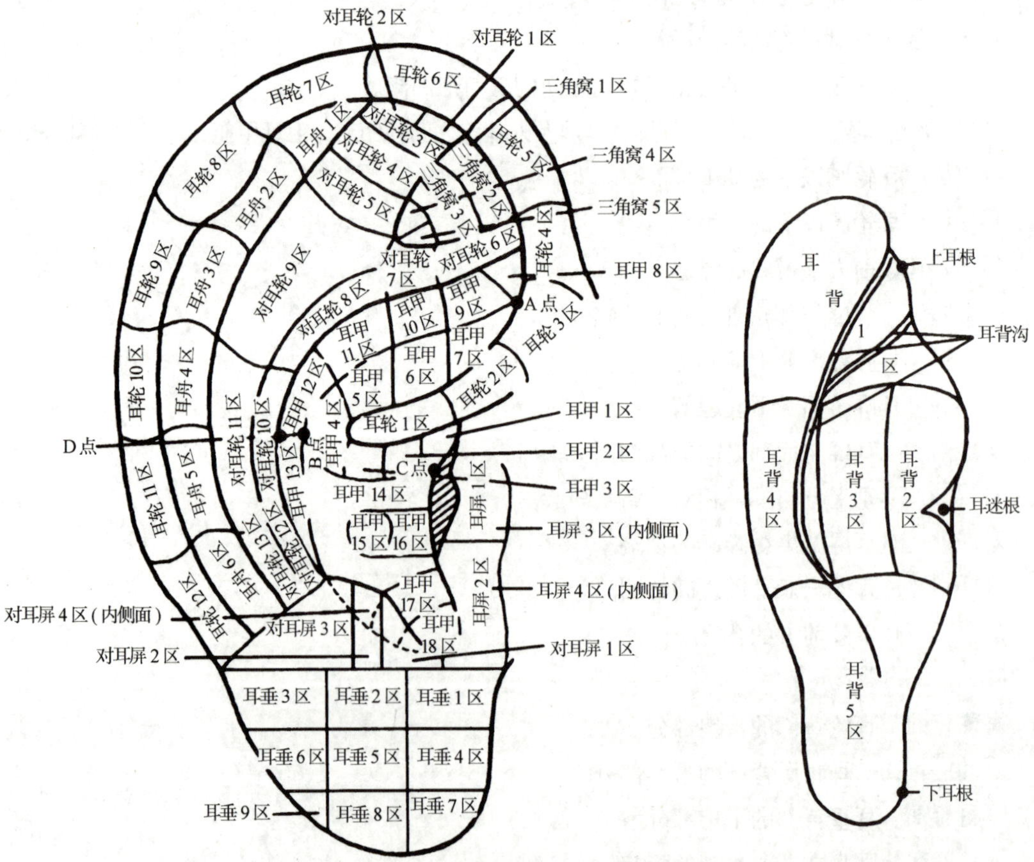

图4-52　耳穴分布规律示意图

图4-53　标准耳郭分区示意图

（三）耳穴定位与主治

根据耳穴的分布区域特点，分为耳轮穴位、耳舟穴位、对耳轮穴位、三角窝穴位、耳屏穴位、对耳屏穴位、耳甲穴位、耳垂穴位、耳背穴位、耳根穴位（图4-54）。

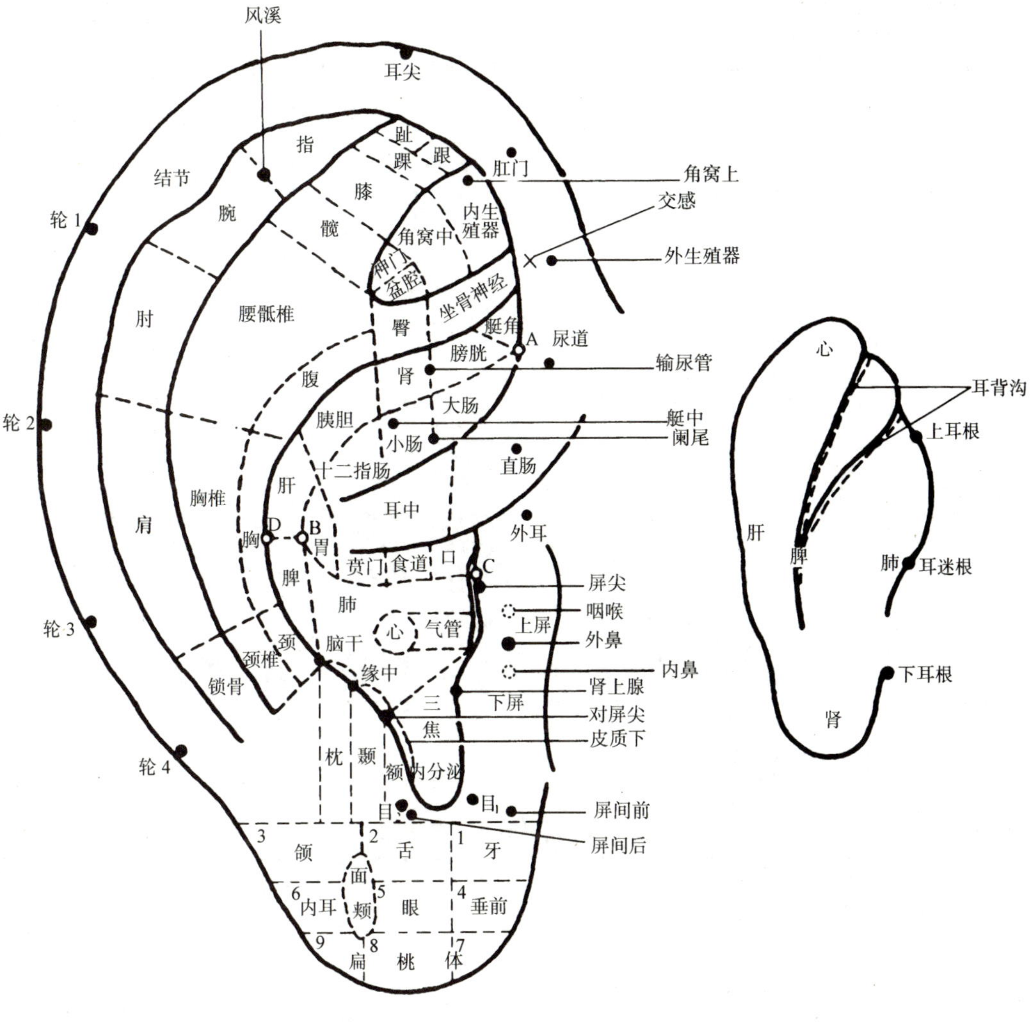

图 4-54　耳穴定位示意图

1. 耳轮穴位与主治　见表4-4。

表4-4　耳轮穴位与主治

耳穴名称	定位	主治
耳中	耳轮1区	呃逆、荨麻疹、皮肤瘙痒症、小儿遗尿、咯血、出血性疾病
直肠	耳轮2区	便秘、腹泻、脱肛、痔疾
尿道	耳轮3区	尿潴留、尿急、尿频、尿痛
外生殖器	耳轮4区	睾丸炎、附睾炎、阴道炎、外阴瘙痒症
肛门	耳轮5区	痔疮、肛裂
耳尖	耳轮6、7区交界处	发热、高血压、急性结膜炎、麦粒肿、牙痛、失眠

耳穴名称	定位	主治
结节	耳轮 8 区	头晕、头痛、高血压
轮 1	耳轮 9 区	发热、扁桃体炎、上呼吸道感染
轮 2	耳轮 10 区	发热、扁桃体炎、上呼吸道感染
轮 3	耳轮 11 区	发热、扁桃体炎、上呼吸道感染
轮 4	耳轮 12 区	发热、扁桃体炎、上呼吸道感染

2. 耳舟穴位与主治　见表 4-5。

表 4-5　耳舟穴位与主治

耳穴名称	定位	主治
指	耳舟 1 区	甲沟炎、手指麻木、疼痛
腕	耳舟 2 区	腕部疼痛
风溪	耳舟 1、2 区交界处	荨麻疹、过敏性鼻炎、皮肤瘙痒症
肘	耳舟 3 区	肘部疼痛、肱骨外上髁炎
肩	耳舟 4 区、5 区	肩部疼痛、肩关节周围炎
锁骨	耳舟 6 区	肩关节周围炎

3. 对耳轮穴位与主治　见表 4-6。

表 4-6　对耳轮穴位与主治

耳穴名称	定位	主治
跟	对耳轮 1 区	足跟痛
趾	对耳轮 2 区	甲沟炎、趾部疼痛
踝	对耳轮 3 区	踝关节扭伤
膝	对耳轮 4 区	膝关节疼痛、坐骨神经痛
髋	对耳轮 5 区	髋关节疼痛、坐骨神经痛、腰骶部疼痛
坐骨神经	对耳轮 6 区	坐骨神经痛、下肢瘫痪
交感	对耳轮 6 前端	胃肠道痉挛、心绞痛、胆绞痛、输尿管结石、自主神经功能紊乱
臀	对耳轮 7 区	坐骨神经痛、臀筋膜炎
腹	对耳轮 8 区	腹痛、腹胀、腹泻、急性腰扭伤、痛经、产后宫缩痛
腰骶椎	对耳轮 9 区	腰骶部疼痛
胸	对耳轮 10 区	胸胁痛、胸闷、肋间神经痛、乳腺炎
胸椎	对耳轮 11 区	胸痛、乳腺炎、经前乳房胀痛、产后泌乳不足
颈	对耳轮 12 区	落枕、颈项强痛
颈椎	对耳轮 13 区	落枕、颈椎综合征

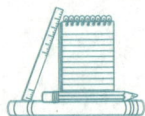

4. 三角窝穴位与主治　见表 4-7。

表 4-7　三角窝穴位与主治

耳穴名称	定位	主治
角窝上	三角窝 1 区	高血压
内生殖器	三角窝 2 区	痛经、月经不调、白带过多、功能性子宫出血、遗精、阳痿、早泄
角窝中	三角窝 3 区	哮喘
神门	三角窝 4 区	失眠、多梦、戒断综合征、癫痫、高血压、神经衰弱
盆腔	三角窝 5 区	盆腔炎、附件炎

5. 耳屏穴位与主治　见表 4-8。

表 4-8　耳屏穴位与主治

耳穴名称	定位	主治
上屏	耳屏 1 区	咽炎、鼻炎
下屏	耳屏 2 区	鼻炎、鼻塞
外耳	耳屏 1 区上缘处	外耳道炎、中耳炎、耳鸣
屏尖	耳屏 1 区后缘处	发热、牙痛、斜视
外鼻	耳屏 1、2 区之间	鼻前庭炎、鼻炎
肾上腺	耳屏 2 区后缘处	低血压、风湿性关节炎、腮腺炎、链霉素中毒、眩晕、哮喘、休克
咽喉	耳屏 3 区	咽喉炎、扁桃体炎、失语、声音嘶哑、哮喘
内鼻	耳屏 4 区	鼻炎、上颌窦炎、鼻出血
屏间前	耳屏 2 区下缘处	咽炎、口腔炎

6. 对耳屏穴位与主治　见表 4-9。

表 4-9　对耳屏穴位与主治

耳穴名称	定位	主治
额	对耳屏 1 区	偏头痛、头晕
屏间后	对耳屏 1 区下缘处	额窦炎
颞	对耳屏 2 区	偏头痛、头晕
枕	对耳屏 3 区	头晕、头痛、癫痫、哮喘、神经衰弱
皮质下	对耳屏 4 区	痛证、假性近视、神经衰弱、间日疟、失眠
对屏尖	对耳屏 1、2、4 区交点处	哮喘、腮腺炎、睾丸炎、附睾炎、神经性皮炎
缘中	对耳屏 2、3、4 区交点处	遗尿、内耳性眩晕、尿崩症、功能性子宫出血
脑干	对耳屏 3、4 区之间	眩晕、后头痛、假性近视

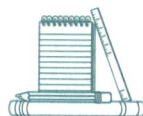

7. 耳甲穴位与主治   见表4-10。

表4-10   耳甲穴位与主治

耳穴名称	定位	主治
口	耳甲1区	面瘫、口腔炎、牙周炎、舌炎、胆囊炎、胆石症
食道	耳甲2区	食道炎、食道痉挛
贲门	耳甲3区	贲门痉挛、神经性呕吐
胃	耳甲4区	胃痉挛、胃炎、胃溃疡、消化不良、失眠、牙痛
十二指肠	耳甲5区	十二指肠溃疡、胆囊炎、胆石症、幽门痉挛
小肠	耳甲6区	腹痛、消化不良、心动过速、心律不齐
大肠	耳甲7区	腹泻、便秘、咳嗽、痤疮
阑尾	耳甲6、7区交界处	单纯性阑尾炎、腹泻
艇角	耳甲8区	前列腺炎、尿道炎
膀胱	耳甲9区	膀胱炎、遗尿、尿潴留、腰痛、坐骨神经痛、后头痛
肾	耳甲10区	腰痛、耳鸣、神经衰弱、肾盂肾炎、遗精、阳痿、早泄、哮喘、月经不调
输尿管	耳甲9、10区交界处	输尿管结石绞痛
胰胆	耳甲11区	胆囊炎、胆石症、胆道蛔虫症、偏头痛、带状疱疹、中耳炎、耳鸣、急性胰腺炎
肝	耳甲12区	肋痛、眩晕、经前期紧张症、月经不调、更年期综合征、高血压、假性近视、单纯性青光眼
艇中	耳甲6、10区交界处	腹痛、腹胀、胆道蛔虫症
脾	耳甲13区	腹胀、腹泻、便秘、食欲不振、白带过多、功能性子宫出血、内耳性眩晕
心	耳甲15区	心动过速、心律不齐、心绞痛、无脉症、神经衰弱、癔症、口舌生疮
气管	耳甲16区	哮喘、支气管炎
肺	耳甲14区	咳嗽、声音嘶哑、皮肤病、便秘、荨麻疹、戒断综合征
三焦	耳甲17区	便秘、腹胀、上肢外侧疼痛
内分泌	耳甲18区	痛经、月经不调、更年期综合征、痤疮、间日症、甲状腺功能减退或亢进

8. 耳垂穴位与主治   见表4-11。

表4-11   耳垂穴位与主治

耳穴名称	定位	主治
牙	耳垂1区	牙痛、牙周炎、低血压
舌	耳垂2区	舌炎、口腔炎
颌	耳垂3区	牙痛、颞颌关节功能紊乱症
垂前	耳垂4区	神经衰弱、牙痛
眼	耳垂5区	急性结膜炎、电光性眼炎、麦粒肿、假性近视
内耳	耳垂6区	内耳性眩晕、耳鸣、中耳炎、听力减退
面颊	耳垂5、6区交界处	面瘫、三叉神经痛、痤疮、扁平疣、面肌痉挛、腮腺炎
扁桃体	耳垂7、8、9区	扁桃体、咽炎

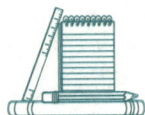

9. 耳背穴位与主治 见表 4–12。

表 4–12 耳背穴位与主治

耳穴名称	定位	主治
耳背心	耳背 1 区	心悸、失眠、多梦
耳背肺	耳背 2 区	哮喘、皮肤瘙痒症
耳背脾	耳背 3 区	胃痛、消化不良、食欲不振
耳背肝	耳背 4 区	胆囊炎、胆石症、肋痛
耳背肾	耳背 5 区	头晕、头痛、神经衰弱
耳背沟	对耳轮沟和对耳轮上下脚沟处	高血压、皮肤瘙痒症

10. 耳根穴位与主治 见表 4–13。

表 4–13 耳根穴位与主治

耳穴名称	定位	主治
上耳根	耳根最上处	鼻衄
耳迷根	耳轮脚后沟的耳根处	胆囊炎、胆石症、胆道蛔虫症、腹痛、腹泻、鼻塞、心动过速
下耳根	耳根最下处	低血压、下肢瘫痪、小儿麻痹后遗症

三、施术前准备

1. 针具及压丸选择 选择针具时针体要光滑、无锈蚀，针尖锐利、无倒钩；选择压丸时应根据病情选择大小适宜、不易碎、无毒的压丸。

2. 耳穴选择 耳穴选择主要通过耳穴探查和其选穴原则来选择针对性的有效耳穴。

（1）耳穴探查 耳穴是一个特定区域，刺激耳穴一般采用刺激该区域的阳性反应点，故临床选择耳穴治疗时，应首先在耳穴区域探查出阳性反应点。临床对耳穴阳性反应点的探查方法主要有四方面。①看：用肉眼对耳由上至下、由内至外，观察耳穴区域内有无变形、变色、丘疹、脱屑、结节、血管变化、充血、凹陷、小水疱阳性反应点，注意排除色素痣、冻疮及随生理变化而出现的反应等假阳性特征。②压：用探针、毫针柄等物对耳郭进行均匀轻慢的用力探压，寻找以压痛为主要表现的阳性反应点，当患者出现皱眉、眨眼、呼痛、躲闪等反应，与周围有明显差异者，可以作为诊治参考。③摸：医者用拇指与食指或中指对称夹住耳郭并抚摸耳穴区域，检查耳穴区有无结节、隆起等阳性反应点，并检查其大小、质地、边缘等情况。④测：用电子仪器测定耳穴皮肤电阻、电位、电容等变化，探测出穴区以电阻下降、导电量增高的"良导点"为主要表现的阳性反应点。

临床应用时，应灵活运用各种方法，将其有机结合才能全面了解阳性反应点的变化，为耳穴诊治疾病提供可靠的依据。

（2）选穴原则 耳针的选穴原则也遵循针灸选穴原则，但耳针有其自身的特点，其选穴原则主要有四方面。①按中医辨证选穴：一是经络辨证，根据人体经络系统的循行分布、功能、证候及其与脏腑的相互关系辨证选穴，如声音嘶哑选肺，后头痛选膀胱等；二是脏腑辨证，根据脏腑的生理功能、病理变化辨证选穴，如呃逆选胃，眼疾选肝，皮肤病选肺，骨病选肾，失眠、多梦选神门等。②按病证选穴：根据耳穴与疾病部位的对应关

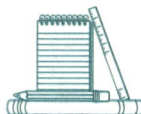

系选穴，如肺病选肺，颈椎病选颈椎，肩周炎选肩，月经不调选内生殖器，胃痛选胃等。③按西医学理论选穴：根据西医学的理论选穴，如高血压病选降压沟，妇科和生殖系统疾病选内分泌，低血压、休克、链霉素中毒选肾上腺等。④按经验选穴：根据临床实践积累的某些耳穴的经验选穴，如选外生殖器治疗腰腿痛，选耳尖治疗目赤肿痛等。

3. 体位选择　选择患者舒适、医者便于操作的体位。

4. 消毒

（1）针具消毒　选择高压消毒法，现多选择一次性毫针。

（2）部位消毒　用75%乙醇或碘伏棉球在施术部位擦拭消毒。

（3）医者消毒　医者双手用肥皂水清洗干净，再用75%乙醇棉球擦拭施术手指。

四、施术方法

1. 毫针法　选择26～30号、0.5～1寸的毫针，进针时医者一手固定耳郭，另一手持针刺入0.1～0.3cm，以不刺透对侧皮肤为度，使局部产生酸、麻、胀、痛、热感或有传导感。针刺手法及留针时间应视患者的病情、体质及耐受情况而定，一般留针15～30分钟为宜，留针期间宜间断行针1～2次，出针时一手固定耳郭，另一手将针拔出，应用无菌干棉球或棉签按压针孔。

2. 压丸法　医者一手固定耳郭，另一手用镊子夹取压丸贴片贴压耳穴并适当按揉，根据病情嘱咐患者定时按揉，每次按压至耳郭酸、胀、痛、皮肤潮红为止，双耳交替使用。一般压丸留置2～4日为宜。此法特点是持续刺激穴位，为目前耳针最常用的刺激方法。

耳穴压丸贴片的制作，将医用胶布剪成约0.6cm×0.6cm大小，上置压丸则成耳穴压丸贴片。压丸应清洗消毒，常用的压丸为植物种子，如王不留行籽、白芥子、急性子、莱菔子、油菜籽等，或选用磁珠、聚苯珠、六神丸等。临床上广泛使用的是王不留行籽和磁珠。

3. 埋针法　医者一手固定耳郭，另一手用镊子或止血钳夹住揿针针柄刺入耳穴，用医用胶布固定并适度按压，根据病情嘱患者定时按压。一般留置1～3天后取出揿针，随即消毒埋针部位。埋针期间耳郭禁止着水清洗。

4. 刺血法　刺血前宜按揉耳郭使所刺部位充血。医者一手固定耳郭，另一手持针点刺耳穴，挤压使之适量出血，施术后以无菌干棉球或棉签压迫止血，并再用75%的乙醇棉球消毒刺血部位。

5. 电针法　在针刺获得针感后利用不同波型的脉冲电刺激，强化耳穴的刺激作用，以达到增强疗效的目的，通电时间一般以10～20分钟为宜。

6. 注射法　医者一手固定耳郭，另一手持注射器垂直刺入耳穴皮内0.15～0.2cm深，随即将药液缓慢注入，药液注射完后迅速拔针，用消毒干棉球或棉签按压耳穴片刻，然后用中央贴有消毒干棉球的一小块胶布贴住注射部位针孔处。

五、适应证

1. 疼痛性疾病　如三叉神经痛、肋间神经痛等神经性疼痛，术后伤口痛、胆绞痛、胃痛等内脏痛，扭挫伤等外伤性疼痛等。

2. 功能紊乱和变态反应性疾病　如遗尿、眩晕、胃神经官能症、心脏神经官能症、高血压、神经衰弱、月经不调、多汗症、癔症、哮喘、荨麻疹、过敏性鼻炎、过敏性紫癜等。

3. 各种炎性疾病及传染病　如胆囊炎、急慢性结肠炎、咽炎、扁桃体炎、牙周炎、风湿性

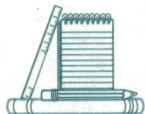

关节炎、流感、百日咳、菌痢、腮腺炎等。

4.内分泌代谢紊乱性疾病　如甲状腺功能低下或亢进、糖尿病、肥胖症、围绝经期综合征。

5.其他　除治疗上述病证外，耳针还广泛应用于催产、催乳、近视眼防治、胆结石排石、戒烟、戒毒、美容、保健等多方面。

六、注意事项

1.严格消毒，防止感染，因耳郭部位容易感染，引起化脓性软骨膜炎，因此包括压丸法在内的所有操作方法均需严格消毒，若刺激后的耳穴出现红、肿、热、痛，应及时涂擦碘伏并配以内服消炎药。

2.压丸法、埋针法留置期间应防止胶布脱落或污染，对普通胶布过敏者宜用脱敏胶布。

3.刺血法、注射法操作后 3 天内耳郭禁止着水清洗，以防感染。

4.刺血法操作时，医者应避免接触患者血液。

5.用耳穴治疗各种关节活动不利、功能障碍的病证，均需配合主动、被动的关节活动，有助于提高疗效。

6.紧张、疲劳、虚弱患者宜采用卧位针刺以防晕针。

7.妊娠期间慎用耳针。

8.耳穴局部有脓肿、溃疡、冻疮者禁用耳针。

9.凝血机制障碍患者禁用刺血法。

复习思考
1.简述耳针的适应证。
2.简述耳针的施术方法。

项目十一　电针法

电针法是将针刺入腧穴得气后，在针具上连接以接近人体生物电的微量电流，利用针和电的双重刺激，达到防治疾病目的的方法。具有节省人力，能较长时间持续行针，并有效地控制刺激量的优点。电针具有调整人体生理功能，止痛、镇静，促进气血循行，调整肌张力等作用。

一、电针仪器

电针仪器的种类很多，主要有交流、直流可调电针机，脉动感应电针机，音频振荡电针机，晶体管电针机等。目前常用的是半导体电针仪器，此机交、直流电两用，不受电源限制，且具有省电、安全、体积小、携带方便、耐震、无噪音、易调节、性能稳定、刺激量大等特点；它采用振荡发生器，输出接近人体生物电的低频脉冲电流，既可做电针，又可用点状电极或板状电极直接放在穴位或患处进行治疗，在临床广泛应用。

二、施术前准备

1.选择电针仪器　根据治疗需要选择不同型号的电针仪器。

2.选择针具　根据病情治疗需要和操作部位选择不同规格的毫针。针身要光滑、无锈蚀，

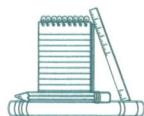

针尖锐利、无倒钩。现临床多选择一次性毫针。

3. 选择体位 选择患者感觉舒适、医者便于操作的体位。

4. 消毒 针具消毒、部位消毒、医者消毒同毫针法消毒。

三、施术方法

1. 选择腧穴 电针选择腧穴的原则遵循针灸处方。一般是选择 1～3 个主穴，配用相应的辅助穴位，多选同侧肢体的 2～6 个穴位为宜。

2. 调节电流 针刺入穴位有得气感应后，将输出电位器调至"0"位，负极接主穴，正极接配穴，也有不分正负极，将两根导线任意接在两个针柄上，然后打开电源开关，选好波型，慢慢调高至所需输出电流量。通电时间一般在 5～20 分钟，如感觉弱时，可适当加大输出电流量，或暂时断电 1～2 分钟后再通电。当达到预定时间后，先将输出电位器退出"0"位，然后关闭电源开关，取下导线，按毫针起针方法将针取出。

3. 刺激强度 电针的刺激强度因人而异，原则以患者能耐受为宜。当电流开到一定强度，患者出现麻或尖锐刺感的电流强度称为"感觉阈"；电流强度再稍增加，患者突然产生刺痛感觉的电流强度称为"痛阈"。一般病证的最适宜刺激强度在感觉阈和痛阈之间，超过痛阈的电流强度，患者不易接受。

四、电针波型

一般电针仪输出的基本波型是交流脉冲，称为双向尖脉冲。常见的调制脉冲波型为疏密波、断续波，不受调制的基本脉冲波型称作连续波。

1. 疏密波 疏密波是疏波、密波自动交替出现的一种波型。疏、密交替持续的时间各约 1.5 秒，能克服单一波型易产生适应的缺点。动力作用较大，治疗时兴奋效应占优势。具有增加代谢、促进气血循环、改善组织营养、消除炎性水肿的作用。常用于止血、扭挫伤、关节周围炎、气血运行障碍、坐骨神经痛、面瘫、肌无力、局部冻伤等。

2. 断续波 断续波是有节律地时断、时续自动出现的一种波型。断时，在 1.5 秒时间内无脉冲电输出；续时，密波连续工作 1.5 秒。断续波型，机体不易产生适应，其动力作用颇强，能提高肌肉组织的兴奋性，对横纹肌有良好的刺激收缩作用。常用于治疗痿证、瘫痪等。

3. 连续波 连续波亦称可调波，是单个脉冲采用不同的方式组合而成。频率在每分钟几十次至每秒钟几百次不等。频率快的叫密波（或称高频连续波），一般在 50～100 次 / 秒；频率慢的叫疏波（或称低频连续波），一般是 2～5 次 / 秒。可用频率旋扭任意选择疏密波型。高频连续波易产生抑制反应，常用于止痛、镇静、缓解肌肉和血管痉挛等。低频连续波，兴奋作用较为明显，刺激作用强，常用于痿证和各种肌肉关节、韧带、肌腱损伤的治疗。

五、适应范围

电针的适应范围基本和毫针相同。其中对痹证，痿证，瘫痪，癫狂，各种痛证，肌肉、韧带、关节的损伤性疾病，以及心、胃、肠、胆、膀胱、子宫等器官的功能失调等治疗效果较好，还可用于针刺麻醉。

六、注意事项

1. 电针刺激量较大，需要防止晕针，对体质虚弱、精神过敏者，要注意电流不宜过大；调

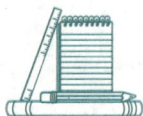

节电流时，不可突然增强，以防引起肌肉强烈收缩，造成弯针或折针；电针器最大输出血压在40V以上者，最大输出电流应限制在1mA以内，防止触电。

2.毫针的针柄如经过温针火烧之后，表面氧化不导电，不宜使用。

3.心脏病患者，应避免电流回路通过心脏。

4.安装心脏起搏器者，禁止应用电针。

5.在接近延髓、脊髓部位使用电针时，电流量宜小，切勿通电太强，以免发生意外。

6.孕妇慎用电针。

7.电针仪器在使用前须检查性能是否完好，如电流输出时断时续，须注意导线接触是否良好，应检查修理后再用。干电池使用一段时间如输出电流微弱，须更换新电池。

复习思考

1.简述电针的施术方法。

2.简述电针作用和波段。

3.简述电针的适应范围和注意事项。

扫一扫，查阅
复习思考题答案

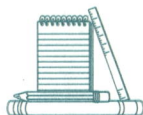

治疗篇

模块五　治疗总论

【学习目标】

1. 掌握：针灸的治疗原则和针灸处方。

2. 熟悉：针灸的治疗作用。

3. 了解：针灸的辨证论治纲要。

针灸治疗的总旨在于遵循针灸治病的规律，以及灵活运用针灸等方法处理临床实际问题的能力。针灸治病，主要是以中医学理论为指导，以经络学说为核心，运用四诊、八纲，查明病因，弄清病位，确定病性，进而选穴处方，或针或灸，或针灸并用，或补或泻，或补泻兼施，以通其经脉，调其气血，使阴阳归于平衡，脏腑功能趋于调和，达到防治疾病的目的。

项目一　治疗作用

一、疏通经络

针灸治病最基本和最直接的作用是疏通经络。经络内属于腑脏，外络于肢节，是运行气血的通道，具有"内灌脏腑，外濡腠理"的功能。正如《素问·调经论》所说："五脏之道，皆出于经隧，以行血气，血气不和，百病乃变化而生。"《灵枢·经脉》则说："经脉者，所以能决死生，处百病，调虚实，不可不通也。"经络畅通，气血运行正常，各脏腑器官和四肢百骸及体表肌肤得以濡养，从而发挥其正常的生理功能。若经络闭阻不通，首先表现为疼痛，进而气血流行不畅，脏腑器官组织失养则引起肢体麻木不仁、痿软无力或失用。对此采用针或灸等方法刺激腧穴，通过经气的调整作用以疏通经络，畅达气血，排除致病因素，治愈疾病。

针灸疏通经络的作用，主要是通过选择刺灸方法和补泻手法来完成。临证应用时还要结合病证特点和患者体质等因素，或针或灸，或针灸并用，即孙思邈《备急千金要方·明堂仰侧》中说："凡病皆由血气壅滞不得宣通，针以开导之，灸以温暖之。"虚证者针用补法，或多灸少针，即《灵枢·官能》所言"针所不为，灸之所宜"。实证者针用泻法，或多针少灸，或刺络放血。

二、调和阴阳

针灸治病的最终目的是调和阴阳。疾病的发生，从根本上说是阴阳的相对平衡失调的结果。因此，调和阴阳，恢复阴阳的相对平衡，是针灸治病的基本原则之一。《灵枢·根结》言："用

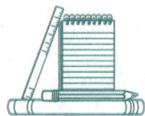

针之要，在于知调阴与阳，调阴与阳，精气乃光，合形与气，使神内藏。"《素问·至真要大论》则说："谨察阴阳所在而调之，以平为期。"《素问·骨空论》则说："调其阴阳，不足则补，有余则泻。"

针灸发挥调和阴阳的作用，主要是通过选择腧穴和针刺手法来实施。例如胃火炽盛引起的牙痛，属阳热偏盛，治宜清泻胃火，取内庭，针用泻法；虚火上炎的牙痛，属阴虚火旺，治宜养阴降火，取太溪，针用补法；肾阴不足、肝阳上亢之头目昏痛，属阴虚阳亢，治宜育阴潜阳，取太溪，针用补法，配太冲，针用泻法。又如阴盛阳虚引起的嗜睡，针刺时，补申脉，泻照海（补阳泻阴）；阳盛阴虚导致的失眠，针刺时，补照海，泻申脉（补阴泻阳）。临床上还可依据阴阳互根的理论，采取阴中求阳、阳中求阴的方法调和阴阳，如亡阳出现的肢体逆冷，灸任脉之神阙、关元以阴中求阳，阴寒凝滞所致的心脉痹阻，针灸心俞、命门以阳中求阴。正如《素问·阴阳应象大论》所说："善用针者，从阴引阳，从阳引阴。"

三、扶正祛邪

针灸治病的根本法则和手段是扶正祛邪。扶正，就是扶助正气，提高机体抗病能力；祛邪，就是祛除病邪，消除致病因素影响。疾病的发生、发展及其转归的过程，实质上是正邪相争的过程，若正能胜邪，则邪退病愈；若正不胜邪，则病趋恶化。因此，扶正祛邪是保证疾病趋向良性转归的基本法则。《素问·刺法论》说："正气存内，邪不可干。"《素问·评热病论》说："邪之所凑，其气必虚。"说明疾病的发生，是由于正气相对不足，邪气相对有余所致。因此，治疗上必须坚持补虚泻实的原则，并通过具体运用针灸补虚泻实的方法，达到扶正祛邪的目的。临床可根据正邪在病变过程中所处的地位来决定扶正与祛邪的主次先后。一般而言，扶正适用于正虚邪不盛的病证，祛邪适用于邪实而正未伤的病证，扶正与祛邪并用则适用于正虚邪实的病证。正邪相搏，正虚为主宜扶正兼顾祛邪，邪盛为主则宜祛邪兼顾扶正。病情较重，正气虚弱不耐攻伐时，应先扶正后祛邪；病邪强盛，正气虽虚但尚可攻伐时，宜先祛邪后扶正。

针灸扶正祛邪的作用，主要是通过针刺补泻手法来实施，遵《灵枢·经脉》"盛则泻之，虚则补之……陷下则灸之，不盛不虚以经取之"之言，同时兼顾腧穴的性能。偏补的腧穴如气海、关元、命门、肾俞、膏肓，多在扶正时用之；偏泻的腧穴如曲泽、委中、水沟、十宣、十二井，多在祛邪时用之。部分腧穴则具有双向调节作用，如中脘、内关、三阴交、合谷、太冲、足三里，临床既可用于扶正，又可用于祛邪。在特定穴中，背俞穴偏于扶正，适用于慢性虚弱性久病；郄穴、募穴、下合穴偏于祛邪，适用于急性发作性病证或痛证；原穴则具有扶正祛邪的双重作用，急、慢、虚、实证均可选用。

综上所述，针灸疏通经络、调和阴阳、扶正祛邪的治疗作用，三者之间常是相互为用、互为因果的。如疏通经络，可使气血运行通畅，以达到扶正祛邪的目的，从而也会使阴平阳秘，而调和阴阳的结果也会使邪去正复，经气畅通。

因此，针灸治病的原理不是直接针对病源，也不是直接作用于患病的组织器官，而是采用针和灸等方法，刺激腧穴以激发经络之气，通过经络的调整作用来改变机体的病理状态，从而纠正脏腑、气血、阴阳的偏盛偏衰，达到治病的目的。

复习思考

1. 简述针灸实施疏通经络、调和阴阳、扶正祛邪作用的途径。
2. 简述针灸治疗疾病的原理。

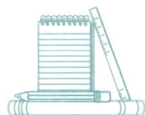

项目二　治疗原则

　　针灸治疗原则是运用针灸治疗疾病时必须遵循的基本法则，也是确立具体治疗方法的基础。临床上应用针灸治疗疾病的方法多种多样，只要掌握了针灸治疗原则便能执简驭繁。概括而言，针灸治疗原则包括治神守气、补虚泻实、清热温寒、三因制宜、治病求本五个方面。

一、治神与守气

　　针灸治神与守气的治疗原则是根据历代医家对治神与守气重要性的阐述而设立，目的在于强调治神与守气对于提高针灸治疗效果和预防针灸意外的必要性和重要意义。

　　1. 治神　治神是指调治医者和患者双方的神气。也即将医患双方的精神调整到最佳状态。

　　（1）调患者之神　针灸施治前后注重调治患者的精神状态，使患者神情安定，意守感传，密切配合治疗。即如《医宗金鉴·刺灸心法要诀》所说："凡下针，要病人神气定，息数匀，医者也如之。"

　　（2）调医者之神　针灸操作过程中，医者必须聚精会神，心无旁骛，专心致志，意守神气。正如《素问·宝命全形论》所说，"凡刺之真，必先治神"；《灵枢·官能》也说，"用针之要，忽忘其神"；《灵枢·九针十二原》则说，"神在秋毫，属意病者，审视血脉，刺之无殆"；《素问·宝命全形论》对医者针刺操作时的状态形象地描述为"如临深渊，手如握虎，神无营于众物"；《灵枢·终始》强调"必一其神，令志在针"。《标幽赋》则精辟说道："凡刺者，使本神朝而后入；既刺也，使本神定而气随；神不朝而勿刺，神已定而可施。"

　　由此可见，历代医家非常重视治神的重要性，治神贯穿针灸操作的全过程之中。因此，在施行针灸治疗之前，医者必须把针灸疗法的有关事宜告诉患者，使之对针灸治病有一个全面的了解和正确的认识，以便消除紧张心理，这对于初诊和精神紧张的患者尤为重要。对于个别精神高度紧张、情绪波动不定以及大惊、大恐、大悲之人，应暂时避免针刺，以防神气散亡，造成不良后果。同时，医者面对患者时要庄重、严肃，不可轻浮、失态；对待患者要和蔼、亲切，切忌冷漠粗暴、以貌取人。在针灸施术的整个过程中，注意力必须高度集中，取穴准确，操作细心、谨慎，不可粗心大意，马虎从事。特别是在行针过程中要用心专一，认真体验针下的感觉，仔细观察患者的神色和表情，耐心询问患者的主观感觉，既察言又观色。若一旦发现异常，便可及时恰当处理。

　　2. 守气　守气是指在针刺得气后坚守维护经络之气，以防流失。经气是脏腑经络生理功能的具体表现，得气快慢和是否得气，直接影响着针灸治疗的效果。《灵枢·九针十二原》所言"粗守形，上守神"讲的是一般的医者只看到大略的形体和外在的表现，高明的医者则注重内在的涵养和经气的守护。《灵枢·小针解》则说："上守机者，知守气也……针以得气，密意守气勿失也。"《素问·宝命全形论》也说："经气已至，慎守勿失。"可见古人对守气的高度重视。

　　（1）静以久留，穴旁按压　针刺入腧穴得气后，不用任何手法，仅较长时间留针，即静以久留，或为使针感进一步加强和持久，用押手拇指或食指用力在所刺腧穴旁边向下按压，以促使经气守经不易。

　　（2）微动留针，聚气不散　针刺得气后不要大幅度提插和捻转或应用其他强刺激手法，以免经气流失，可用小幅度或震颤法动留针，使经气延续持久，提高治疗效果。

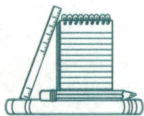

　　在众多的因素中，医者的治神守气，患者的意守感传往往对诱发经气、加速气至、促进气行和气至病所发挥着决定性的作用。

二、补虚泻实

　　针灸补虚泻实的治疗原则主要是依据《灵枢·经脉》"盛则泻之，虚则补之……陷下则灸之，不盛不虚以经取之"的论述而制定。

　　1. 补虚　是指扶助正气。《内经》认为"精气夺则虚"，所以对于虚证必须采用补法治疗。临床常以"虚则补之""陷下则灸之"之法治之，即针灸补虚时通过选择本经腧穴，或选择表里经腧穴，或选择相关的俞募穴、五输穴，或选择具有补虚性能的腧穴，配合针刺补法，或艾灸，或温针灸，以达补虚的目的。如肺脏虚证可取肺经腧穴，或取大肠经腧穴，或取肺俞、中府，或取气海、关元，或取脾经太白等穴，施以针刺补法，或艾灸，以补肺脏阴阳气血的不足。

　　2. 泻实　是指祛除邪气。《内经》认为"邪气盛则实"，故对于实证要采用泻法治疗。临床常通过"盛则泻之""满则泄之""邪盛则虚之""菀陈则除之"之法具体实施，即针灸泻实时通过选择本经腧穴，或选择表里经腧穴，或选择相关的俞募穴、五输穴，或选择具有泻实性能的腧穴，配合针刺泻法，或刺络放血，以达泻实的目的。如肝脏实证可选取肝经腧穴，或取胆经腧穴，或取肝俞、期门，或取印堂、太阳，或取心经的少府、心包经的劳宫等穴，施以针刺泻法，或刺络放血，以泻肝脏有余之气。

　　3. 补泻兼施　对于表虚里实，或里虚表实，或上虚下实，或下虚上实，或脏腑之间某脏某腑实某脏某腑虚，或"虚"和"实"表现皆不显著的病证的治疗，单一地用补虚或泻实法，不能取得满意的治疗效果，必须以补泻兼施或平补平泻之法治之。如肝实脾虚证，临床既常见胁肋胀痛、善太息、急躁易怒的肝实症状，又同时兼见食欲不振、便溏等脾虚症状，针刺治疗时应泻足厥阴和足少阳经的相关腧穴，补足太阴和足阳明经的相关腧穴。临床还应视虚实的轻重缓急，以决定先泻或先补，或多补少泻，或多泻少补的不同。对"虚"和"实"表现均不显著的病证，宜取相关的经穴，采用平补平泻的针刺手法治疗，即"不盛不虚以经取之"。

三、清热温寒

　　针灸清热温寒的治疗原则是根据《素问·至真要大论》"寒者热之，热者寒之，温者清之，清者温之"的论述而设置。

　　1. 清热　是针对邪热亢盛，或阴虚内热之热性病证的治疗原则。对于热性病证，临床常以"热则疾之"治之，即针灸治疗时宜采取毫针浅刺疾出，不留针或针用泻法，手法宜轻而快，或点刺出血，或多针少灸的方法，以清泻热邪。如《灵枢·九针十二原》所说："刺诸热者，如以手探汤。"《灵枢·邪气脏腑病形》也说："刺缓者，浅内而疾发针。"如风热感冒者，取大椎、曲池、合谷、列缺等穴，毫针浅刺疾出，针用泻法，不留针，以达到清热解表的目的。若伴有咽喉肿痛者，可用三棱针点刺少商、商阳等穴出血，以加强泻热、消肿、止痛的作用；对于热邪亢盛者，也可选用"透天凉"之法治之。

　　2. 温寒　是针对阴寒过盛，或阳虚生寒之寒性病证的治疗原则。对于寒性病证，临床多以"寒则（温之）留之"处置，即针灸治疗时宜毫针深刺久留针，或针用补法，或多灸少针，或温针灸的方法，以温经散寒。《灵枢·九针十二原》曰："刺寒清者，如人不欲行。"《灵枢·禁服》曰："脉血结于中，中有著血，血寒，故宜灸之。"如脾胃虚寒胃痛者，取中脘、内关、足三里、公孙等穴，毫针深刺久留针，针用补法，或艾灸，或温针灸，以达温胃散寒、和络止痛的目的；

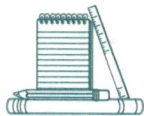

若寒邪凝滞脏腑较深，或寒痹疼痛甚者，可配合"烧山火"治之。

3. 温清并用　对于表寒里热，或表热里寒，或上热下寒，或上寒下热，或真寒假热，或真热假寒等复杂疑难病证的治疗，单纯地清热或温寒，不能取得良好的治疗效果，必须施以温清并用之法。如上热下寒，寒热互结的胃痛者，临床可见口渴、咽干的上热表现，又有胃痛喜温按、便溏肢冷等下寒征象，治宜清上温下，泻热散寒并用，取内关、太溪、三阴交等穴，毫针刺用泻法，或平补平泻，以滋阴降火，发挥清上热之效；取中脘、神阙、足三里等穴，毫针刺用补法，或艾灸，或温针灸，以温里散寒，发挥温下寒之能。

四、三因制宜

三因制宜治疗原则是指因时、因地、因人制宜，即根据季节（包括时辰）、地理环境和治疗对象的不同情况而制定适宜的治疗原则。

1. 因时制宜　即根据不同的季节和时辰特点，制定适宜的治疗原则。四时气候的变化，对人体的生理功能、病理变化均可产生一定的影响。春夏之季，阳气升发，人体气血趋向体表，病邪伤人亦多在浅表；秋冬之季，阴气渐盛，人体气血潜藏于内，病邪伤人亦多在深部。应用针灸治疗时，春夏宜浅刺，秋冬宜深刺。由于人体气血流注与时辰变化有一定的相对应规律，在针灸治疗时，应重视取穴与时辰的关系，强调择时选穴，即根据不同的时辰选取不同的腧穴进行治疗，其中子午流注针法、灵龟八法、飞腾八法均是择时选穴治疗疾病的方法，也是"因时制宜"治疗原则的具体应用。另外，因时制宜还包括针对某些疾病的发作或加重规律而选择有效的治疗时机。如治疗疟疾，多在发作前2～3小时针治，治疗痛经一般宜在月经来临前开始针刺治疗等。

2. 因地制宜　即根据不同的地理环境特点制定适宜的治疗原则。由于地理环境、气候条件和生活习惯的不同，人体的生理活动和病理特点也有区别，治疗方法亦有差异。如在寒冷的地区，治疗多用温灸，而且应用壮数较多；在温热地区，灸法应用较少。正如《素问·异法方宜论》指出："北方者……其地高陵居，风寒冰冽，其民乐野处而乳食，脏寒生满病，其治宜灸焫。南方者……其地下，水土弱，雾露之所聚也……其病挛痹，其治宜微针。"说明治疗方法的选用与地理环境、生活习惯和疾病性质有密切关系。

3. 因人制宜　即根据患者的性别、年龄、体质的不同特点制定适宜的治疗原则。男女性别不同，各有其生理特点，如妇人以血为用，在治疗妇人病时要多考虑调理冲脉（血海）、任脉等。年龄不同，针刺方法也有差别，如《灵枢·逆顺肥瘦》说："年质壮大，血气充盈，肤革坚固，因加以邪，刺此者，深而留之……瘦人者，皮薄色少，肉廉廉然，薄唇轻言，其血清气滑，易脱于气，易损于血，刺此者，浅而疾之……婴儿者，其肉脆，血少气弱，刺此者，以毫针，浅刺而疾发针，日再可也。"患者个体差异是决定针灸治疗方法的重要因素，如体质虚弱、皮肤薄嫩、对针刺较敏感者，针刺手法宜轻；体质强壮、皮肤粗厚、针感较迟钝者，针刺手法可重些。

五、治病求本

针灸最根本的治疗原则是治病求本。"标"与"本"是一个相对的概念，主要用以说明病变过程中各种矛盾的主次关系。如正气为本，邪气为标；病因为本，症状为标；旧病、原发病为本，新病、继发病为标；内伤病为本，外感病为标。针灸治病始终强调治病求本，即针对疾病的本质进行治疗，但在临床中应根据病情具体情况，灵活掌握，处理好治标与治本的关系。

1. 急则治标　是指"标"病重于"本"病，如不及时处理，标病可能转化为危重病证，甚

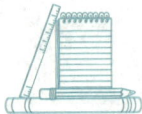

至危及生命，因此，论治时则应随机应变，先治其"标"病，然后再图治"本"病。例如，不论何种原因引起的高热抽搐，应当首先针刺大椎、水沟、合谷、太冲等穴，以泻热、开窍、息风止痉；当中风患者出现小便潴留时，应首先针刺中极、水道、秩边，急利小便，然后再根据疾病的发生原因从本论治。

2. 缓则治本　是指对于大多数病证的治疗都要重视"治病求本"之理念，尤其对于慢性病和急性病的恢复期有重要的指导意义。正虚者固其本，邪盛者祛其邪；治其病因，症状可除；治其先病，后病可解。如肾阳虚引起的五更泄，治宜灸气海、关元、命门、肾俞，针宜补合谷、大肠俞、天枢、上巨虚等穴，温肾补阳治其本，则五更泄便可向愈。

3. 标本同治　是在"标"病和"本"病均不危重的情况下，采取标本同治的方法。如慢性泄泻患者患有感冒，针灸治疗时，一方面取风池、合谷、列缺等穴以祛邪解表，另一方面取天枢、足三里、上巨虚、三阴交等穴以健脾利湿，扶正固本。

复习思考

1. 简述针灸的治疗原则。
2. 举例说明治病求本原则的临床运用。

项目三　辨证论治纲要

辨证论治是中医学的特色和精华，同时也是针灸治病取得良好效果的必经途径。针灸治疗疾病是以脏腑、气血证治为基础，以经络证治为核心，以八纲证治为纲领，在整体观念的指导下，根据脏腑学说、经络学说，运用四诊八纲理论，将临床收集到的各种不同证候表现，按脏腑病证、经络病候和相应组织器官病证的形式进行分析归纳，以辨别病位、病性、邪正虚实的不同，确定治疗方法，进而配穴处方，或针或灸，或针灸并用，或补或泻，或补泻兼施，从而达到"阴平阳秘，精神乃治"的目的。临床辨证论治的方法很多，主要有八纲证治、脏腑证治、气血证治、经络证治等。在临床具体运用时需要强调整体观念和明辨病证性质两方面。由于针灸治病的特点有别于临床各科，在此重点讨论经络辨证的内容。

一、强调整体观念

针灸治病非常重视整体观念，善于处理局部与整体的关系。身体某一局部的表现，往往是整体病患的一部分，故《标幽赋》曰："观部分而知经络之虚实。"如头痛和目赤肿痛，多与肝火上炎有关；口舌生疮、小便短赤多因心和小肠有热造成；脱肛、子宫脱垂皆由中气不足引起。针灸治病只有从整体观念出发，辨证施治，才不会出现头痛医头、脚痛医脚的片面倾向。

人是一个有机的整体，通过经络内联脏腑、外络肢节，将整个人体有机地联系起来。针灸刺激局部的经络腧穴除产生局部感应外，并能通过经络的传导给机体以整体性影响，甚至对全身产生广泛作用。四肢肘、膝关节以下的腧穴，除了能治疗局部和邻近病变，还能治疗头面、躯干、脏腑等全身的病变。部分腧穴如合谷、太冲、足三里、三阴交、大椎、百会、气海、关元等，还可防治全身性疾病。整体治疗还包括针对某一病证的病因治疗，如外感发热咳嗽，取合谷、外关、列缺发汗解表、宣肺止咳；对肝阳上亢引起的头痛、眩晕，取太溪、太冲透涌泉补益肝肾、育阴潜阳等。

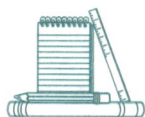

二、明辨病证性质

　　明辨病证性质，就是明确辨别病证的阴阳、表里、寒热、虚实，也即明确辨证。辨证一般先从主要症状入手，主症不但对辨证有着十分重要的特殊意义，同时还是决定病证全局走向的重要因素。因此，只有掌握了主症，才能对某些病证进行全面分析，在错综复杂的征象中进行缜密思考，并为辨证提供可靠的依据，透过现象把握本质。在明确辨证的同时，还要注意辨病，辨病可使辨证更具针对性、客观性，辨证与辨病的有机结合是全面认识病证整个过程的进一步深化，有着化繁为简、提纲挈领的临床意义。

三、重视经络辨证

　　经络辨证是通过观察或利用某些方法和工具测定经络系统的功能变化，从而推知病位、病性以及病证转机和预后等情况的一种手段和方法。其临床意义历代医家皆非常重视，并有精辟的论述。《灵枢·卫气》说："能别阴阳十二经者，知病之所生。知候虚实之所在者，能得病之高下。"《灵枢·官能》也说："察其所痛，左右上下，知其寒温，何经所在。"《标幽赋》则说："既论脏腑虚实，须向经寻。"明·张三锡《经络考》中说："脏腑阴阳，各有其经，四肢筋骨，各有其主，明其部以定经。"《灵枢·经脉》则将不同的病候按十二经脉予以分类，把复杂的证候进行归属，据此可以有的放矢地指导针灸临床应用，以提高治病效果。临床最常用的经络辨证有经络现象辨证和经络穴位测定辨证两种。

　　1. 经络现象辨证　经络是气血运行的通路，某一经络病变可在其循行的部位或与其相关的经络部位出现病变反应，这种病变有的在患者体表可以显现出来，有的患者本人对经络病变部位有异常感觉。这种能够观察到的和主观感觉到的经络循行路线上的病变反应，称为经络现象。由经络现象推测病变在某脏腑、某经络及其病理变化的方法，即为经络现象辨证。常用的经络现象辨证有以下几种。

　　（1）背俞穴异常现象辨证　背俞穴是脏腑经气输注于背部的一类穴位。脏腑都与背俞穴有密切的联系。所以，五脏六腑的病变，可在其背俞穴出现特异性的现象，临床上依据背俞穴的异常现象，以测知病变部位所在。如点压肺俞、膏肓俞酸痛掣背，则可测知为气管病变或肺病；点压志室、肾俞酸痛可测知为生殖和泌尿系疾病、肾病等。

　　（2）募穴异常现象辨证　募穴为脏腑气血汇聚于胸腹的一类穴位。募穴出现的异常现象，可以反映脏腑病变。如手太阴肺经之募穴中府处有酸痛感，可推测为肺病（肺脓疡）；足厥阴肝经之募穴期门处隐痛胀满，可推测为肝病；足阳明胃经之募穴中脘处疼痛，可推测为胃病；手厥阴心包经之募穴膻中处疼痛、憋闷，可推测为冠心病等。

　　（3）下合穴异常现象辨证　下合穴为六腑之气下合于足三阳经的一类腧穴，下合穴出现异常感觉，大多可以反映六腑病变。如手太阳小肠经之下合穴下巨虚处的疼痛，可推测为小肠病变；足阳明胃经之下合穴足三里处疼痛，可推测为胃病；手阳明大肠经之下合穴上巨虚处疼痛，可推测为大肠病变等。

　　（4）耳穴异常现象辨证　耳部与五脏六腑全身经络系统均有密切联系，耳郭一定区域出现的异常现象，可以反映出相关机体内在的功能变化。如胃区出现点片状白色、边缘不清，或皮肤增厚，可推测为慢性胃炎；阑尾区出现点状或丘疹出血，可推测为急性阑尾炎；心区若出现片状白色、边缘不清，或有光泽，可推测为风湿性心脏病；相关区域出现皮下结节隆起、推之

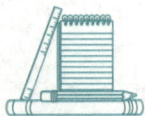

移动、边缘清晰、无压痛，可推测为良性肿瘤等。

（5）阿是穴异常现象辨证　不定部位的异常现象，往往反映的是一种特殊病变。如肩胛下角以上的脊柱两侧出现米粒大红色疹点，可推测为颈淋巴结核；第7颈椎棘突与第5腰椎棘突两侧至腋后线区域内出现米粒大、淡红、棕褐色疹点，可推测为痔疮等。

（6）经络循行路线的异常现象辨证　除上述特定穴位的异常现象帮助临床辨证之外，体表往往会出现和经络循行路线一致的线状皮肤病，也可帮助辨证。如心包经、肺经、肾经、胃经容易发生线性神经性皮炎，心经、肝经、脾经则容易发生线状湿疹等。

2. 经络穴位测定辨证　当体表无明显经络现象可察时，还可以利用一定的方法，通过测定经络穴位变化，推知脏腑经络病位和病理。临床常用方法有两种。

（1）点压穴位测定辨证　主要是利用医者指腹或借助工具（如探针、毫针针柄等）点压穴位，找出敏感点，以此推知穴位所在经络脏腑的病变。此法可用于点压周身任何穴位，常用的穴位有经穴、耳穴、鼻穴、面穴及手足掌部穴位等。根据患者主诉，初步分析出预测定的经络腧穴，一般是先测定主要症状所属的经络腧穴，再测定与之相关的经络腧穴，点压的顺序是自上而下，自左而右，先外后内，先背后腹。穴位异常感觉需要通过询问患者而获得，一般患者有痛、酸、麻、胀、沉、灼热、针刺样、触电样、传导等感觉。由测出的敏感点，结合临床其他体征，首先分析敏感点所在经络及所属脏腑病变，其次推测与之相关的经络脏腑病变及性质。如肾病敏感点为三焦俞、肾俞；胃病敏感点是梁丘、足三里；肠病敏感点为足三里、上巨虚、阴陵泉、地机；肝胆病敏感点是右期门、日月、膈俞、肝俞、胆俞等。

（2）经络穴位测定仪测定辨证　临床主要是利用经络穴位测定仪以测定经络穴位电阻变化，借以了解脏腑经络的生理、病理变化。根据不同的测定目的，选择相应的经络穴位测定仪。临床上有多种多样的经络穴位测定仪，而各种测定仪的构造性能、操作方法、诊断依据、注意事项等，分别附有使用说明可资参考。

复习思考

1. 简述针灸治病强调整体观念的重要性。
2. 简述经络辨证的内容。

项目四　针灸处方

针灸处方是在中医理论和经络学说指导下，依据选穴原则和配穴方法，选取腧穴并确立刺灸法而形成的治疗方案。针灸处方包括两大要素，即腧穴和刺灸法。

一、选穴原则

选穴原则是指选取腧穴应当遵循的基本法则。腧穴是针灸处方的第一组成要素，腧穴选择是否精当直接关系着针灸的治疗效果。故《百症赋》说："百症俞穴，再三用心。"又说"先究其病源，复考其穴道，随手见功，应针取效。"《席弘赋》也说："凡欲行针必审穴。"《标幽赋》则言："大抵取穴之法，必有分寸。"可见历代医家都强调选穴的重要性。

1. 近部选穴　是指选取病痛的局部和邻近部位的腧穴，其理论依据是腧穴的近治作用。如

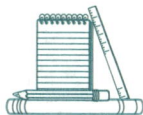

巅顶痛取百会，胃脘痛选中脘、梁门，牙痛选颊车、下关，目疾选睛明、风池等。临床一般多以选取局部腧穴为主，如因局部有重要器官、感染性炎症病灶、疤痕等而不适宜施术时，则以邻近腧穴代替。

2. 远部选穴　是指选取距离病痛较远部位的腧穴，是以腧穴的远治作用为理论依据。如胃痛选取足三里，下牙痛选取合谷，上牙痛选取内庭，胁痛选取支沟、阳陵泉，胸痛选取内关等。

3. 辨证选穴　是根据病证的证候特点，分析病因病机而选取穴位。临床上有些病证，如发热、多汗、盗汗、虚脱、昏迷等均无明显局限的病变部位，而呈现全身症状，应采用辨证选穴，如肾阴不足导致的虚热盗汗、五心烦热等，选肾俞、太溪；肝阳化风导致的抽搐，选太冲、风池、行间等。对于病变部位明确的疾病，根据其病因病机而选取穴位也是辨证选穴原则的体现。如牙痛分为风火牙痛、胃火牙痛和肾虚牙痛，风火牙痛选风池、外关，胃火牙痛选内庭、二间，肾虚牙痛选太溪、行间。

4. 对症选穴　是根据疾病的特殊或主要症状而选取腧穴，这是腧穴特殊治疗作用及临床经验在选穴原则中的具体运用。如汗证选合谷、复溜，痰多选丰隆，鼻塞选迎香，小儿疳证选四缝，虫证选四白、百虫窝，腰痛选腰痛点，落枕选外劳宫，哮喘选定喘等。又如《八总诀》所言："肚腹三里留，腰背委中求；头项寻列缺，面口合谷收。酸痛取阿是，心胸内关谋；胁痛支沟取，肩痛阳陵搜"即是对症选穴的具体应用。

二、配穴方法

配穴方法是根据选穴原则，针对病情选取相关腧穴进行配伍的方法。常用的配穴方法有以下几种。

1. 上下配穴法　是将腰部以上及上肢腧穴和腰部以下及下肢腧穴配合应用的方法。《灵枢·终始》说："病在上者下取之，病在下者高取之，病在头者取之足，病在腰者取之腘。"上下配穴法在临床上应用最广。如胃痛者可上取内关，下取足三里；胃火牙痛者，可上取合谷，下取内庭；脱肛者可上取百会，下取足三里等。

2. 左右配穴法　是将人体左侧和右侧的腧穴配合应用的方法。本方法的依据是人体十二经脉左右对称分布和部分经脉左右交叉的特点。它既可以左右双穴同取，也可左侧有病取右侧，右侧有病取左侧。临床上左右交叉取穴法多用于头面疾病，如左侧口眼歪斜，选取右侧合谷等；而对内脏病证，一般左右同用，以加强其协同作用，如胃痛取双侧胃俞、足三里，腰痛选用双侧肾俞、委中等。

3. 前后配穴法　是将人体前部和后部的腧穴配合应用的方法。临床主要是将胸腹部腧穴和背腰部腧穴配合应用，即《灵枢·官针》所谓"偶刺"。此法多用于胸腹或腰背疼痛病证及脏腑病证。如腰痛，除取腰背部的命门、肾俞等穴外，同时可对应配腹部的天枢、关元等穴；膀胱病证，前取水道或中极，后取膀胱俞或秩边等。俞募配穴法即是前后配穴法的具体应用。

4. 远近配穴法　是近部选穴与远部选穴配合应用的方法。如肩痛近取肩髎、肩髃、肩贞等穴，远部配合谷、外关、悬钟、阳陵泉、承山等穴；腰痛近取肾俞、大肠俞，远取委中、昆仑等穴。大多数是病在头面、躯干和内脏时，近取局部或邻近部位的腧穴，远取四肢肘膝关节以下的腧穴配合治疗（表5-1）。

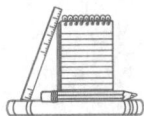

表 5–1　远近配穴举例

病位	近取	远取
头顶	百会、风池	合谷、太冲、涌泉
前额	印堂、上星、头维	合谷、内庭、解溪
颞部	率谷、太阳、风池	外关、足临泣、侠溪
头顶	风池、天柱、大椎	后溪、申脉、昆仑
目	睛明、承泣、目窗、风池	合谷、内庭
鼻	迎香、上星	合谷、内庭
口齿	地仓、颊车、下关	合谷、阳溪、太冲、内庭、照海
舌	廉泉、哑门	通里、太冲、太白
耳	听宫、耳门、翳风	中渚、外关、侠溪
咽喉	廉泉、翳风、天突	少商、合谷、照海
肺	肺俞、膻中、天突	尺泽、列缺、太渊、太溪、丰隆
心	心俞、厥阴俞、膻中	内关、神门、间使、郄门、公孙、三阴交
肝	肝俞、期门	腕骨、支沟、太冲、阳陵泉
胆	胆俞、日月	支沟、丘墟、阳陵泉、太冲、胆囊穴
胃	中脘、胃俞、梁门	内关、合谷、足三里、丰隆、梁丘、公孙
肠	大肠俞、小肠俞、天枢、关元	合谷、手三里、足三里、上巨虚、下巨虚、阑尾穴
肾	肾俞、志室、三焦俞、水分、气海	太溪、复溜、委阳、三阴交
膀胱	次髎、中极	三阴交、阴陵泉
前阴	关元、气海、中极、归来、次髎	三阴交、曲泉、太冲、太溪、蠡沟、血海
肛门	长强	孔最、承山、百会
上肢	肩髃、曲池、合谷	夹脊（颈1～胸1）
下肢	环跳、阳陵泉	夹脊（腰3～骶1）
腰背	局部穴	委中、殷门、承山、昆仑、人中
胸	局部穴	内关、大陵、太渊、丰隆、太白

　　5. 表里配穴法　是以脏腑、经脉的阴阳表里关系为根据的配穴方法。当某一脏腑或某一经脉发生疾病时，就取该经脉和其相表里的经脉腧穴配合治疗。如胃痛，可选胃经的足三里和脾经的公孙等穴。原络配穴法是表里配穴法中特殊的应用。

三、刺灸法的选择与腧穴的增减

1. 刺灸法的选择

　　（1）疗法选择　指针对患者的病情和具体情况而选择适宜的刺灸方法。临床上针与灸所起的作用不尽相同，运用时应根据具体病情选择治病方法，可考虑用针或用灸，或针灸并用，或多针少灸，或多灸少针，或用头针、耳针、皮肤针、三棱针、穴位注射、穴位贴敷等，才能取得应有的效果。如用三棱针放血治疗急性咽喉肿痛，用皮肤针治疗顽癣，用耳针止痛，用头针治疗偏瘫及某些精神方面病证等。

　　（2）施术方法选择　指当确立了刺灸方法后，根据病证选择具体的施术方法，如毫针法，

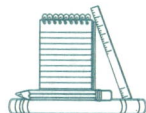

操作时是用补法还是泻法。疾病有虚实的不同，处方中的补泻手法亦随之而变。补泻手法的不同还体现在用同一组穴可治不同的病证。如补合谷，泻三阴交，有行气活血、通经化瘀的作用，用以治血瘀经闭；反之，泻合谷，补三阴交，有养血理气固经之功，可治疗月经过多或崩漏之疾。除此之外，针刺的深浅与治疗的作用密切相关。同一组穴，既可治里证，又可治表证，里证宜深刺，表证宜浅刺。针刺的深浅变化还需因时、因人来决定。如春夏人体之气行于浅表，刺宜较浅；秋冬人体之气潜伏于里，刺宜较深。又如形体肥胖者宜深刺，形体瘦小者宜浅刺等。尤其对于处方中的部分腧穴，当针刺操作的深度、方向不同于常规的方法时，要对患者详细说明，避免发生医患纠纷和其他的意外。

2. 腧穴的增减

（1）随证候增加腧穴　随证候增加腧穴是指在主病或主症的基本处方上，根据辨证和不同的证候表现，增加适宜的腧穴。如治疗痛经，基本处方为三阴交、地机、中极、次髎。若寒湿凝滞者加关元、归来；气滞血瘀者加太冲、合谷；气血不足者加足三里、气海；肝肾阴虚者加肾俞、肝俞、太溪；恶心呕吐者加内关、中脘；痛剧者加合谷、天枢等。也即是"有是证便用是穴"法则的临床灵活运用。

（2）腧穴交替取舍　腧穴交替取舍是指伴随病情的变化和治疗时间的长短不断调整腧穴，如治疗中风半身不遂，需要制定两组以上基本处方进行操作，每组处方应用 1～2 个疗程，则需用另一组处方，避免腧穴出现"疲劳"，从而更有利于发挥腧穴的治疗作用。尤其是对于慢性疾病长期使用某一个腧穴，可使该腧穴得气（针感）较慢，影响治疗效果；且反复刺激可使腧穴局部出现纤维硬结，发生进针受阻，出现疼痛。

四、治疗时机

治疗时机是指针灸治病发挥最佳作用的时间段。治疗时机与治疗效果的好坏有着密切的关系，把握有利时机，取得治疗的主动权，是一个不可忽视的问题，临床上对时机的掌握需要重视两方面的情况。

1. 早诊断早治疗　疾病诊断早治疗早，针灸的治疗效果就越好。尤其对中风、痿证、痹证、面瘫等病证，提倡越早越好，防止随着病情的迁延而使病情加重，对一些诊断明确的急性病证也应如此。

2. 掌握最佳时机　某些周期性发作的疾病，必须抓住关键性的时刻治疗。如治疗痛经，在行经前 1～2 天开始针刺疗效较好；治疗不寐在 16～18 点效果显著；治疗癫痫、哮喘，应根据其发作规律，提前施术治疗。可见，把握住良好的时机，可以用最短的时间、最少的经济投入，取得最佳的疗效。

复习思考

1. 简述选穴原则的内容。
2. 简述常用的配穴方法。

扫一扫，查阅
复习思考题答案

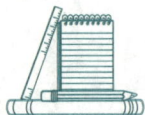

模块六 治疗各论

【学习目标】
1. 掌握：临床各科常见病的治法、处方、操作。
2. 熟悉：临床各科常见病的辨证要点。
3. 了解：临床各科常见病的其他治疗方法。

项目一 内科病证

感 冒

案例导入

张某，男，28岁，已婚，工人。2015年11月25日就诊。自诉身冷，头痛，周身酸楚不适2天。2天前因感寒受凉，出现身冷，周身酸楚，头痛异常，自服安乃近2片，当时全身大汗出，汗出后自觉全身舒服。次日未休息又外出工作，回家后又感全身不适，遂来我院就诊。诊见恶风，汗出，全身肌肉关节酸痛，头昏沉重，鼻鸣干呕，口干苦，不欲饮水，咽不痛，胸满食少。舌质淡，苔薄白，脉浮缓。

问题：写出中医辨证及分型、辨证依据、针灸治疗、医嘱。

感冒是以鼻塞、流涕、喷嚏、咳嗽、头痛，甚则恶寒、发热、全身不适为特征的外感病证。全年均可发病，尤以冬春两季多见，病情轻者称为"伤风"，病情重者称为"重伤风"，在同一区域内广泛流行、证候相似者称为"时行感冒"。本病多由禀赋不足、外邪侵袭等因素所致。病位在肺卫，基本病机是体质虚弱，肺卫功能失调。

西医学的上呼吸道感染、流行性感冒等，可参考本病辨治。

【辨证】

主症 鼻塞、流涕、喷嚏、咳嗽、头痛，甚则恶寒、发热、全身不适。

风寒束表者兼见恶寒重，发热轻，流清涕，口不渴，咽不痛，头身疼痛，舌淡，苔薄白，脉浮紧；风热犯表者兼见发热重，恶寒轻，汗出不畅，流黄涕，痰黏稠，口渴，咽痛，舌红，苔薄黄，脉浮数；暑湿袭表者兼见身热不扬，无汗或少汗，胸闷欲呕，舌红，苔黄腻，脉濡数；体虚感冒者多见形体虚弱，稍有不慎即感外邪，屡感屡发；时行感冒呈流行性，群体突然发病，

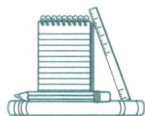

症状相似，变化迅速，病情较普通感冒为重，体力恢复较慢。

知识链接
　　1. 鉴别诊断　临床上需要与某些传染病早期、温病早期相鉴别。
　　2. 辅助检查　血尿便常规、心电图、胸部 X 线等检查有助于诊断。

【治疗】
1. 基本治疗
治法　祛风解表。取手太阴、手阳明经及督脉穴为主。
主穴　列缺　合谷　大椎　风池　太阳
配穴　风寒束表者加风门、肺俞；风热犯表者加曲池、尺泽、鱼际；暑湿袭表者加委中、尺泽；体虚者加足三里、气海；咽喉肿痛者加少商；全身酸楚不适者加身柱；鼻塞者加迎香。
操作　毫针浅刺用泻法。风寒者风门、肺俞可针刺后拔罐；风热者大椎刺络拔罐；咽痛者少商点刺放血；夹暑者委中、尺泽可点刺放血。
方义　肺外合皮毛，开窍于鼻，列缺为肺经络穴，通于手阳明大肠经，善治头项之疾，祛风解表；合谷为手阳明原穴，手阳明与手太阴相表里，配列缺清肃肺气，发汗解表；大椎为督脉与诸阳经之会，疏风清热；风池为足少阳与阳维脉的交会穴，功善疏解表邪，通络止痛，明目开窍；太阳为奇穴，可疏通局部气血，清利头目以治头痛。

2. 其他治疗
（1）耳针法　取额、内鼻、肺、下屏尖。毫针中等刺激。
（2）拔罐法　取大椎、风门、肺俞，留罐 10 分钟。

【按语】
1. 本病流行期间，不到人多的公共场合活动；针灸双侧足三里，毫针用补法，每日 1 次，连续 3 日，有预防作用。
2. 饮食宜清淡，戒烟酒；注意休息，保证充足睡眠。

复习思考
1. 简述感冒的辨证要点。
2. 简述感冒的主穴与操作。
3. 简述感冒配穴的应用。

<h2 style="text-align:center">咳　嗽</h2>

咳嗽是指肺失宣降，肺气上逆，以咳吐痰液或干咳无痰为主症的病证。本病多由外邪侵袭，或脏腑功能失调等因素所致。病位在肺，与脾、肝有关，病久及肾；其主要病机是肺失宣降，肺气上逆。

西医学的上呼吸道感染、急慢性支气管炎、支气管扩张等，均可参考本病辨治。

【辨证】
1. 外感咳嗽　起病急骤，病程较短。
风寒袭肺者咳嗽，痰稀色白，伴有风寒表证；风热犯肺者咳嗽，痰黄而稠，伴有风热表证；燥邪伤肺者干咳少痰，咳痰不爽，伴有燥邪伤阴体征。

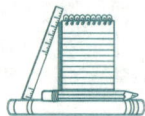

2.内伤咳嗽 起病缓慢，病程较长，反复发作。

痰热壅肺者咳嗽，痰黄白黏稠，咳吐不爽，咳时面赤唇红，伴有痰热之象；肝火犯肺者咳呛气逆阵作，咳时胸胁引痛，伴有郁热之象；痰湿蕴肺者咳嗽，痰多色白如泡沫，咳时喉有痰声，伴有痰盛之征；肺气亏虚者咳声无力，痰白清稀，易于感冒，伴有气虚征象；肺阴亏虚者干咳无痰，或痰少而黏稠，不易咳出，伴有虚热之象。

知识链接

1.鉴别诊断 临床上需要与肺痈、肺痨、喘证、肺癌相鉴别。

2.辅助检查 肺部听诊，血常规，胸部 X 线、CT，肺功能等检查有助于诊断。

【治疗】

1.基本治疗

（1）外感咳嗽

治法 疏风解表，宣肺止咳。以手太阴、手阳明经穴为主。

主穴 列缺 合谷 肺俞 身柱

配穴 风寒袭肺者加风门、风池；风热犯肺者加大椎、尺泽；燥邪伤肺者加三阴交、太溪；咽喉痛者加少商放血。

操作 针用泻法，风热可疾刺，风寒留针或针灸并用，或针后在背部腧穴拔火罐。

方义 肺主皮毛，司一身之表。列缺为肺经络穴，善于散风祛邪，宣肺解表；合谷、列缺为原络相配，可加强宣肺解表的作用；肺俞长于宣肃肺气；身柱固肺解表，祛邪外出，是治疗外感咳嗽的经验效穴。

（2）内伤咳嗽

治法 宣肃肺气，调理脏腑。以手、足太阴经穴为主。

主穴 太渊 三阴交 肺俞 足三里

配穴 痰湿蕴肺者加中脘、丰隆、阴陵泉；痰热壅肺者加尺泽、丰隆；肝火犯肺者侠溪、行间；肺阴亏虚者加膏肓、太溪；肺气亏虚者加膻中、肾俞；咯血者加孔最、膈俞。

操作 毫针平补平泻法，可用灸法。

方义 内伤咳嗽因脏腑功能失调所致，故重在调理脏腑。选穴遵"见咳休止咳，应治咳之源"之法则，肺俞调理肺气；太渊为肺经原穴，为本脏真气所注，扶正疗虚，使肺宣肃有常；三阴交为足三阴之交会穴，健脾利湿，杜绝生痰之源；阳明经多气多血，足三里为足阳明经合穴，功善补养气血，扶正祛邪，保健强身。

2.其他治疗

（1）穴位贴敷法 取肺俞、定喘、风门、膻中、丰隆。白附子16%，洋金花48%，川椒32%，樟脑3%，细辛1%，制成粉剂。将药粉少许置穴位上，用胶布贴敷，每3～4日更换1次，三伏天应用效果较好。

（2）穴位注射法 取定喘、大杼、风门、肺俞。用清开灵注射液，或胎盘注射液，每次2穴，每穴注入药液 0.5mL，隔日 1 次。

【按语】

1.明确诊断，合理治疗，必要时配合药物治疗。

2.平时注意保暖、慎避风寒；戒烟酒。

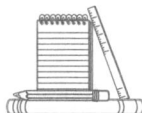

复习思考

1. 简述咳嗽的辨证要点。

2. 简述外感咳嗽与内伤咳嗽的主穴与操作。

3. 简述外感咳嗽与内伤咳嗽配穴的应用。

喘 病

案例导入

陈某，女，20岁，未婚，学生。2020年11月19日就诊。2天前不慎感寒后出现喘促上气，胸憋胀而痛，咳吐黄稠痰，恶寒发热，流浊涕、喷嚏，咽红，身痛口渴。舌红，苔薄白，脉滑数。

问题：写出中医辨证及证候分型、辨证依据、针灸治疗、医嘱。

喘病是以气短喘促，呼吸困难，甚则张口抬肩，不能平卧为主症的病证。一年四季均可发病，尤以寒冷季节和气候急剧变化时发病较多，男女老幼皆可罹患；本病多由禀赋不足、外邪侵袭、饮食不当、情志失调、久病劳欲等因素引起；病位主要在肺肾，与肝、脾、心有关。主要病机为肺气上逆，肃降无权。

西医学的阻塞性肺气肿、肺源性心脏病、心肺功能不全等，均可参考本病辨治。

【辨证】

1. 实喘　发病急，病程短，声高气粗，呼吸深长，呼出为快，不能平卧，形体较强壮，脉象较有力。

风寒束肺者兼见恶寒发热，头痛，舌淡，苔薄白，脉浮紧；风热犯肺者兼见发热恶风，舌边红，苔薄黄，脉浮数；痰湿蕴肺者兼见痰多易咳，痰黏或咳吐不爽，胸中窒闷，口腻，脘痞腹胀，舌淡，苔白腻，脉弦滑；水气凌心者兼见痰多呈泡沫状，胸满不能平卧，肢体浮肿，心悸怔忡，尿少肢冷，舌淡，苔白滑，脉弦细数。

2. 虚喘　起病缓慢，病程长，迁延不愈，时轻时重，或呈间歇性发作，声低气怯，气息短促，形体较弱，脉象多无力。

肺脾两虚者兼见语声低微，自汗心悸，面色㿠白，神疲乏力，食少便溏，舌淡，苔少，脉弱，或口干咽燥，舌红，苔少或薄黄，脉细数；肺肾两虚者兼见心悸怔忡，动则喘咳，气不接续，胸闷如窒，不能平卧，痰多而黏，或心烦不寐，唇甲发绀，舌紫或舌红，苔少，脉微疾或结、代。

知识链接

鉴别诊断　临床上需要与气短、肺胀、哮病相鉴别。

辅助检查　血常规、胸部X线、心电图、心和肺功能测定、血气分析等检查有助于诊断。

【治疗】

1. 基本治疗

（1）实喘

治法　解表肃肺，化痰平喘。以手太阴经穴及背俞穴为主。

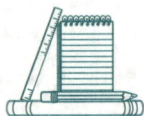

主穴　列缺　尺泽　膻中　肺俞　定喘

配穴　风寒束肺者加合谷、风门、鱼际；风热犯肺者加外关、阴陵泉、丰隆；水气凌心者加心俞、内关、三阴交；痰湿蕴肺者加风门、命门、丰隆。

操作　毫针泻法。风寒者可合用灸法，定喘穴刺络拔罐。

方义　列缺以宣通肺气，祛邪外出；尺泽为肺经合穴，以肃肺化痰，降逆平喘；膻中为气之会穴，可宽胸理气，舒展气机；肺俞，以宣肺祛痰；定喘为止喘之效穴。

（2）虚喘

治法　补益肺肾，平喘降气。以相应背俞穴及手太阴、足少阴经穴为主。

主穴　肺俞　膏肓　肾俞　定喘　太渊　太溪　足三里

配穴　肺脾两虚者加身柱、脾俞、气海、三阴交；肺肾两虚者加中府、至阳、关元、命门。

操作　定喘用刺络拔罐，余穴毫针补法。可酌用灸法或拔火罐。

方义　肺为气之本，肺俞、膏肓可补益肺气以固本；肾为气之根，肾俞补肾以纳气归根；太渊为肺经之原穴，太溪为肾经之原穴，二穴可补肺肾真原之气，坚固根本；足三里调和胃气，以培补气血生化之源，疗虚扶正；定喘为平喘之经验效穴。

2. 其他治疗

（1）穴位贴敷法　取肺俞、膏肓、膻中、定喘。用白芥子30g，甘遂15g，细辛15g，白芷5g。共研为细末，用生姜汁或醋调药粉成糊状，制成药饼如蚕豆大，敷于穴位上，用胶布固定。贴30～60分钟后取掉，局部可有红晕微痛为度。

（2）穴位埋藏法　取膻中、定喘、肺俞。常规消毒后，局部浸润麻醉，用三角缝合针，将"0"号羊肠线埋于穴下肌肉层，每10～15日更换1次。

（3）耳针法　取平喘、下屏尖、肺、神门、皮质下。每次取2～3穴，捻转法用中、强刺激，适用于喘证发作期。

【按语】

1. 明确诊断，应积极治疗原发病；对发作严重者，应配合药物治疗。

2. 平时注意保暖，加强锻炼。

3. 对过敏体质者避免接触过敏原和进食过敏食物。

复习思考

1. 简述喘病的辨证要点。

2. 简述实喘与虚喘的主穴与操作。

3. 简述实喘与虚喘配穴的应用。

心　悸

心悸是以自觉心中悸动不安，甚则不能自主为主症的病证。多呈阵发性发作，也有呈持续性者，多因情绪激动，或过度劳累而发作，常伴胸闷、气短、失眠、健忘、眩晕、耳鸣等。本病多由体虚劳倦、情志所伤、感受外邪、药食不当等因素所致；病位在心，与肝、脾、肺、肾密切相关；基本病机为气血阴阳亏虚，心失所养；或痰、火、瘀、饮扰心，心神不宁。

西医学的心脏神经官能症、各种心脏病引起的心律失常，以及缺铁性贫血、再生障碍性贫血、甲状腺功能亢进等引起的心律失常，均可参考本病辨治。

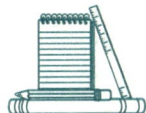

【辨证】

1. 实证　发病急，病程较短，心中悸动不安，甚则不能自主。

水饮凌心者兼见胸闷，喘息难卧，小便短少，或形寒肢冷，下肢浮肿，伴恶心、呕吐痰涎，舌淡胖、苔白滑，脉沉细而滑；心血瘀阻者兼见胸闷不舒，心痛时作，痛如针刺，唇甲青紫，气短乏力，舌紫暗或有瘀斑、苔少，脉涩或结或代。

2. 虚证　发病缓慢，病程较长，心中悸动不宁，时作时止，劳累后加重。

心虚胆怯者兼见善惊易恐，多梦易醒，恶闻声响，舌淡、苔薄白，脉细弦；心阳不振者兼见气短胸闷，动则尤甚，面色苍白，形寒肢冷，舌淡、苔白，脉沉细无力；阴虚火旺者兼见心烦，手足心热，头晕耳鸣，舌红少津、苔少或无苔，脉细数；心血不足者兼见气短，头晕目眩，动则尤甚，失眠健忘，面色无华，神疲乏力，舌淡红、苔薄白，脉细弱。

知识链接

1. 鉴别诊断　临床上需要与奔豚相鉴别。

2. 辅助检查　心电图、动态心电图、血压、X线胸片、超声心动图、心脏256或320CT等检查有助于诊断。

【治疗】

1. 基本治疗

治法　通调心气，安神止悸。取手少阴、手厥阴经及任脉穴为主。

主穴　郄门　神门　心俞　巨阙　内关

配穴　心虚胆怯者加胆俞、大陵；心阳不振者加膻中、气海；阴虚火旺者加肾俞、太溪；水饮凌心者加阴陵泉、中脘；心血不足者加膈俞、血海、足三里；心血瘀阻者加膈俞、膻中。

操作　毫针刺，实者用泻法，虚者用补法或平补平泻法操作；水饮凌心者可艾灸。

方义　心悸乃发自于心，郄门为手厥阴心包经郄穴，神门是心经原穴，心俞为心之背俞穴，巨阙是心之募穴，四穴合用，益心气，宁心神，以达镇心宁神止悸之功；内关为心包经络穴，又是八脉交会穴，通于阴维脉，善于宽胸理气以通心络，安心神。

2. 其他治疗

（1）耳针法　取神门、心、脾、肝、胆、肾、交感，毫针轻刺激，或埋针或王不留行籽贴压。

（2）穴位注射法　取心俞、内关、足三里，用维生素B_1或维生素B_{12}注射液，每穴注入0.5mL，隔日1次。

（3）拔罐法　取心俞、厥阴俞、肝俞、脾俞，每日1～2次，交替使用。

【按语】

1. 针灸治疗心悸效果较好。但本病可见于多种疾病，须明确诊断，积极治疗原发病。

2. 饮食有节，起居有常，保持心情舒畅，加强锻炼。

复习思考

1. 简述心悸的辨证要点。

2. 简述心悸的主穴与操作。

3. 简述心悸配穴的应用。

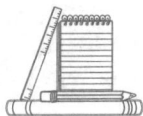

不　寐

案例导入

李某，女，23 岁，未婚，学生。2019 年 12 月 16 日就诊。2 个月来因学习紧张，夜间经常难以入睡，最多睡 2～3 小时，或时睡时醒，或多梦易醒，伴心慌健忘，头晕目眩，体倦乏力，纳呆，面色少华。舌质淡、苔薄白，脉细弱无力。

问题：写出中医辨证及证候分型、辨证依据、针灸治疗、医嘱。

不寐是以经常不能获得正常睡眠为主症的病证，又称"失眠"。轻者入睡困难，或时睡时醒，或醒后不睡；重者彻夜难眠，常伴有头痛、头昏、心悸、健忘、多梦等。本病多由七情所伤，或久病体虚，或饮食不节，或劳倦过度等因素所致；病位在心，与肝、脾、肾密切相关；基本病机是阳盛阴衰，阴阳失交，即阴虚不能纳阳，阳盛不得入阴。

西医学的神经衰弱、围绝经期综合征、贫血、慢性消化不良等以不寐为主要表现时，可参考本病辨治。

【辨证】

1. 实证　多因心情紧张或工作压力大而发作，病程短。

肝郁化火者兼见心烦不能入睡，时梦中惊醒，烦躁易怒，头胀欲裂，胸闷胁痛，面红目赤，口苦，便秘尿黄，舌红、苔黄，脉弦数；痰热内扰者兼见似睡非睡，心烦，胸闷脘痞，口苦痰多，头晕目眩，舌红、苔黄腻，脉滑或滑数。

2. 虚证　起病缓慢，多梦易醒，或时寐时醒，病程长。

阴虚火旺者兼见手足心热，头晕耳鸣，心悸，健忘，颧红潮热，口干少津，舌红、苔少，脉细数；心脾两虚者兼见心悸，健忘，头晕目眩，神疲乏力，面色不华，舌淡、苔薄，脉细弱；心虚胆怯者兼见多梦易惊，心悸胆怯，舌淡、苔薄，脉弦细。

【治疗】

1. 基本治疗

治法　宁心安神。取手少阴、足太阴经及背俞穴为主。

主穴　神门　三阴交　心俞　申脉　照海　安眠

配穴　肝郁化火者加侠溪、行间；痰热内扰者加曲池、丰隆、内庭；阴虚火旺者加肾俞、太溪、太冲；心脾两虚者加脾俞、内关、足三里；心虚胆怯者加膻中、气海、内关、足三里。

操作　毫针刺，实证用泻法，虚证用补法，或平补平泻；照海用补法，申脉用泻法。

方义　阳盛则寤，阴盛则寐。神门为手少阴心经原穴，配心俞以补益心阴，宁心安神；三阴交为足三阴经交会穴，有健脾养阴、补肝养血、补肾益阴之效，阴血充满，以纳外越浮躁之阳；申脉通于阳跷脉、照海通于阴跷脉，阳跷脉盛则不寐，泻申脉补照海以调阴阳平衡；安眠为镇静催眠之验穴。

2. 其他治疗

（1）耳针法　取皮质下、心、肝、肾、神门，毫针轻刺激，或埋针或王不留行籽贴压。

（2）皮肤针法　自项至腰部督脉和足太阳经背部第 1 侧线，由上而下叩刺，以皮肤潮红为度，每日 1 次。

（3）拔罐法　在足太阳经背部第 1 侧线，自项至腰骶部，由上而下行走罐法，以背部潮红

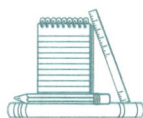

为度，隔日 1 次。

（4）艾灸法　每晚临睡前用艾条温和灸百会穴 10～15 分钟。

【按语】

1. 针灸治疗不寐效果良好，以下午或晚上治疗，其效果更佳。

2. 实验室检查、影像学检查有助于诊断；积极治疗原发病。

3. 调畅情志，合理饮食，加强锻炼。

复习思考

1. 简述不寐的辨证要点。

2. 简述不寐的主穴与操作。

3. 简述不寐配穴的应用。

郁　病

郁病是以心情抑郁，情绪不宁，或易怒喜哭，或伴胸胁胀满，或咽中如有异物梗阻等为主症的病证。本病多由情志所伤、脏腑功能失调等因素所致；主要病机是气机郁滞。

西医学的神经官能症、癔症等，可参考本病辨治。

【辨证】

1. 实证　发病急，病程短，常因突发情志刺激而作。

肝气郁结者精神抑郁，胸胁作胀，或脘痞，嗳气频作，善太息，月经不调，舌淡、苔薄白，脉弦；气郁化火者急躁易怒，胸闷胁胀，头痛目赤，口苦，嘈杂泛酸，便干溲黄，舌红、苔黄，脉弦数。

2. 虚证　起病缓慢，病程长，多因长期忧思劳累而致。

忧郁伤神者神志恍惚不安，心胸烦闷，多梦易醒，悲忧善哭，舌尖红、苔薄白，脉弦细；心脾两虚者善思多虑不解，胸闷心悸，失眠健忘，面色萎黄，头晕，神疲倦怠，易汗，纳呆，舌淡、苔薄白，脉弦细或细数；阴虚火旺者病久虚烦少寐，烦躁易怒，头晕心悸，颧红，手足心热，口干咽燥，或见盗汗，舌红、苔薄，脉弦细或细数。

知识链接

鉴别诊断　临床上需要与噎膈、癫证相鉴别。

辅助检查　抑郁量表、焦虑量表、消化道 X 线、胃镜、心电图、脑电图等检查有助于诊断。

【治疗】

1. 基本治疗

治法　疏肝理气，调神解郁。以督脉、手厥阴、手少阴和足厥阴经穴为主。

主穴　水沟　内关　神门　太冲

配穴　肝气郁结者加曲泉、膻中、期门；气郁化火者加行间、侠溪、外关；心脾两虚者加心俞、脾俞、足三里、三阴交；阴虚火旺者加太溪、三阴交、肝俞、肾俞；忧郁伤神者加通里、心俞、三阴交、太溪；咽部如有物梗塞者加天突、廉泉、丰隆、阴陵泉。

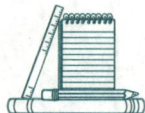

操作　水沟用雀啄泻法，以眼球湿润为度；神门平补平泻法；内关、太冲用泻法。

方义　脑为元神之府，督脉入络脑，水沟醒脑调神，明智开窍；神门为心经原穴，善安定神志，内关为心包经络穴，为宽胸理气效穴，二穴共用调理心神而镇静定志；太冲疏肝解郁，平冲降逆，尤善清肝泻火。

2. 其他治疗

（1）耳针　取神门、心、交感、肝、脾。毫针刺，或揿针埋藏，或王不留行籽贴压。

（2）穴位注射　取风池、心俞、内关。用丹参注射液，每穴每次 0.3 ～ 0.5mL，每日 1 次。

【按语】

1. 针灸治疗郁证有良好的疗效。

2. 重视精神方面的疏导工作，增强战胜疾病的信心。

3. 加强锻炼，增强体质。

4. 多做户外运动，积极参加群体活动，以利于康复。

复习思考

1. 简述郁病的辨证要点。

2. 简述郁病的主穴与操作。

3. 简述郁病配穴的应用。

头　痛

案例导入

曲某，女，36 岁，已婚，会计。2017 年 3 月 8 日就诊。自诉头痛 10 年，每遇劳累或情绪不稳时加重。近 3 天因工作繁忙，头部憋胀疼痛，急躁易怒，口苦咽干，目眩，心悸失眠，神倦乏力。舌红、苔黄，脉弦。

问题：写出中医辨证及证候分型、辨证依据、针灸治疗、医嘱。

头痛是以患者自觉头部疼痛为主症的病证。本病多由感受外邪、饮食不节、久病体虚、情志失调、先天不足、劳欲过度、脑部外伤等因素所致；病位在头，与肝、脾、肾有关；病机主要为脑络不通与脑络失养。

西医学的血管神经性头痛、高血压病、脑动脉硬化等，均可参考本病辨治。

【辨证】

1. 外感头痛　发病较急，疼势较剧，痛连项背，多以跳痛、灼痛、重痛为主，常因感受外邪而作。

风寒头痛者兼见头憋胀跳痛，恶寒，发热，口不渴，咽不痛，舌淡、苔薄白，脉浮紧；风热头痛者兼见头胀灼痛，发热，微恶寒，或汗出不畅，鼻塞浊涕，痰黏稠，口渴，咽痛，舌淡、苔薄黄，脉浮数；风湿头痛者兼见头沉如裹，重痛，发热，微恶风，肢体酸楚，胸闷纳呆，舌淡、苔薄白或白腻，脉濡数。

2. 内伤头痛　发病较缓，绵绵作痛，反复发作，时轻时重，多以掣痛、胀痛、隐痛、空痛、昏痛为主，遇劳累或情志不舒则发作或加重。

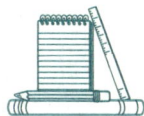

肝阳上亢者兼见头痛而胀，或抽掣而痛，面烘热目赤，耳鸣如蝉，心烦口干，舌红、苔薄黄，脉弦；痰浊上扰者兼见头痛胀重，目眩，胸闷脘胀，恶心纳呆，痰多黏白，舌淡、苔白腻，脉弦滑；瘀阻脑络者兼见痛处固定，痛如锥刺，经久不愈，舌紫暗或有瘀斑、苔薄白，脉细弦或细涩；气血亏虚者兼见头空痛或昏痛，绵绵不断，午后加重，神疲乏力，面色㿠白，心悸寐少，舌淡、苔薄，脉弱；肝肾阴虚者兼见头隐隐作痛，两目干涩，视物模糊，五心烦热，口干，腰酸腿软，舌红、少苔，脉细弦。

头痛部位辨证归经：前额疼痛为阳明头痛；颞侧疼痛为少阳头痛；后枕疼痛为太阳头痛；颠顶疼痛为厥阴头痛。

知识链接

1. 临床特征　头痛多在头部一侧额颞、前额、颠顶，或左或右辗转发作，或呈全头痛；头痛的性质多为跳痛、刺痛、胀痛、昏痛、隐痛，或头痛如裂等；头痛每次发作可持续数分钟、数小时、数天，也有持续数周者。

2. 鉴别诊断　临床上需要与脑炎、药物中毒、肿瘤相鉴别。

3. 辅助检查　血常规、脑电图、经颅多普勒、CT、MRI 等检查有助于诊断。

【治疗】

1. 基本治疗

（1）外感头痛

治法　祛风解表，通络止痛。取督脉及手太阴、足少阳经穴为主。

主穴　百会　风池　列缺　太阳

配穴　风寒者加风门、肺俞；风热者加大椎、曲池；风湿者加阴陵泉；阳明头痛者加印堂、攒竹、合谷、内庭；少阳头痛者加率谷、外关、足临泣；太阳头痛者加天柱、后溪、申脉；厥阴头痛者加太冲、四神聪、内关。

操作　毫针泻法。风门、肺俞拔罐或艾灸；大椎点刺出血。

方义　风为六淫之首，百病之长，高颠之上，唯风可到。百会位于颠顶，尤善疏通脑络，祛风醒神；风池为足少阳与阳维脉交会穴，长于祛风止痛，清利头目；列缺善调肺卫，祛风解表，以治头项诸疾；太阳疏通局部气血，通络止痛。

（2）内伤头痛

治法　行气和血，通络止痛。取督脉及足阳明、足少阳经穴为主。

主穴　百会　风池　头维　足三里

配穴　肝阳上亢者加太冲、太溪、侠溪、肝俞；痰浊上扰者加太阳、丰隆、阴陵泉；瘀阻脑络者加膈俞、内关、血海、阿是穴；肝肾阴虚者加肝俞、肾俞、太溪、悬钟；气血亏虚者加脾俞、气海、血海、三阴交。

操作　毫针刺，实者用泻法，虚者用补法，风池用平补平泻法。

方义　百会、头维疏通头部经络气血，且百会还有升阳举陷之功用；风池善于清利头目，平肝抑阳；足三里以资气血生化之源，扶正以祛邪，则有和胃化痰之效。诸穴同用以发挥标本同治的功用。

2. 其他治疗

（1）耳针法　取枕、额、脑、神门，毫针中强刺激，或埋针或王不留行籽贴压。

（2）皮肤针　取太阳、印堂、阿是穴，叩刺出少量血，常用于外感头痛。

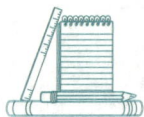

【按语】

1.针灸治疗头痛效果较好，但须查明原因，积极治疗原发病。

2.治疗期间，禁烟酒，加强锻炼，合理饮食，避免过劳和精神刺激。

复习思考

1.简述头痛的辨证要点。

2.简述外感头痛与内伤头痛的主穴与操作。

3.简述外感头痛与内伤头痛配穴的应用。

眩　晕

案例导入

聂某，女，56岁，已婚，农民。2015年3月4日就诊。自诉头晕4年，时轻时重。近2天因在大棚种蘑菇，突然出现头晕目眩，恶心欲吐，昏眩仆地。诊见面色少华，体倦乏力，腰膝酸软，善忘失眠，耳鸣，两目干涩，心烦口干。舌红、苔薄，脉弦细无力。

问题：写出中医辨证及分型、辨证依据、针灸治疗、医嘱。

眩晕是以自觉头晕目眩，视物旋转为主症的病证。眩是眼花，晕是头晕，因常同时出现，故合称眩晕。轻者平卧闭目片刻即安；重者如乘坐舟车，旋转起伏难定，以致站立不稳，甚则昏倒，常伴有恶心呕吐、汗出等。多由年高肾虚、病后体虚、忧思恼怒、劳伤太过、饮食不节、跌仆外伤等因素所致。病位在头，病变脏腑以肝为主，与脾、肾有关；病机主要为脑窍不清和脑窍失养。

西医学的耳源性眩晕、脑动脉硬化、高血压、贫血、神经衰弱、晕动病等引起的眩晕，均属本病范畴。

【辨证】

1.实证 发病急，病程短，头晕目眩，恶心欲吐，甚则昏眩欲仆。

风阳上扰者兼见耳鸣，头痛且胀，易怒，失眠多梦，或面红目赤，口苦，舌红、苔黄，脉弦滑；痰浊上蒙者兼见头重如裹，视物旋转，胸闷作恶，呕吐痰涎，舌淡、苔白腻，脉弦滑；瘀血阻窍者兼见头痛，健忘失眠，心悸，精神不振，耳鸣耳聋，面唇紫暗，舌淡或有瘀点或瘀斑，脉弦涩或细涩。

2.虚证 发病缓慢，病程长，眩晕日久，多无视物旋转，劳累易于复发或加重。

气血亏虚者兼见面色淡白，神倦乏力，心悸少寐，舌淡、苔薄白，脉弱；肝肾阴虚者兼见久发不已，视力减退，少寐健忘，心烦口干，耳鸣，神倦乏力，腰酸膝软，舌红、苔薄，脉弦细。

知识链接

1.鉴别诊断 临床上需要与脑肿瘤、血液病等相鉴别。

2.辅助检查 血常规、心电图、脑电图、眼震电图、血压、颈椎X线、经颅多普勒、CT、MRI等检查有助于诊断。

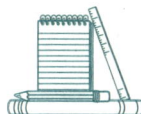

【治疗】

1. 基本治疗

（1）实证

治法 定眩止晕，通利脑窍。取足少阳、督脉、手足厥阴经穴为主。

主穴 风池 百会 内关 太冲

配穴 风阳上扰者加行间、侠溪、太溪；痰浊上蒙者加头维、丰隆、中脘、阴陵泉；瘀血阻窍者加膈俞、气海、足三里。

操作 毫针泻法。

方义 风池、太冲清肝利胆，平肝抑阳；内关平冲降逆，宽胸理气，和中化痰；百会属督脉，针泻之以通利脑窍，定眩止晕。

（2）虚证

治法 定眩止晕，补虚扶正。取足少阳、督脉及相应背俞穴为主。

主穴 风池 百会 肝俞 肾俞 足三里

配穴 气血亏虚者加胃俞、脾俞、气海；肝肾阴虚者加悬钟、太溪、三阴交。

操作 毫针用补法，风池平补平泻法。

方义 风池清利脑窍，疏通头部气血，百会属督脉，针补之以升举气血，止眩晕，二穴配用以清利头目，定眩止晕而缓急治其标；肝俞、肾俞补养肝肾，填精生髓，培元固本；足三里补益气血，扶助正气，以固根本。

2. 其他治疗

（1）头针法 取顶中线，沿头皮快速刺入，快速捻转，每日 1 次，留针 20 分钟。

（2）耳针法 取肾上腺、皮质下、额，毫针中强刺激，或王不留行籽贴压。

【按语】

1. 针灸治疗眩晕有一定的疗效，但应查明原因，积极治疗原发病。

2. 饮食清淡，少饮水，保持安静。

复习思考

1. 简述眩晕的辨证要点。

2. 简述眩晕实证与虚证的主穴与操作。

3. 简述眩晕实证与虚证配穴的应用。

中 风

案例导入

董某，男，48 岁，已婚，干部。2015 年 3 月 11 日就诊。自诉 4 小时前在开会时，突然仆地，神志清醒。诊见口角㖞斜流涎，能皱眉，额纹不消失，说话不清，右侧上肢无力，手不能握物，下肢不能站立，肌肤麻木不仁，面红目赤，舌红、苔黄，脉弦有力。

问题：写出中医辨证及分型、辨证依据、针灸治疗、医嘱。

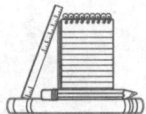

中风是以突然昏倒、不省人事，伴口角歪斜、语言不利、半身不遂，或不经昏仆仅以㖞僻不遂为主要表现的病证。因其发病急骤，变化多端，与风性善行而数变特点相似，故名中风，亦称卒中。本病多在中年以上发病，具有发病率高、死亡率高、复发率高的特点，发病后常遗留后遗症，是威胁人类生命和生活质量的重大疾病之一；发病前常有眩晕、肢体麻木、无力等先兆症状。多由内伤积损，情志过极，饮食不节，体肥痰盛等因素所致。主要病机为风阳上扰，气血逆乱。

西医学的脑血管意外，可参考本病辨治。

【辨证】

1. 中经络　病位较浅，病情较轻，多无神志改变，仅以半身不遂，口眼歪斜，舌强语謇为主要表现。

肝阳暴亢者兼见面红目赤，心烦易怒，口苦咽干，便秘尿黄，舌红或绛、苔黄或燥，脉弦有力；风痰阻络者兼见肢体麻木或手足拘急，头晕目眩，舌淡、苔白腻或黄腻，脉弦滑；痰热腑实者兼见腹胀便秘，午后面红烦热，舌红、苔黄腻或灰黑，脉弦滑大；气虚血瘀者兼见足肿胀，面色淡白，气短乏力，心悸自汗，舌暗淡、苔薄白或白腻，脉细缓或细涩；阴虚风动者兼见心烦失眠，眩晕耳鸣，手足拘挛或蠕动，舌红或暗淡、苔少或光剥，脉细弦或数。

2. 中脏腑　病位较深，病情危重，多有神志不清。

风火蔽窍者兼见面红目赤，肢体强直，口燥，项强，两手握紧拘急，甚则抽搐，角弓反张，舌红或绛、苔黄而燥或焦黑，脉弦数；痰火闭窍者兼见痰多息促，两目直视，鼻鼾身热，大便秘结，舌红、苔黄厚腻，脉滑数有力；痰湿蒙窍者兼见面色晦垢，痰涎壅盛，四肢逆冷，舌暗淡、苔白腻，脉沉滑或缓；元气衰败者兼见面色苍白，瞳神散大，手撒肢逆，二便失禁，气息短促，多汗肤凉，舌淡紫或萎缩、苔白腻，脉散或微。

知识链接

　　鉴别诊断　临床上需要与面瘫、痫病、厥证、痉证、痿证相鉴别。

　　辅助检查　血压、心电图、头颅 CT 或 MRI、脑脊液、眼底检查等有助于诊断。

【治疗】

1. 基本治疗

（1）中经络

治法　疏经通络，行气活血。取手足三阳经穴为主。

主穴　上肢：肩髃　曲池　手三里　外关　合谷

　　　　下肢：环跳　阳陵泉　足三里　解溪　昆仑

　　　　口歪：地仓　颊车　承浆　合谷　人中

配穴　肝阳暴亢者加太冲、太溪；风痰阻络者加脾俞、丰隆；气虚血瘀者加膈俞、气海；阴虚风动者加太溪、肝俞、肾俞、三阴交；痰热腑实者加曲池、丰隆、内庭；头晕者加风池、天柱、悬钟；足内翻加丘墟透照海；便秘者加天枢、支沟、上巨虚；尿失禁或尿潴留者加中极、关元、秩边、三阴交；舌强语涩者加哑门、廉泉、通里。

操作　毫针用泻法，或平补平泻。

方义　阳主动，阴主静。邪犯经隧，经脉不通，气血运行受阻，筋肉失养则弛缓不用，故多取阳经腧穴治之，其中以手足阳明经腧穴为主，因阳明系多气多血之经，主润总筋，阳明经

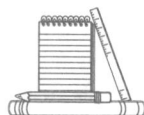

气血畅达，正气得以扶助，以利机体功能恢复，即"治痿独取阳明"之意。

（2）中脏腑

治法　醒脑开窍，启闭固脱。取手厥阴及督脉穴为主。

主穴　内关　水沟

配穴　风火蔽窍者加十二井穴、合谷、太冲；痰火闭窍者加曲池、中脘、阴陵泉、丰隆；元气衰败者加关元、气海、神阙；牙关紧闭者加下关、颊车。

操作　毫针刺，内关、合谷、太冲用泻法，水沟用雀啄法，以眼球湿润为度；十二井穴点刺放血；关元、气海大艾炷灸之，神阙隔盐灸，灸至神复气顺、四肢转温为止。

方义　内关宽胸降逆，稳心安神，水沟醒脑开窍，十二井穴交通阴阳，以助水沟醒脑开窍，恢复神志；合谷、太冲开四关，通络息风；曲池、中脘、阴陵泉、丰隆清热祛痰；关元、气海、神阙扶助正气，培本固元。

2. 其他治疗

（1）电针法　取患侧上、下肢各1个穴，毫针刺得气后，接通电针治疗仪，强度以患者能忍受为度，通电20分钟，每日1次。

（2）头针法　取顶颞前斜线、顶旁1线及顶旁2线，快速进针并捻转1～2分钟，留针30分钟，间隔10分钟行针1次，每日1次。

（3）耳针法　取肝、肾、肾上腺、神门、心、肝阳、耳尖、瘫痪侧肢体，每次3～5穴，毫针中度刺激。闭证可耳尖放血。

【按语】

1. 针灸治疗中风后遗症疗效显著，对肢体运动、语言、吞咽功能有促进作用，治疗越早效果越好。

2. 中风急性期，应采取综合措施治疗，对脑出血者以30日后治疗为宜。

3. 本病重在预防，对血压偏高，年龄过40岁，经常出现头痛、头晕、肢体麻木，偶尔说话不清、肢体无力的中风先兆者，应积极加强防治。

复习思考

1. 简述中风的辨证要点。

2. 简述中经络与中脏腑的主穴与操作。

3. 简述中经络与中脏腑配穴的应用。

面　瘫

案例导入

刘某，女，23岁，已婚，工人。2019年4月5日就诊。自诉右侧面部板滞、麻木3天。3天前晨起刷牙时发现右侧面部拘急不适，口角向左侧㖞斜，不能漱口。诊见右侧额纹消失，不能皱眉、闭眼、鼓颊，右侧鼻唇沟变浅，口苦咽干，急躁易怒，心悸少寐，体倦乏力。舌淡、苔薄白，脉弦有力。

问题：写出中医辨证及分型、辨证依据、针灸治疗、医嘱。

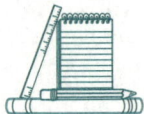

面瘫是以口眼向一侧歪斜为主症的病证。发病年龄不限，但以青壮年发病多见，无明显季节性。多发病急速，以一侧面部发病多见。本病多由经络空虚，卫外不固，风邪乘虚侵入阳明、少阳之脉，致使气血痹阻，经脉失养，筋肉纵缓不收而发病。主要病机为风邪入络，筋脉弛缓不收。

西医学的周围性面神经麻痹，可参考本病辨治。

【辨证】

起病突然，每在睡醒时，发现一侧面部板滞、麻木、瘫痪，不能做蹙额、皱眉、露齿、鼓颊等动作，口角向健侧歪斜，露睛流泪，额纹消失，患侧鼻唇沟变浅或消失。部分患者初起时有耳后、耳下及面部疼痛，还可出现患侧舌前 2/3 味觉减退或消失，听觉过敏等。病程日久，少数患者可因瘫痪肌肉挛缩，口角牵拉，歪向患侧，形成"倒错"现象。

知识链接

鉴别诊断 临床上需要与中风的口眼歪斜相鉴别。

辅助检查 血压、心电图、头颅 CT 或 MRI、血常规、眼底检查等有助于诊断。

【治疗】

1. 基本治疗

治法 祛风通络，调和气血。取手足阳明、手少阳经穴为主。

主穴 太阳 丝竹空 地仓 颊车 翳风 合谷

配穴 人中沟歪斜者加人中；鼻唇沟平坦者加迎香；颏唇沟歪斜者加承浆；目不能合者加阳白；耳后疼痛者加风池。

操作 毫针刺，多用透刺法，初期浅刺用泻法，后期用补法，可加灸。

方义 太阳、丝竹空、地仓、颊车均为疏通局部经络，行气血，润筋肉；合谷乃循经取穴，可调阳明经气，并配以翳风，共达祛风通络、除邪牵正之功。

2. 其他治疗

（1）皮肤针法 取阳白、攒竹、颊车、下关、头维、承浆，叩刺以局部皮肤潮红为度，每日 1 次。

（2）穴位贴敷法 取太阳、阳白、颧髎、地仓、颊车，用马钱子粉或白附子粉末少许，撒于橡皮膏上，贴于穴位上，5 ~ 7 日换药 1 次。

（3）电针法 取面部穴针刺后，采用断续波或疏密波通电 10 ~ 15 分钟，以患者能耐受为宜。早期不宜使用。

【按语】

1. 针灸治疗面瘫效果卓著，是目前治疗本病安全有效的首选方法。

2. 早期选穴不宜过多，针刺不宜过深，手法不宜过重。

3. 面部应避风寒，可戴口罩、眼罩、头巾；因眼睑闭合不全,每日点眼药水 2 ~ 3 次,以防感染。

复习思考

1. 简述面瘫的辨证要点。

2. 简述面瘫的主穴与操作。

3. 简述面瘫配穴的应用。

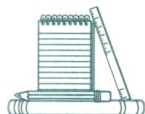

痴呆

痴呆是以记忆和认知功能进行性损害为主要表现的病证，又称呆病。本病多由年老肾衰、先天禀赋不足、后天失养、七情内伤、久病邪恋等因素所致；病位在脑；病变涉及五脏，尤与肾、脾、心、肝有关。基本病机为髓海空虚、元神失养，邪扰清窍、神机失用。

西医学的阿尔茨海默病、血管性痴呆等，可参考本病辨治。

【辨证】

主症 神情淡漠，寡言少语，善忘，记忆力迟钝，言辞颠倒，闭门独处，或口中自语，或举止异常，或忽哭忽笑，或不欲食，怠惰思卧。

髓海不足者兼见少寐梦多，心烦口干，耳鸣，腰酸膝软，舌红、苔薄，脉细弱；气血不足者兼见面色淡白，神倦乏力，心悸少寐，舌淡、苔薄白，脉弱；痰阻脑络者兼见头痛，健忘失眠，心悸，精神萎靡，耳鸣耳聋，面唇紫暗，舌淡暗或有瘀点或瘀斑，脉细涩。

知识链接

鉴别诊断 临床上需要与郁证、癫证相鉴别。

辅助检查 神经心理学检查、日常生活能力量表、头颅 CT 或 MRI、脑脊液等检查有助于诊断。

【治疗】

1. 基本治疗

治法 活血通络，醒神聪智。以督脉、手足厥阴经、足少阳经、足少阴经穴为主。

主穴 印堂 四神聪 百会 风池 太溪 悬钟 内关 太冲

配穴 髓海不足者加肝俞、肾俞；气血不足者加三阴交、足三里；痰阻脑络者加丰隆、中脘、阴陵泉。

操作 百会透四神聪，捻转平补平泻法；太溪、悬钟用补法；余穴用平补平泻法；头部穴位间歇捻转行针，或加用电针。

方义 督脉入络脑，百会、印堂醒脑聪志，升提气血以养脑髓；风池通络行血，清利头目，明智开窍；太溪为肾经原穴，补肾固本，悬钟为髓会，二穴共用填精生髓，以使髓满，元神得养；内关、太冲活血通络，疏调心志，也可清心泻肝；四神聪为健脑益聪之效穴。

2. 其他治疗

（1）穴位注射法 取风府、风池、肾俞、足三里、三阴交，用复方丹参注射液，每穴注入药液 0.5 ~ 1.0mL，隔日 1 次。

（2）头针法 取顶中线、顶颞前斜线、顶颞后斜线，将 1.5 寸毫针刺入帽状腱膜下，快速行针，使局部有热感，或用电针刺激，留针 30 分钟，每日 1 次。

（3）耳针法 取皮质下、额、枕、颞、心、肝、肾、内分泌、神门。每次 2 ~ 4 穴，毫针轻刺激；或用耳穴压丸法。

【按语】

1. 针灸治疗痴呆有一定效果，需要制订合理治疗方案，长期调治。

2. 生活规律，饮食清淡。

3. 重视康复训练，重症者须专人看护，以防意外伤害。

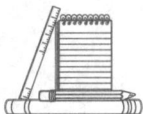

复习思考

1. 简述痴呆的辨证要点。

2. 简述痴呆的主穴与操作。

3. 简述痴呆配穴的应用。

胃 痛

案例导入

王某，女，40岁，已婚，出租车司机。2022年4月3日就诊。近4天来胃脘胀满，攻撑作痛，连及两胁，嗳气频作，口苦。舌淡、苔薄白，脉弦。

问题：写出中医辨证及分型、辨证依据、针灸治疗、医嘱。

胃痛是以上腹胃脘部近心窝处疼痛为主症的病证，又称胃脘痛。由于痛及心窝部，古人又称"心痛"。本病多由外邪犯胃、饮食伤胃、情志不畅、脾胃素虚等因素所致。病位在胃，与肝、脾关系密切。主要病机为胃络失和，不通则痛或不荣则痛。

西医学的急慢性胃炎、消化性溃疡、胃痉挛、胃扭转、胃下垂、胃肠神经官能症等引起的胃痛，均可参考本病辨治。

【辨证】

1. 实证 发病急，病程短，疼痛拒按，痛无休止。

肝胃气滞者兼见胃脘痞胀疼痛或攻窜胁背，嗳气频作，舌淡、苔薄白，脉弦；寒邪犯胃者兼见胃脘冷痛暴作，呕吐清水痰涎，畏寒喜暖，口不渴，舌淡、苔白，脉弦紧；胃热炽盛者兼见胃痛急迫或痞满胀痛，嘈杂吐酸，心烦，口苦或黏，舌红、苔黄或腻，脉数；食滞胃肠者兼见胃脘胀痛，嗳腐吞酸或呕吐不消化食物，吐后痛缓，舌淡、苔厚腻，脉滑或实；瘀阻胃络者兼见胃痛较剧，痛如针刺或刀割，痛有定处，拒按，或大便色黑，舌紫暗、苔少，脉涩。

2. 虚证 起病缓慢，病程长，疼痛绵绵，喜温喜按，时作时止，反复发作。

脾胃虚寒者兼见胃痛绵绵，空腹为甚，得食则缓，喜热喜按，泛吐清水，神倦乏力，手足不温，大便多溏，舌淡、苔白，脉沉细；胃阴不足者兼见胃痛隐作，灼热不适，嘈杂似饥，食少口干，大便干燥，舌红少津、苔少或薄黄，脉细数。

知识链接

鉴别诊断 临床上需要与真心痛、胁痛、腹痛相鉴别。

辅助检查 胃镜、上消化道钡餐透视、B超、幽门螺杆菌检测等有助于本病的诊断。

【治疗】

1. 基本治疗

治法 理气通络，和胃止痛。取足阳明、手厥阴及相应募穴为主。

主穴 内关 中脘 足三里

配穴 寒邪犯胃者加胃俞、神阙；肝胃气滞者加太冲、肝俞；食滞胃肠者加梁门、下脘；脾胃虚寒者加气海、关元、脾俞、胃俞；胃阴不足者加三阴交、内庭；瘀阻胃络者加膈俞、三

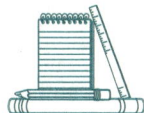

阴交；痛甚者加合谷、梁丘、公孙、太冲。

操作　毫针刺，内关、中脘用泻法；足三里平补平泻法；实者用泻法，虚者用补法；脾胃虚寒宜加灸。

方义　足三里为胃之下合穴，有"合治内腑"之效；中脘乃胃之募穴，又是腑会，且位于胃脘部，善于通降胃气，二穴配用具有疏通胃腑气机、和胃止痛之良效；内关宽胸理气，行气止痛。

2. 其他治疗

（1）耳针法　取胃、肝、脾、神门、交感。毫针刺，中等强度刺激，或用王不留行籽贴压或埋针。

（2）穴位注射法　取中脘、脾俞、胃俞、足三里，每次选2穴，用黄芪、丹参或当归注射液，每穴注射药液1mL，每日1次。

【按语】

1. 针灸治疗胃痛效果较好；溃疡病穿孔者，应及时采取抢救措施及外科治疗。

2. 调畅情志，注意休息，避免过度精神紧张和疲劳。

3. 平时生活要有规律，饮食有节，以清淡易消化食物为主，忌暴饮暴食、饥饱不均、饮食生冷及肥甘油腻，戒烟酒、辛辣食物。

复习思考

1. 简述胃痛的辨证要点。

2. 简述胃痛的主穴与操作。

3. 简述胃痛配穴的应用。

呕　吐

案例导入

曹某，女，23岁，未婚，学生。2017年6月2日就诊。1天前因饮食不慎出现呕吐。呕吐酸腐食物，吐出为快，大便秽臭不爽，嗳气，纳呆，脘痞腹胀。诊见面白无华，心悸气短，梦多少寐，体倦乏力。舌淡、苔白厚腻，脉滑有力。

问题：写出中医辨证及分型、辨证依据、针灸治疗、医嘱。

呕吐是指胃气上逆，迫使胃中之物从口中而出的一种病证。一般有物有声称之呕，有物无声谓之吐，无物有声谓之干呕。本病多由外感六淫、内伤饮食、情志不调、禀赋不足等因素所致。病位主要在胃，与肝、胆、脾密切相关；病机为胃失和降，胃气上逆。

西医学的急性胃炎、贲门痉挛、幽门痉挛、胃神经官能症、胆囊炎、胰腺炎等病引起的呕吐，均属本病范畴。

【辨证】

1. 实证　发病突然，呕吐物多为食物残渣或痰涎，量较多，或气味酸腐臭秽。

寒邪犯胃者兼见胸脘满闷，伴有恶寒发热，头身疼痛，舌淡、苔白腻，脉浮滑；食滞胃肠者兼见呕吐酸腐食物，吐出为快，大便秘结或秽臭不爽，嗳气厌食，脘痞腹胀，舌淡、苔厚腻

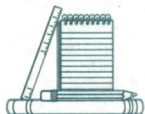

或垢，脉滑或沉实；痰饮停胃者兼见呕吐清水痰涎，脘闷痞满，口干不欲饮，饮水则吐，或头眩心悸，舌淡、苔白滑或腻，脉弦滑；肝气犯胃者兼见泛酸，口苦嗳气，脘胁烦闷不适，嘈杂，舌边红、苔薄腻或微黄，脉弦。

2. 虚证　呕吐反复发作，病程长，时作时止，呕吐物多为不消化食物黏液，量较少。

脾胃虚寒者兼见病久，劳累过度或饮食不慎即发，神疲倦怠，胃脘隐痛，喜暖喜按，畏寒肢冷，面色㿠白，舌淡或胖、苔薄白，脉弱；胃阴亏虚者兼见时时干呕，呕吐少量食物黏液，反复发作，胃脘嘈杂，饥不欲食，口燥咽干，大便干结，舌红少津、苔少或薄黄，脉细数。

知识链接

1. 鉴别诊断　临床上需要与呃逆、妊娠反应相鉴别。

2. 辅助检查　血尿便常规、肝肾功能、电解质、血气分析、胃肠 X 线片、胃镜、腹部 B 超等检查有助于诊断。

【治疗】

1. 基本治疗

治法　和胃降逆，行气止呕。取足阳明经穴为主。

主穴　中脘　内关　足三里

配穴　寒邪犯胃者加胃俞；痰饮停胃者加丰隆、膻中、公孙；食滞胃肠者加梁门、天枢；肝气犯胃者加太冲、阳陵泉；脾胃虚寒者加脾俞、胃俞、气海；胃阴不足者加脾俞、三阴交；反酸者加公孙、阳陵泉；腹胀者加天枢；肠鸣者加脾俞、大肠俞。

操作　毫针刺，内关、中脘用泻法；足三里平补平泻法；实者用泻法，虚者用补法；寒者可加艾灸。

方义　中脘乃胃之募穴，又是八会穴之腑会，且位近胃脘部，其穴善于调六腑之气，尤长于和胃降逆，疏调胃腑气机；内关为八脉交会穴之一，通阴维脉，阴维脉维系一身之里，并与公孙冲脉分布于胃心胸间，可宽胸理气，平冲降逆，和胃止呕；足三里系胃经之合穴，又是胃的下合穴，"合治内腑"，能调理胃肠气机，和降胃气。

2. 其他治疗

（1）耳针法　取胃、贲门、食道、交感、神门、肝。毫针中强度刺激，或用王不留行籽贴压。

（2）穴位注射法　取中脘、内关、足三里。用甲氧氯普胺注射液，每穴注射 0.5 ～ 1.0mL，每日或隔日 1 次。

【按语】

1. 针灸治疗呕吐（呃逆）效果显著。妊娠或药物反应引起的呕吐及呃逆，可参考治疗。若上消化道严重梗阻，癌肿及脑源性呕吐，只能做对症处理，须积极治疗原发病。

2. 注意保暖，避免寒冷刺激。

3. 调节饮食和情绪，少食生冷辛热之食品。

复习思考

1. 简述呕吐的辨证要点。

2. 简述呕吐的主穴与操作。

3. 简述呕吐配穴的应用。

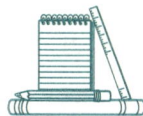

附：呃逆

呃逆是以气逆上冲，喉间呃呃连声，声短而频，令人不能自主为特征的病证。古称为"哕"，俗称"打呃"。西医学称之为"膈肌痉挛"，可见于胃肠神经官能症和某些胃、肠、腹膜、纵隔、食道等疾病。

呃逆多由邪气与积滞中阻，或暴怒气逆，胃失和降，胃气上逆动膈所致。偶然发作者，可不治自愈；若发作不止，则应宽膈行气，和胃降逆，可取内关、足三里，或加膈俞、中脘。毫针刺，实证用泻法，虚证用补法，寒证可加艾灸。

腹　痛

腹痛是以胃脘以下、耻骨毛际以上部位发生疼痛为主症的病证。本病多由外感时邪、饮食不节、情志失调、禀赋不足等因素所致。病变脏腑主要在脾、胃、肝、大小肠，与足少阳、足三阴、手足阳明、冲、任、带等相关。基本病机为气机郁滞，脉络痹阻，不通则痛，或经脉失养，不荣则痛。

西医学的急慢性肠炎、肠粘连、胃肠痉挛、肠易激综合征、腹型过敏性紫癜、消化不良性等引起的腹痛，均可参考本病辨治。

【辨证】

1.实证　突然腹痛，胀满拒按，痛势较剧或无休止。

寒邪内阻者兼见痛势急迫，腹部喜温畏寒，口不渴，小便清，大便溏，舌淡、苔白腻，脉沉紧；湿热壅滞者兼见痛而胀满拒按，便秘不爽，烦渴引饮，身热汗出，小便短赤，舌红、苔黄燥或黄腻，脉滑数；饮食停滞者兼见脘腹胀满，痛处拒按，痛则欲泻，泻后痛减，纳少恶食，嗳腐吞酸，舌淡、苔白腻，脉滑实；气机郁滞者兼见痛连胁肋，痛无定处，嗳气频作，每因情志变化而痛甚，舌淡、苔薄白，脉弦；瘀血阻滞者兼见痛如针刺，痛处固定不移，或腹部包块，经久不愈，舌紫暗、苔薄，脉细涩。

2.虚证　腹痛反复发作，时作时止，痛势隐隐。

中脏虚寒者兼见痛势绵绵，时作时止，喜暖喜按，大便溏薄，神倦畏寒，舌淡、苔白，脉沉细。

知识链接

　　鉴别诊断　临床上需要与胃痛相鉴别。

　　辅助检查　血尿便常规检查，血淀粉酶测定，胃镜、肠镜、腹腔镜，腹部X线、CT、MRI、B超等检查有助于诊断。

【治疗】

1.基本治疗

治法　通调腑气，缓急止痛。取足阳明、足太阴、足厥阴经及任脉穴为主。

主穴　足三里　天枢　中脘　三阴交　太冲

配穴　寒邪内阻者加神阙、公孙；湿热壅滞者加阴陵泉、内庭；饮食停滞者加梁门、归来；气机郁滞者加太冲、阳陵泉；瘀血阻滞者加膈俞、三阴交；中脏虚寒者加脾俞、肾俞、章门。

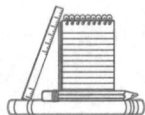

操作 毫针刺，太冲用泻法，余穴用平补平泻法；配穴遵虚补实泻法操作；寒证及阳虚者加灸；腹痛发作时，足三里持续中强刺激 1 ～ 3 分钟。

方义 足三里系足阳明经合穴，天枢是大肠募穴，中脘乃腑会又是胃之募穴，三穴配用，可健运脾胃，调理肠胃气机；三阴交调理足三阴经气血，以发挥行气活血之效；太冲疏肝理气。诸穴同用以达通调腑气、缓急止痛之效果。

2. 其他治疗

（1）耳针法 取大肠、小肠、肝、脾、交感、皮质下。毫针中强度刺激，或用王不留行籽贴压。

（2）穴位注射法 取天枢、足三里。用异丙嗪和 654-2 各 2mL 混合液，每穴注入 0.5mL 药液，每日 1 次。

【按语】

1. 针灸治疗腹痛效果较好。如属外科急腹症，应转外科治疗。
2. 避免感寒受凉，切忌饭后剧烈运动。

复习思考

1. 简述腹痛的辨证要点。
2. 简述腹痛的主穴与操作。
3. 简述腹痛配穴的应用。

泄 泻

泄泻是以排便次数增多，粪质稀薄或完谷不化，甚至便如水样为主症的病证，又称腹泻。一年四季均可发生，以夏秋两季多见。本病多由感受外邪、饮食不节、情志不调、禀赋不足及久病体虚等因素所致。病位在脾胃、大小肠，与肝肾密切相关；病机为脾虚湿盛。

西医学的急慢性肠炎、肠易激综合征、过敏性结肠炎、肠结核、肠道肿瘤、吸收不良综合征等引起的腹泻，均可参考本病辨治。

【辨证】

1. 急性泄泻 发病急，病程短，大便次数和排泄量较多，排泄物多为水样不消化食物或黏液。

寒湿困脾者兼见大便清稀或如水样，腹痛肠鸣，畏寒食少，舌淡、苔白滑，脉濡缓；肠道湿热者兼见腹痛即泻，泻下急迫，粪色黄褐秽臭，肛门灼热，可伴有发热，舌红、苔黄腻，脉濡数；食滞胃肠者兼见腹满胀痛，大便臭如败卵，泻后痛减，纳呆，嗳腐吞酸，舌淡、苔垢或厚腻，脉滑；肝气郁滞者兼见腹痛肠鸣泄泻，每因情志不畅而发，泻后痛缓，舌红、苔薄白，脉弦。

2. 慢性泄泻 发病缓，病程长，时作时止，反复发作，大便次数和排泄量不多，排泄物多为稀溏便。

脾气亏虚者兼见大便溏薄，夹有不消化食物，稍进油腻则便次增多，伴有神疲乏力，舌淡、苔薄白，脉细；肾阳亏虚者兼见晨起泄泻，大便夹有不消化食物，脐腹冷痛，喜暖，形寒肢冷，舌淡胖、苔白，脉沉细。

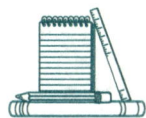

知识链接

鉴别诊断　临床上需要与痢疾、霍乱相鉴别。

辅助检查　大便常规、肠镜、X 线检查、腹部 B 超和 CT、血糖、肾功能等检查有助于诊断。

【治疗】

1. 基本治疗

（1）急性泄泻

治法　利湿导滞，通调腑气。取足阳明、足太阴经穴为主。

主穴　天枢　阴陵泉　上巨虚　水分

配穴　寒湿困脾者加神阙；食滞肠胃者加中脘；肠道湿热者加尺泽、内庭。

操作　毫针用泻法；神阙隔姜灸。

方义　天枢为大肠募穴，可疏理肠道气机，导滞理气，固肠祛邪；阴陵泉为足太阴脾经合穴，健脾利湿，使水湿从小便而出；上巨虚是大肠下合穴，善于通调胃肠气机，运化湿滞；水分善通利小便而厚肠道，配阴陵泉以行前后分消之效。

（2）慢性泄泻

治法　健脾温肾，固本止泻。取任脉及足阳明、足太阴经穴为主。

主穴　神阙　天枢　足三里　公孙

配穴　肝气郁滞者加肝俞、太冲；脾气亏虚者加脾俞、胃俞、太白；肾阳亏虚者加命门、肾俞。

操作　毫针刺用补法，或平补平泻法；神阙隔姜灸或隔盐灸。

方义　灸神阙温补元阳，以充填命门之火，扶正固本；天枢乃大肠募穴，可疏理肠道气机，行气导滞，厚肠止泻；足三里补养胃气，以腐熟水谷，使受纳有权；公孙健脾利湿。

2. 其他治疗

（1）穴位注射法　取天枢、足三里，用黄连素或庆大霉素和 654-2 各 1mL 混合液，每穴注入 0.5～1.0mL，每日 1 次。

（2）耳针法　取胃、脾、肝、肾、大肠、交感，每次 2～3 穴，毫针中等刺激，每日 1 次，或王不留行籽贴压。

（3）艾灸法　取神阙穴，艾炷隔盐灸，每次灸 3～7 壮，每日 1 次；或取中脘、天枢用隔姜灸法，每穴 3～4 壮，每日 1 次，适用于寒湿困脾泄泻。

【按语】

1. 针灸治疗急慢性泄泻效果较好，尤对肠功能紊乱者效佳。

2. 严重脱水或恶性病变引起的腹泻，应及时补充液体，纠正水、电解质紊乱。

复习思考

1. 简述泄泻的辨证要点。

2. 简述急性泄泻与慢性泄泻的主穴与操作。

3. 简述急性泄泻与慢性泄泻配穴的应用。

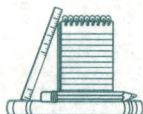

便 秘

案例导入

吕某，男，60岁，退休工人。2019年8月12日就诊。自诉便秘20年。大便干结如羊屎，临厕无力努挣，挣则汗出气短。诊见面色㿠白，畏寒肢冷，心悸少寐，体倦乏力，舌淡、苔薄白，脉弱无力。

问题：写出中医辨证及分型、辨证依据、针灸治疗、医嘱。

便秘是以大便秘结不通，排便周期或时间延长，或欲大便而便出不畅为主症的病证。本病多由饮食所伤、情志不畅、年老体虚、感受外邪等因素所致。病位在大肠，与肺、脾胃、肝肾有关；病机为大肠传导失司。

西医学的功能性便秘、肠易激综合征、直肠及肛门疾病、内分泌及代谢疾病引起的便秘，均可参考本病辨治。

【辨证】

1. 实秘 大便次数减少，3～5日1行或更长时间，竭力努挣便干难下。

肠道实热者兼见大便干结，腹部胀满，按之作痛，口干或口臭，舌红、苔黄燥，脉滑实；肠道气滞者兼见大便不畅，欲解不得，甚则少腹作胀，嗳气频作，舌淡、苔白，脉细弦。

2. 虚秘 大便干燥，数日不行，或大便不干，但排便时间延长，虚劳努挣，汗出气短。

脾虚气弱者兼见大便干结如栗，临厕无力努挣，挣则汗出气短，面色㿠白，神疲气怯，舌淡、苔薄白，脉弱；脾肾阳虚者兼见大便秘结，面色萎黄无华，时作眩晕，心悸，甚则少腹冷痛，小便清长，畏寒肢冷，舌淡、苔白润，脉沉迟；阴虚肠燥者兼见大便干结，状如羊屎，口干少津，神疲纳差，舌红、苔少或薄黄，脉细略数。

知识链接

1. 鉴别诊断 临床上需要与机械性肠梗阻、肿瘤等相鉴别。

2. 辅助检查 大便常规、直肠指检、肠镜、钡剂灌肠等检查有助于诊断。

【治疗】

1. 基本治疗

治法 调理肠胃，导滞通便。取足阳明、手少阳经穴为主。

主穴 天枢 支沟 水道 归来 丰隆

配穴 肠道实热者加合谷、内庭；肠道气滞者加中脘、太冲；脾虚气弱者加气海、脾俞；阴虚肠燥者加足三里、三阴交；脾肾阳虚者加神阙、关元。

操作 毫针刺，主穴用泻法。配穴按虚补实泻法操作；神阙、关元用灸法。

方义 便秘之因虽异，但均为大肠失于传导所致。故取大肠募穴天枢，疏通大肠腑气，导滞通便；支沟宣通三焦气机，以利腑气通畅，且又是治便秘的要穴；水道、归来、丰隆调理脾胃，行气通腑。

2. 其他治疗

（1）穴位注射法 取天枢、足三里，用生理盐水或维生素B_{12}注射液，每穴注入0.5～

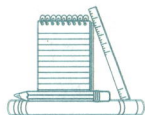

1.0mL，每日或隔日 1 次。

（2）耳针法　取大肠、直肠、交感、皮质下。毫针中强度刺激，或埋针或王不留行籽贴压。

【按语】

1. 针灸治疗功能性便秘有较好疗效。对肠梗阻、肠粘连、肿瘤等病变引起的便秘，应积极配合其他针对性措施。

2. 多食蔬菜水果，忌食辛辣刺激食物。

3. 坚持体育锻炼，养成定时排便习惯。

复习思考

1. 简述便秘的辨证要点。

2. 简述便秘的主穴与操作。

3. 简述便秘配穴的应用。

腰　痛

案例导入

　　方某，女，46 岁，已婚，农民。2018 年 4 月 11 日就诊。自诉腰痛 2 个月，时轻时重。腰部喜热怕凉，遇冷痛剧，轻时俯仰不便，重时因痛剧不能弯腰转侧，小腿酸胀，远行则痛甚，稍歇则痛缓。诊见面色无华，体倦乏力，心悸少寐，舌淡、苔白腻，脉沉细。

　　问题：写出中医辨证及分型、辨证依据、针灸治疗、医嘱。

　　腰痛是以自觉腰部疼痛为主症的病证，又称"腰脊痛"。本病多由感受外邪、跌仆损伤、劳欲太过、年老体虚等因素所致。基本病机为筋脉痹阻，腰府失养。腰部所过经脉主要有足太阳膀胱经、督脉、带脉和肾经（贯脊属肾），故腰脊部经脉、经筋、络脉的不通和失荣是腰痛的主要机理。

　　西医学的腰部软组织损伤、肌肉风湿、腰椎病变及部分内脏病变等引起的腰痛，均可参考本病辨治。

【辨证】

1. 急性腰痛　突然腰痛，痛势较剧，腰部不能俯仰转侧，得热则舒，遇冷加重。

寒湿者兼见腰部喜暖怕冷，遇冷痛剧，小腿酸胀，远行则痛甚，稍歇则痛缓，舌淡、苔白腻，脉沉细；湿热者兼见腰痛有热感，炎热或阴雨天气加重，活动后减轻，大便不爽，尿赤，舌红、苔黄腻，脉濡数；瘀血者兼见痛如针刺，痛有定处，轻则俯仰不便，重则因痛剧不能转侧，痛处拒按，舌质紫暗、苔薄白，脉弦。

2. 慢性腰痛　腰部隐痛或酸痛，喜揉按，反复发作，时轻时重，劳累后加重，休息后减轻，病程长。

肾阴虚者兼见头晕眼花，两目干涩，两膝酸软，手足心热，眠少梦多，舌红、苔薄黄或苔少，脉细数；肾阳虚者兼见面色淡白，两腿酸软，体倦乏力，舌淡、苔白，脉沉弱。

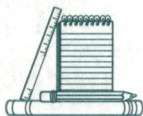

知识链接

1. 鉴别诊断 临床上需要与石淋、腰部肿瘤相鉴别。

2. 辅助检查 血尿常规、抗链球菌溶血素"O"、红细胞沉降率、类风湿因子、B超、腰椎及骶椎关节 X 线、腰骶椎 CT 或 MRI、膀胱镜等检查有助于诊断。

【治疗】

1. 基本治疗

治法 活血行气，通络止痛。以局部阿是穴及足太阳经穴为主。

主穴 腰眼 阿是穴 大肠俞 委中

配穴 寒湿腰痛者加腰阳关、三阴交；湿热腰痛者加阴陵泉、内庭；瘀血腰痛者加膈俞、阳陵泉；肾虚腰痛者加肾俞、命门、绝骨。

操作 急性者用泻法，慢性者平补平泻法，寒湿及肾阳虚者加艾灸，瘀血者加刺络拔罐，肾虚者配穴用补法。

方义 腰眼、阿是穴、大肠俞位在局部，以疏通经脉，行气活血，通络止痛；"腰背委中求"，委中为足太阳经合穴，是治疗腰背部疾患的效穴。

2. 其他治疗

（1）皮肤针法 取腰部疼痛部位，中强度叩刺，加拔火罐。多用于寒湿腰痛和瘀血腰痛。

（2）耳针法 取患侧腰骶椎、肾、神门，毫针刺后嘱患者活动腰部；或用揿针埋藏或用王不留行籽贴压。

（3）穴位注射 用地塞米松注射液 5mL 加 2% 利多卡因注射液 2mL 混合液，严格规范操作，每穴注射 0.5～1.0mL，每日或隔日 1 次。

【按语】

1. 针灸治疗腰痛具有显著的疗效，还须明确诊断，积极治疗。

2. 劳逸结合，注意腰部防护，避免腰部寒冷刺激。

复习思考

1. 简述腰痛的辨证要点。

2. 简述腰痛的主穴与操作。

3. 简述腰痛配穴的应用。

痹 证

案例导入

左某，女，27 岁，未婚，工人。2018 年 4 月 17 日就诊。自诉双膝关节疼痛 3 天。诊见局部灼热红肿，痛不可近，得冷则舒，左侧膝关节内侧可见口吻状红斑，伴有发热，恶风，口渴，烦躁，心悸少寐，体倦乏力，便干溲赤。舌红、苔黄腻，脉浮数。

问题：写出中医辨证及分型、辨证依据、针灸治疗、医嘱。

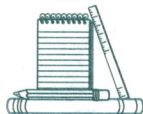

痹证是因邪气痹阻经络，导致气血运行不畅，引起以肌肉、筋骨、关节等处疼痛、重着、酸楚、麻木，或关节屈伸不利、僵硬、肿大、变形为主要表现的病证。好发于冬春季节和寒冷潮湿地区，具有渐进性、反复发作性、病情程度轻重不一的特点。本病多由感受外邪、劳逸不当、年老体弱、禀赋不足等因素所致。病机为风、寒、湿、热等邪气滞留筋脉、肌肉、关节，筋脉痹阻，气血运行不通。

西医学的风湿性关节炎、类风湿关节炎、强直性脊柱炎、骨性关节炎、多发性肌炎和皮肌炎等，可参考本病辨治。

【辨证】

1. 风湿痹　病前多有恶寒、发热、咽痛，或涉水淋雨、久居湿地史，多以四肢大关节走窜疼痛为主，伴重着、酸楚、麻木、关节屈伸不利，或见四肢环形红斑，或结节性红斑，常可累及心脏。证型可见行痹、痛痹、着痹、热痹、虚痹。

2. 尪痹　起病缓慢，迁延不愈。初起多见小关节呈对称性疼痛肿胀，晨僵，活动不利，病久受累关节呈梭形肿胀，压痛拒按，活动时疼痛，渐至关节变形僵直，表面光滑，周围肌肉萎缩，形体消瘦，常因感受风寒湿邪而反复发作。证型可见风寒湿阻、风湿热郁、痰瘀互结、肾虚寒凝、肝肾阴虚、气血亏虚。

3. 骨痹　发病缓慢，多见于中老年。初起多见腰腿、腰脊、膝关节等隐隐作痛，屈伸、俯仰、转侧不利，轻微活动稍缓解，气候变化加重，反复缠绵不愈，局部关节可轻度肿胀，活动时关节常有喀喇声或摩擦声，严重者可见肌肉萎缩，关节畸形，腰弯背驼。证型可见肾虚髓亏、阳虚寒凝、瘀血阻滞。

4. 肌痹　多见于 20 ～ 40 岁女性，病前可有外感史，或关节病及肿瘤史。以肢体肌肉软弱无力、肌肉酸痛、皮肤不仁为特征。初起可急骤出现，继则手软难握，臂软难举，足软难履，甚则累及咽、颈项及胸部肌肉，严重者可出现复视、斜视，声嘶，吞咽及呼吸困难，四肢近端肌力明显减弱，肌肉疼痛质硬，病久可有肌肉萎缩。证型可见湿热瘀阻、阴虚热郁、脾虚痰湿。

知识链接

1. 鉴别诊断　临床上需要与痿证相鉴别。

2. 辅助检查　红细胞沉降率、抗链球菌溶血素"O"、C- 反应蛋白、类风湿因子、血清抗核抗体、血尿酸、X 线、CT、MRI、肌电图、心电图、组织病理检查、心脏彩色超声、肺功能等检查有助于诊断。

【治疗】

1. 基本治疗

治法　行气活血，通络止痛。以病痛局部经穴为主，结合循经和辨证取穴。

主穴　阿是穴　局部经穴

配穴　行痹者加血海、膈俞；着痹者加足三里、阴陵泉；痛痹者加肾俞、关元；热痹者加大椎、曲池。痰瘀互结者加膈俞、合谷、三阴交；肝肾阴虚者加肝俞、肾俞、气海、曲泉、太溪。颈项部配列缺、悬钟；肩部配阳陵泉、承山；肘部配阴陵泉、膝阳关；腕部配丘墟、解溪；背腰部配委中、昆仑；髀部配飞扬、阳陵泉；股部配承筋、申脉；膝部配曲池、手三里；踝部配阳池、养老。

操作　毫针刺用泻法，或平补平泻法，痛痹、湿痹可艾灸或温针灸，大椎、曲池点刺放血；

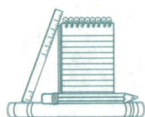

局部穴可拔罐。

方义　局部与循经取穴，意在疏通经络，调和气血，病在上者下取之，病在下者上取之；行痹取膈俞、血海以活血通络，旨在治风先治血，血行风自灭；着痹取足三里、阴陵泉健脾利湿，扶助正气；痛痹取关元、肾俞补火助阳，以培本固元，振奋阳气而祛寒邪；热痹取大椎、曲池可泻热祛风、通经消肿。

2. 其他治疗

（1）皮肤针法　取背部督脉、膀胱经和关节局部，重叩刺，可出血少许，每日 1 次。

（2）穴位注射法　取病变局部或周围穴位 2 ～ 3 个，用维生素 B_1、维生素 B_{12} 注射液，或黄芪注射液，每穴注入 0.5 ～ 1.0mL。切勿注入关节腔，隔日 1 次。

【按语】

1. 针灸治疗痹证有较好的疗效。

2. 注意保暖，避免感寒受凉，加强锻炼。

复习思考

1. 简述痹证的辨证要点。

2. 简述痹证的主穴与操作。

3. 简述痹证配穴的应用。

痿　病

痿病是由邪热伤津，或气阴不足而致经脉失养，以肢体软弱无力，经脉弛缓，甚则肌肉萎缩或瘫痪为主要表现的病证。因其多见于下肢，又称为"痿躄"。"痿"是指肢体痿弱无用，"躄"是指下肢软弱无力不能步履。本病多由外受温热毒邪、内伤情志、饮食劳倦、禀赋不足、房事不节、跌打损伤等因素所致。病位在筋脉肌肉，病变脏腑与肺、脾胃、肝肾有关；基本病机为津液、气血、精髓亏虚，不能濡养肌肉筋脉。

西医学的周围神经病变、脊髓病变、肌萎缩侧束硬化、周期性瘫痪等，均可参考本病辨治。

【辨证】

1. 实证　肺热津伤者病起发热，热退后肢体软弱无力，皮肤干燥，心烦口渴，便干溲赤，舌红、苔黄，脉细数；湿热浸淫者病起缓慢，逐渐出现肢体困重无力，下肢或两足为甚，脘腹痞闷，发热多汗，舌红、苔黄腻，脉滑数或濡数。

2. 虚证　脾胃虚弱者起病缓慢，下肢逐渐痿软无力，纳差气短，腹胀便溏，面色无华，神倦乏力，舌淡、苔薄白，脉细弱；肝肾亏虚者起病缓慢，渐见下肢痿软无力，腰酸膝软，不能久立，伴有耳鸣头晕，口干咽燥，男子遗精，女子月经不调，舌红、少苔，脉细数；瘀阻脉络者病久体虚，四肢软弱，肌肉瘦削，手足麻木不仁，舌暗淡或有瘀斑、苔少，脉细涩。

知识链接

1. 鉴别诊断　临床上需要与痹证、风痹、震颤相鉴别。

2. 辅助检查　脑脊液、肌电图、肌肉活检、血清酶学、乙酰胆碱受体抗体、CT、MRI 等检查有助于诊断。

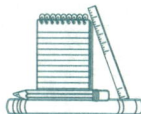

【治疗】

1. 基本治疗

治法　祛邪通络，滋养筋脉。取手足阳明经穴和夹脊穴为主。

主穴　上肢　肩髃　曲池　合谷　颈胸部夹脊穴

下肢　髀关　伏兔　足三里　阳陵泉　三阴交　腰部夹脊穴

配穴　肺热津伤者加尺泽、肺俞、二间；湿热浸淫者加大椎、阴陵泉、内庭；瘀阻脉络者加膈俞、气海、外关、阳陵泉；脾胃虚弱者加太白、中脘、关元；肝肾亏虚者加太溪、肝俞、肾俞。

操作　毫针刺，足三里、三阴交用补法；夹脊穴平补平泻法；实证用泻法，虚证用补法。

方义　阳明经多气多血，胃为水谷之海、气血化生之源，主润宗筋，故取穴多侧重上、下肢阳明经穴，以调理阳明，补益气血，舒筋活络，遵《黄帝内经》"治痿者，独取阳明"之意；阳陵泉为八会穴之筋会，舒利经筋；三阴交健脾利湿，补养肝肾。

2. 其他治疗

（1）电针法　在患侧上肢和下肢各选两个穴位，针刺得气后，接电针治疗仪，强度以患者能忍受为度，通电 20 分钟，每日 1 次。

（2）皮肤针法　取背部督脉、膀胱经、华佗夹脊、手足阳明经循行路线，反复叩刺 10 分钟，每日 1 次。

（3）穴位注射法　取肩髃、曲池、合谷、髀关、伏兔、足三里、阳陵泉、三阴交。用维生素 B_1 或维生素 B_{12} 或当归注射液或胎盘组织液等，每次 2～3 穴，每穴注射药液 0.5～1.0mL，每日 1 次或隔日 1 次。

【按语】

1. 针灸治疗本病有一定的疗效，对关节畸形者应配合其他疗法。

2. 加强主动和被动的肢体功能锻炼，勤换体位，讲究卫生，注意预防压疮。

复习思考

1. 简述痿病的辨证要点。

2. 简述痿病的主穴与操作。

3. 简述痿病配穴的应用。

肥　胖

　　肥胖是由于多种原因导致体内脂肪积聚过多，以体重异常增加，身体肥胖，伴有头晕乏力，神疲懒言，少动气短为主要表现的病证。本病多由饮食不节、缺乏运动、年老体弱、禀赋不足等因素所致。病位在脾与肌肉，与心、肺、肾有关；病机为气虚阳衰，痰湿瘀滞。

　　西医学的单纯性（体质性）肥胖、继发性肥胖病、代谢综合征等，均可参考本病辨治。

【辨证】

1. 实证　痰湿内盛者形体胖大，体重肢倦，或伴胸脘痞闷，头晕，大便稀少，或多日不便，

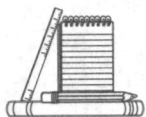

舌淡胖大，苔白腻，脉滑；胃热滞脾者多食，消谷善饥，形肥体重，脘腹胀满，面色红润，口干口苦，舌红，苔黄腻，脉弦滑。

2.虚证　脾虚湿胜者体胖臃肿，神倦嗜卧，少气懒言，胸闷脘胀，四肢轻度浮肿，小便不利，舌淡胖，边有齿痕，苔薄白腻，脉细弱；脾肾阳虚者形体肥胖，面色㿠白，肢倦便溏，自汗，动则尤甚，畏寒肢冷，小便昼少夜频，舌淡胖，苔薄白，脉沉细。

知识链接

　　1.临床诊断　体重超出标准体重的20%以上；或体重质量指数超过24。
　　2.标准体重的计算方法　标准体重（kg）=[身高（cm）−100]×0.9；或体重质量指数＝体重（kg）/身高（m²）。
　　3.辅助检查　测定垂体功能、腹部脂肪、甲状腺功能、雌二醇、睾酮、肾上腺皮质激素及超声、CT、心电图、肝与肾功能等，有助于本病的诊断。

【治疗】

1.基本治疗

治法　祛湿化痰，通经活络。取手足阳明、足太阴经及任脉穴为主。

主穴　曲池　天枢　水道　丰隆　阴陵泉　水分　中脘

配穴　痰湿内盛者加太白、三阴交、肺俞、脾俞；胃热滞脾者加建里、梁门、合谷、内庭；脾虚湿胜者加足三里、脾俞、胃俞；脾肾阳虚者加关元、命门、脾俞、肾俞。

操作　毫针刺，实证用泻法，虚证用补法，背俞可艾灸。

方义　曲池、天枢、中脘可疏导阳明腑气，通调肠胃气机；水道、阴陵泉、丰隆善于利湿化痰，又能健运脾胃；水分可行水利小便。脾升胃降，气机调畅，水湿得以运化，则可杜绝生痰之源。

2.其他治疗

（1）耳针法　取胃、内分泌、三焦、胰、胆、脾。毫针中强刺激；或王不留行籽贴压，每餐前30分钟按压，耳穴有灼热感为宜。

（2）穴位埋线法　取上巨虚、丰隆、曲池、三阴交、天枢、脾俞、胃俞、大肠俞、阿是穴。每次4～6穴，7～10日埋线1次。

【按语】

1.针灸治疗本病有一定疗效，应详查原因，对因治疗。

2.合理饮食，加强锻炼。

复习思考

1.简述肥胖的辨证要点。

2.简述肥胖的主穴与操作。

3.简述肥胖配穴的应用。

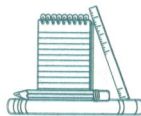

项目二　妇科疾病

月经不调

案例导入

　　田某，女，26 岁，已婚，工人。2021 年 5 月 15 日就诊。自诉月经不按时来潮 6 个月。有时半月余一行，有时 2 个月不行，经量少，色淡暗，如铁锈色，质稀，或夹有小血块，烦热口干。诊见神疲乏力，腰骶酸痛，头晕耳鸣。舌淡、苔少，脉细尺弱。

　　问题：写出中医辨证及分型、辨证依据、针灸治疗、医嘱。

　　月经不调是以月经周期、经量、经色等发生改变为主要表现的病证，为妇科常见病之一。本病多由外感寒凉、过食生冷、情志内伤、劳逸不当、房劳过度、体弱多病、禀赋不足等因素所致。病位在冲任，与肝、脾、肾三脏关系密切；主要病机为冲任失调，经血紊乱。

　　西医学的排卵型功能失调性子宫出血、盆腔炎性疾病、月经稀发等，均可参考本病辨治。

【辨证】

1. 经早　月经周期提前 7 天以上，甚至半月余一行，连续 2 个月经周期以上，又称月经先期。

　　气不摄血者兼见经血质稀色淡，神疲乏力，气短懒言，小腹空坠，纳少便溏，舌淡、苔白，脉弱；血热内扰者兼见经血量多，色红质黏，夹有小血块，烦热口干，大便干，小便黄，舌红、苔黄，脉滑数。

2. 经迟　月经周期超过 35 天，连续 2 个月经周期以上，又称月经后期。

　　血寒凝滞者兼见月经量少，色暗有血块，小腹冷痛，得热减轻，畏寒肢冷，舌淡、苔白，脉沉紧；肝血亏虚者兼见月经量少，色淡无块，小腹隐痛，头晕眼花，心悸少寐，面色苍白或萎黄，舌淡红、苔薄白，脉细弱；肝气郁滞者兼见月经量少，色暗红或有小血块，小腹胀痛或胸腹、两胁、乳房胀痛，舌淡苔薄白，脉弦。

3. 经乱　月经周期或前或后，均逾 7 天以上，连续 2 个月经周期以上，又称月经先后无定期。

　　肝气郁滞者兼见经量或多或少，色紫红有块，经行不畅，胸胁、乳房及小腹胀痛，脘闷不舒，时叹息，舌淡、苔薄白或薄黄，脉弦；肾气不足者兼见月经量少，色淡暗，质稀，神疲乏力，腰骶酸痛，头晕耳鸣，舌淡、苔少，脉细尺弱。

知识链接

　　1. 鉴别诊断　临床上需要与崩漏、经间期出血、早孕相鉴别。

　　2. 辅助检查　基础体温、妇科B超、子宫内膜活组织检查、卵巢功能测定有助于诊断。

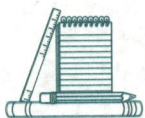

【治疗】

1. 基本治疗

（1）经早

治法 清热调经，益气理血。以任脉、足太阴经穴为主。

主穴 关元 三阴交 血海 复溜

配穴 血热内扰者加太冲、合谷、太溪；气不摄血者加足三里、脾俞；月经过多者加隐白；腰骶疼痛者加肾俞、次髎。

操作 关元、三阴交、复溜用平补平泻法，血海用泻法。气虚者针后加灸或用温针灸。

方义 关元调理冲任，益气补虚，以治经血紊乱；血海清泻实热；复溜善清虚热；三阴交调理肝脾肾，为调经效穴。

（2）经迟

治法 温经散寒，和血调经。以任脉、足太阴、足阳明经穴为主。

主穴 气海 三阴交 归来 足三里 合谷

配穴 血寒凝滞者加神阙、命门、腰阳关；肝血亏虚者加肝俞、绝骨、太溪；肝气郁滞者加期门、内关、太冲。

操作 主穴用毫针补法；可用灸法。

方义 气海灸之疏通经络，调理冲任，以固元阳之气；三阴交健脾利湿，和血调经；合谷、归来、足三里以通阳明多血多气之经，调理气血而行经，且合谷、三阴交配用是治疗月经紊乱的经验效穴。

（3）经乱

治法 疏肝理气，补肾填精。以任脉、足太阴经穴为主。

主穴 内关 关元 三阴交 归来 肝俞 肾俞

配穴 肝气郁滞者加期门、太冲；肾气不足者加绝骨、太溪。胸胁胀痛者加支沟、侠溪。

操作 肝俞用毫针泻法，归来用平补平泻法，其余主穴用补法。

方义 关元补肾培元，通调冲任；三阴交为足三阴经交会穴，补脾胃、益肝肾、调气血；肝俞乃肝之背俞穴，有疏肝理气之作用；肾俞补肾填精；内关宽胸理气，加强肝俞调节情志的作用。

2. 其他治疗

（1）耳针法 取内分泌、子宫、皮质下、肾、脾、肝，每次取 2～3 穴，中强刺激，留针 15～20 分钟，隔日 1 次；也可耳穴埋针或耳穴压丸法。

（2）穴位注射法 取子宫、足三里、三阴交，每次取 2～3 穴，当归注射液或复方丹参注射液，每穴 0.5～1.0mL，隔日 1 次。

（3）皮肤针法 取背腰骶部夹脊穴，下腹部任脉、肾经、脾胃经，下肢足三阴经。叩刺至局部皮肤潮红，隔日 1 次。

【按语】

1. 针灸治疗本病有较好疗效，应详查原因，对因治疗。

2. 在经前 5～7 天开始治疗，连续治疗 3 个月；如经行时间不准，则在月经干净之日开始治疗，隔日 1 次，连续治疗 3 个月，直到病愈。

3. 调节饮食，忌食生冷寒凉、辛辣之品。

4. 劳逸适度，避免房劳过度；保持心情舒畅，有利于康复。

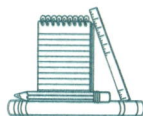

复习思考

1. 简述月经不调的辨证要点。

2. 简述经早、经迟、经乱的主穴与操作。

3. 简述经早、经迟、经乱的配穴应用。

痛 经

案例导入

瞿某，女，20岁，未婚，学生。2017年11月10日就诊。自诉每次月经来潮前腰腹部疼痛3年。诊见小腹冷痛喜按，得热则舒，乳头胀硬，不能触摸，经行量少不畅，色紫暗有块，块下痛减，四肢不温，小便清长，舌淡、苔白，脉细弦。

问题：写出中医辨证及分型、辨证依据、针灸治疗、医嘱。

痛经是以妇女正值经期或行经前后，出现周期性小腹疼痛，或痛引腰骶，甚至剧痛晕厥为主要表现的病证。具有经行前后小腹疼痛、伴随月经周期而发作、青年妇女多见的特点。本病多由情志不调、经期受寒饮冷、脾胃素虚、久病体虚、房劳多产、禀赋不足等因素所致。主要病机为冲任失调，胞脉受阻，或胞脉失养。

西医学的原发性痛经、子宫内膜异位症、子宫腺肌症、盆腔炎性疾病等引起的继发性痛经，均可参考本病辨治。

【辨证】

1. 实证 经前或经期小腹疼痛拒按，或痛及腰骶，得热痛减，经行不畅，或经色紫暗有血块。

气血瘀滞者兼见乳胁胀痛，经量少不畅，色紫黑有块，块下痛减，舌紫暗或有瘀点、苔薄，脉沉弦或涩；寒湿凝滞者兼见经行小腹冷痛，得热则舒，经量少，色紫暗有块，伴形寒肢冷，小便清长，舌淡、苔白，脉细或沉紧；肝郁湿热者兼见经前或经期小腹疼痛，或痛及腰骶，或感腹内灼热，经行量多质稠，色鲜或紫，有小血块，时伴乳胁胀痛，大便干结，小便短赤，平素带下黄稠，舌红、苔黄腻，脉弦数。

2. 虚证 经期或经后小腹隐痛，痛势绵绵，小腹柔软喜温按，经量少，色淡质稀。

气血亏虚者兼见经期或经后小腹隐痛喜按，经行量少质稀，形寒肢疲，头晕目花，心悸气短，舌淡、苔薄，脉细弦；肝肾亏损者兼见经期或经后小腹绵绵作痛，经行量少，色红无块，腰膝酸软，头晕耳鸣，舌淡红、苔薄，脉细弦或细数。

知识链接

鉴别诊断 临床上需要与异位妊娠、胎动不安相鉴别。

辅助检查 腹部B超、腹腔镜等检查有助于诊断。

【治疗】

1. 基本治疗

治法 调经止痛。取足太阴及任脉穴为主。

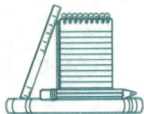

主穴 三阴交 地机 中极 次髎

配穴 寒湿凝滞者加关元、归来；气滞血瘀者加太冲、合谷；气血亏虚者加足三里、气海；肝肾亏损者加肾俞、肝俞、太溪；肝郁湿热者加天枢、行间、侠溪。恶心呕吐者加内关、中脘；痛剧者加合谷、天枢。

操作 毫针刺，实证用泻法，虚证用补法，寒湿凝滞者及虚证可加灸。

方义 三阴交为足三阴经交会穴，善于调理肝、脾、肾三脏，调和气血；地机是脾经郄穴，功专调经止痛；中极是任脉与足三阴经交会穴，可通调肝、脾、肾三脏，调理冲任；次髎为治疗痛经的经验效穴。

2. 其他治疗

（1）耳针法 取交感、皮质下、内分泌、神门、内生殖器、肝、肾、腹。每穴取2～3穴，毫针强刺激，留针20～30分钟，每日1次，或埋针或压丸。

（2）穴位注射法 取关元、次髎、承山，用维生素B₁或2%利多卡因注射液，每穴注入1～2 mL，隔日1次。

（3）皮肤针法 取下腹部任脉、肾经、胃经、脾经，腰骶部督脉、膀胱经、夹脊穴。消毒后，腹部从肚脐向下叩刺到耻骨联合，腰骶部从腰椎到骶椎，先上后下，先中央后两旁，以叩刺部位出现潮红为度，每次10～15分钟。

【按语】

1. 针灸治疗原发性痛经疗效较好，对继发性痛经，须详细查明原因，针对原发病治疗。

2. 注意经期卫生，避免感寒受凉，忌食生冷；经期不宜重体力劳动、剧烈运动，避免精神刺激。

复习思考

1. 简述痛经的辨证要点。
2. 简述痛经的主穴与操作。
3. 简述痛经配穴的应用。

闭 经

闭经是以女子年逾16周岁，月经尚未来潮，或月经来潮后又中断6个月以上为主要表现的病证。妊娠期、哺乳期以及绝经期的闭经都属生理现象。本病多由禀赋不足、多产堕胎、房事不节、情志内伤、饮食劳倦、久病体虚等因素所致；病位在肝、脾、肾；主要病机为精血不足，冲任不充。

西医学的闭经、多囊卵巢综合征等引起的经闭，均可参考本病辨治。

【辨证】

1. 实证 月经突然闭止，胸胁胀满，小腹冷痛，得热痛减，四肢欠温。

血瘀气滞者兼见月经闭止，胸胁胀满，小腹胀痛，精神抑郁，舌质紫暗或边有瘀点、苔薄，脉沉涩或沉弦；血寒凝滞者兼见经闭不行，小腹冷痛，得热痛减，四肢欠温，大便不实，舌淡、苔白，脉沉紧；痰湿阻滞者兼见月经闭止，形体肥胖，神疲嗜睡，头晕目眩，胸闷泛恶，多痰，带下量多，舌淡、苔白腻，脉濡或滑。

2. 虚证 月经超龄未至或先有经期错后，经量先多后少，渐致闭经。

阴虚内热者兼见月经先多后少，渐致闭经，五心烦热，颧红升火，潮热盗汗，口干舌燥，

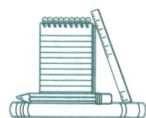

舌红或有裂纹、苔少或薄黄，脉细数；肾气不足者兼见月经未至或来潮后复闭，素体虚弱，头晕耳鸣，第二性征不足，腰腿酸软，腹无胀痛，小便频数，舌淡红、苔薄，脉沉细；气血亏虚者兼见月经周期后延，经量渐少，继而闭经，面色不荣，头晕目眩，心悸气短，神疲乏力，舌淡边有齿印、苔薄，脉细无力。

知识链接

鉴别诊断　临床上需要与妊娠、胎死不下、暗经相鉴别。

辅助检查　卵巢激素、促性腺激素、催乳素测定、甲状腺、肾上腺功能测定、基础体温测定、宫颈黏液结晶检查、阴道脱落细胞检查、子宫碘油造影、宫腔镜、腹腔镜、CT、B 超检查等有助于诊断。

【治疗】

1. 基本治疗

治法　养血活血，理气调经。取手足阳明、足太阴经及任脉穴为主。

主穴　合谷　三阴交　关元　归来　足三里

配穴　肾气不足者加肾俞、绝骨、太溪；气血亏虚者加足三里、气海、脾俞；血瘀气滞者加膈俞、太冲、地机；血寒凝滞者加关元、命门；痰湿阻滞者加中脘、丰隆。胸闷、心悸者加内关、膻中。

操作　毫针刺，实证用泻法，虚证用补法，寒凝者可加灸。

方义　合谷、三阴交善于调理冲任，是治疗妇女月经病的重要穴位，针补之则养血调经，针泻之则活血通络；关元为任脉与足三阴交会穴，通调肝、脾、肾三脏气血，填精补血，培本固元；归来、足三里疏通阳明多气多血之经气，扶正固本。气血充盛，经脉通畅则月经来潮。

2. 其他治疗

（1）耳针法　取内生殖器、内分泌、皮质下、神门、肝、肾。毫针中强刺激，或埋针或王不留行籽贴压。

（2）穴位注射法　取肝俞、肾俞、脾俞、足三里、三阴交，每次取 2～3 穴，用黄芪或川芎嗪或维生素 B_{12} 或胎盘组织液等，每穴注入 0.5～1.0mL，隔日 1 次。

（3）皮肤针法　取腰骶部相应背俞穴及夹脊穴，下腹部任脉、肾经、胃经、脾经、带脉等。用皮肤针从上而下，用轻刺激或中等刺激，循经每隔1cm叩打一处，反复叩刺3遍。隔日1次，5 次为 1 疗程。

（4）电针法　取关元配三阴交，归来配足三里，中极配血海，每次 1～2 对穴，以疏密波或断续波中度刺激，每次 20 分钟，每日 1 次。

【按语】

1.针灸治疗闭经有一定的效果，但应详查原因，采取相应的治疗措施。

2.饮食合理，起居有节，生活规律。

3.调畅情志，加强锻炼，劳逸结合。

复习思考

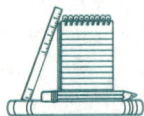

1.简述闭经的辨证要点。

2.简述闭经的主穴与操作。

3.简述闭经配穴的应用。

崩 漏

许某，女，43岁，已婚，工人。2017年4月15初诊。自诉阴道突然大量出血3天，色鲜红，有少量血块。诊见面色㿠白，神疲懒言，动则气促，头晕心悸，梦多少寐，四肢不温，腰膝酸软，纳呆，便溏，小便清长，舌淡胖边有齿印、苔薄白而润，脉细无力。

问题：写出中医辨证及分型、辨证依据、针灸治疗、医嘱。

崩漏是以妇女非周期性子宫出血为主要表现的病证。崩为发病急骤，出血量较大；漏则病势缓，出血量少，淋漓不绝。两者在发病过程中常互相转化，如崩血量渐少，可转化为漏，漏下不止又可渐变为崩。青春期和围绝经期妇女多见。本病多由禀赋不足、饮食不节、感寒受凉、情志内伤、病后失调等因素所致。病位以冲任为主，涉及肝、脾、肾三脏。主要病机是冲任损伤，不能制约经血。

西医学的子宫功能性出血，可参考本病辨治。

【辨证】

1. 实证 经血突然暴下如注，量多，或漏下不止，绵绵不断，血色深红或紫暗有块，或两者交替出现。

血热内扰者兼见经血量多，或淋漓不净，色深红或紫红，质黏稠，夹有少量血块，面赤头晕，烦躁易怒，口干喜饮，便秘尿赤，舌红、苔黄，脉弦数或滑数；瘀滞胞宫者兼见经血淋漓不绝，或骤然暴下，色暗或黑，夹有瘀块，小腹疼痛，块下痛减，舌紫暗或边有瘀斑、苔少，脉沉涩或弦紧。

2. 虚证 经血量多，或淋漓不净，或时多时少，色淡质稀，劳累后加重。

气不摄血者兼见经血量多，或淋漓不净，色淡质稀，神疲懒言，面色萎黄，动则气促，头晕心悸，纳呆便溏，舌淡胖或边有齿印、苔薄润，脉芤或细无力；肾阳亏虚者兼见经血量多，或淋漓不净，色淡质稀，精神不振，面色晦暗，肢冷畏寒，腰膝酸软，小便清长，舌淡、苔薄润，脉沉细无力，尺部尤弱；肾阴亏虚者兼见经血时多时少，色鲜红，头晕耳鸣，五心烦热，夜寐不安，舌红或有裂纹、苔少或无苔，脉细数。

1. 鉴别诊断 临床上需要与胎漏、异位妊娠、产后出血、赤带以及癥瘕、外伤引起的阴道出血相鉴别。

2. 辅助检查 卵巢功能测定、红细胞沉降率、碱性磷酸酶、甲胎蛋白、盆腔B超、宫颈刮片、宫颈及子宫内膜活检等检查有助于诊断。

【治疗】

1. 基本治疗

（1）实证

治法 通调冲任，祛邪固经。以任脉、足太阴经穴为主。

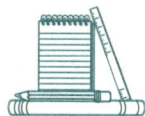

主穴　关元　公孙　三阴交　隐白

配穴　血热内扰者加血海、内庭；瘀滞胞宫者加合谷、膈俞、太冲。

操作　毫针泻法。

方义　关元为任脉与阴经的交会穴，公孙通冲脉，二穴配合可通调冲任，固摄经血；三阴交为足三阴经交会穴，既有清热利湿、活血化瘀、行气通络之效，又有疏肝理气以藏血，健脾益气以统血之能；隐白为治疗崩漏的经验穴。

（2）虚证

治法　调补冲任，益气固经。以任脉、足太阴经、足阳明经穴为主。

主穴　气海　三阴交　足三里

配穴　气不摄血者加百会、脾俞、胃俞；肾阳亏虚者加肾俞、命门；肾阴亏虚者加然谷、太溪。盗汗者加阴郄、复溜；失眠者加神门、心俞。

操作　毫针补法，可施用灸法。

方义　气海益气固本，调补冲任；三阴交健脾益气，促进脾之统血作用；足三里疗虚扶正，补益气血，使经血化生有源。

2. 其他治疗

（1）耳针法　取内生殖器、皮质下、内分泌、肾、肝、脾。毫针刺用中等刺激，或用埋针法，左右两耳交替使用。

（2）穴位注射法　取气海、关元、中极、肾俞、关元俞。用维生素 B_{12} 或黄芪、当归等注射液，每穴可注药液 2mL。每日 1 次，7 次为 1 疗程。

（3）挑刺法　在腰骶部督脉或膀胱经上寻找阳性反应点，用三棱针将白色纤维挑断，每次 2～4 个点，每周 1 次，连续挑治 3 次。

【按语】

1. 围绝经期妇女反复多次出血，需做妇科检查以明确诊断，排除癌性病变。

2. 大量出血，出现虚脱时应及时采取抢救措施。

复习思考

1. 简述崩漏的辨证要点。

2. 简述崩漏实证与虚证的主穴与操作。

3. 简述崩漏实证与虚证配穴的应用。

缺　乳

缺乳是以产妇在哺乳期内乳汁分泌甚少或全无为主要表现的病证，亦称"乳汁不足"或"乳汁不行"。本病多发于产后半月之内，也可发生在整个哺乳期。本病多由体质虚弱、分娩失血过多、产后情志不舒等因素所致。主要病机为气血化源不足、无乳可下，乳络不通、乳汁不得下。

西医学的产后缺乳、泌乳过少，可参考本病辨治。

【辨证】

1. 虚弱证　产后乳少，乳汁清稀，乳房柔软无胀感，食少神倦，面色少华，食少便溏。舌淡、苔薄白，脉细弱。

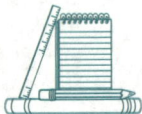

2. 肝郁气滞证 产后乳少汁稠,或乳汁全无,乳房胀硬疼痛,情志抑郁,纳差脘痞。舌淡、苔薄黄,脉弦细或弦数。

【治疗】

1. 基本治疗

治法 益气活血,疏肝解郁,疏通乳络。取手太阳、足阳明经及任脉穴为主。

主穴 少泽 乳根 膻中 足三里

配穴 气血虚弱者加气海、三阴交、脾俞、胃俞、膈俞;肝郁气滞者加太冲、期门、内关。食少便溏者加中脘、天枢。

操作 毫针刺,实证用泻法,虚证用补法。

方义 少泽为通乳、催乳的有效要穴;乳根能疏通阳明及乳房局部的经气;足三里和胃安中,益气生血;膻中系八会穴中的气会,既能益气养血,生化乳汁,又能调畅气机,解郁通乳。

2. 其他治疗

(1)耳针法 取内分泌、胸、交感、肝、脾,毫针中强刺激,或埋针或王不留行籽贴压。

(2)穴位注射法 取乳根、肝俞、脾俞、足三里。用维生素 B_{12} 或胎盘组织液等注射液,每次 2～3 穴,每穴注入 0.5～1.0mL,隔日 1 次。

(3)皮肤针法 背部从肺俞至三焦俞及乳房周围,叩刺强度根据证候的虚实决定,一般多用轻刺激或中等刺激。背部从上而下每隔 2cm 叩打一处,并可沿肋间向左右两侧斜行叩刺,乳房周围做放射状叩刺,乳晕部做环形叩刺,每次 10 分钟,每日 1 次。

(4)按摩法 患者仰卧位,医者站于一侧,按揉膻中、乳根,每穴 2 分钟;轻用力顺时针按揉乳房 36 次,逆时针 36 次;轻用力拿揉胸大肌和乳房 2 分钟;摩膻中 2 分钟;按揉极泉、中脘、关元、血海、足三里,每穴 2 分钟;用木梳轻用力自乳房四周根部向乳头梳理 2 分钟;用摩法顺时针施术于胃脘部和下腹部各 2 分钟。

【按语】

1. 针灸治疗乳少效果较好,尤以产后 7 日内效佳。

2. 合理饮食,充足睡眠,掌握正确哺乳方法;保持乐观豁达的心情。

复习思考

1. 简述缺乳的辨证要点。

2. 简述缺乳的主穴与操作。

3. 简述缺乳配穴的应用。

<h2 style="text-align:center">胎位不正</h2>

胎位不正是以妇女妊娠后期(32 周)经产科检查发现胎位异常的病证。常见于腹壁松弛的孕妇或经产妇,是导致难产的主要因素之一。本病多因孕妇体质虚弱,正气不足,无力安正胎位,或情志抑郁,气机不畅,胎体不能转成正位。

西医学的胎先露、胎位异常,可参考本病辨治。

【辨证】

妇女妊娠 7 个月后,产科检查发现胎儿在宫内的位置不是枕前位,而是或斜位,或横位,或臀位,或足位,临床尤以臀位最常见。

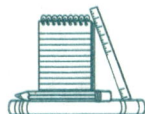

肾虚寒凝者伴有形体瘦弱，腰酸腹凉，神疲倦怠，舌淡、苔薄白，脉滑无力；脾虚湿滞者伴有形盛体胖，神疲嗜卧，周身乏力，舌淡胖大、苔白腻，脉濡滑；肝气郁结者伴有精神抑郁，急躁易怒，胸闷胁胀，嗳气不舒，舌红、苔微黄，脉弦滑。

知识链接

　　1. 胎位　是指胎儿先露的指定部位与母体骨盆前、后、左、右的关系，正常胎位多为枕前位，约占 90%，胎位异常约占 10%，其中以臀位最为常见。

　　2. 辅助检查　产前检查、B 超等检查有助于诊断。

【治疗】

1. 基本治疗

治法　益肾疏肝，健脾调胎。取足太阳经穴为主。

主穴　至阴

配穴　肾虚寒凝者加气海、肾俞；脾虚湿滞者加阴陵泉、足三里；肝气郁结者加太冲、期门。

操作　至阴艾条或艾炷灸。孕妇排空小便，松解腰带，仰靠椅子或半仰卧位于床上。艾条温和或雀啄灸至阴，每次 15～20 分钟，每日 1～2 次；或小艾炷灸，每次 7～10 壮，至胎位转正为止。

方义　妇女以血为本，以肝为先天，气血调畅，则胎位正常。至阴为足太阳经井穴，与足少阴肾经相交接，具有通经疏络、调整阴阳、纠正胎位的作用。

2. 其他治疗

（1）电针法　取双侧至阴、太溪，针刺得气后接电针治疗仪，用疏密波弱刺激 10～15 分钟。

（2）穴位激光法　取双侧至阴，用氦-氖激光仪，功率 5mV，直接照射，每侧 5～8 分钟，每日 1 次，3～5 次为 1 疗程。

【按语】

1. 针灸施术后，指导孕妇做膝胸位 15～20 分钟，坚持每天 2 次，有助于提高疗效。

2. 施术前排尿，松开腰带。

复习思考

1. 简述胎位不正的辨证要点。

2. 简述胎位不正的主穴与操作。

3. 简述胎位不正配穴的应用。

带下病

带下病是以妇女带下量明显增多，色、质、气味异常为主要表现的病证。在行经期间、经前或妊娠期带下稍有增多者，属正常生理现象。本病多由感受湿热或湿毒之邪、饮食不节、劳累过度、情志不畅、房事不禁、禀赋不足等因素所致。病位在冲、任、带，与肝、脾、肾密切相关；主要病机为任脉失固，带脉失约。

西医学的阴道炎、宫颈炎、盆腔炎等，均可参考本病辨治。

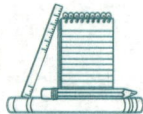

【辨证】

1. 实证 发病较急，病程短，阴道分泌物量多，气味臭秽。

湿热下注者兼见分泌物量多，色黄或兼绿，质黏稠，或如豆渣，或似泡沫，气秽或臭，阴户灼热瘙痒，小便短赤，或伴有腹部掣痛，舌红、苔黄腻，脉濡数；若肝胆湿热者，可见乳胁胀痛，头痛口苦，烦躁易怒，大便干结，舌红、苔黄，脉弦数。

2. 虚证 发病缓慢，病程长，分泌物色白或淡黄或兼赤，量多如涕，或清稀如水，绵绵不断，气味无臭。

脾虚湿困者兼见分泌物色白或淡黄，量多如涕，无臭，绵绵不断，恶心纳少，腰酸神倦，舌淡胖、苔白腻，脉缓弱；肾阴亏虚者兼见分泌物色黄或兼赤，质黏无臭，阴道灼热，五心烦热，腰酸耳鸣，头晕心悸，舌红、苔少，脉细数；肾阳亏虚者兼见分泌物量多，清稀如水，或透明如鸡蛋清，绵绵不绝，腰酸腹冷，小便频数清长，夜间尤甚，舌淡、苔薄白，脉沉迟。

知识链接

1. 鉴别诊断 临床上需要与白浊病、白淫病相鉴别。

2. 辅助检查 血常规、阴道清洁度检查、阴道分泌物镜检、宫颈分泌物病原体培养、宫颈局部组织活检、B超检查等有助于诊断。

【治疗】

1. 基本治疗

治法 固摄带脉，利湿化浊。以足少阳经、任脉、足太阴经穴为主。

主穴 带脉 中极 白环俞 阴陵泉

配穴 湿热下注者加水道、次髎；脾虚湿困者加气海、足三里、三阴交；肾阳亏虚者加关元、肾俞、照海；肾阴亏虚加肾俞、绝骨、太溪。阴痒者加蠡沟、中都、太冲；腰部酸痛者加腰眼、肾俞；纳少便溏者加中脘、天枢。

操作 毫针泻法；带脉用平补平泻法。

方义 带脉穴固摄带脉，调理经气；中极利湿化浊；白环俞助膀胱之气化，利下焦之湿邪，以治湿热下注之带下；阴陵泉健脾利湿止带。

2. 其他治疗

（1）耳针法 取内生殖器、内分泌、膀胱、三焦、脾、肾、肝。毫针用中等刺激，每日1次，可用埋针或压丸法。

（2）穴位注射法 取中极、水道、气冲、八髎、白环俞、膀胱俞、血海、三阴交。用胎盘注射液，每次选2穴，每穴注入药液1～2mL，隔日1次。

【按语】

1. 针灸治疗本病疗效较好，年龄在40岁以上者，带下黄赤，应注意排除癌症。

2. 节制房事，注意经期及产褥期的卫生，分娩时避免宫颈裂伤，保持外阴清洁。

复习思考

1. 简述带下病的辨证要点。

2. 简述带下病的主穴与操作。

3. 简述带下病配穴的应用。

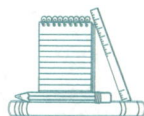

绝经前后诸证

绝经前后诸证是以妇女在绝经期前后出现烘热面赤，心悸汗出，烦躁易怒，情志异常，月经紊乱等为主要表现的病证。本病多由冲任二脉渐至亏虚，情志内伤，久病体虚，环境变化等因素所致。本病之本在肾及冲任，涉及心、肝、脾等脏腑。

西医学的围绝经期综合征等，可参考本病辨治。

【辨证】

主症　年龄多在45～55岁，月经紊乱，性欲减退，阵发性潮热，烘热汗出，心悸，情绪不稳定，或情志异常，皮肤感觉异常。

肝肾阴虚者兼见经行先期，量多色红或淋漓不绝，烘热汗出，五心烦热，口干便艰，腰膝酸软，头晕耳鸣，舌红、少苔，脉细数；心肝火旺者兼见心悸失眠，烦躁易怒，舌红、苔少或薄黄，脉弦数；脾肾阳虚者兼见月经后愆或闭阻不行，量多，色淡质稀或淋漓不止，神萎肢冷，纳少便溏，面浮肢肿，或面色晦暗，头目晕眩，腰酸尿频，舌淡、苔薄，脉沉细无力；心脾两虚者兼见心悸善忘，少寐多梦，体倦乏力，纳呆，舌淡、苔薄白，脉细弱。

【治疗】

1.基本治疗

治法　滋补肾精，调理冲任。以任脉、手厥阴、足太阴经穴为主。

主穴　合谷　内关　关元　三阴交　复溜

配穴　肝肾阴虚者加肝俞、肾俞、曲泉、太溪；肾阳亏虚者加气海、命门；心肝火旺者加膻中、太冲、神门、心俞。

操作　主穴用毫针补法或平补平泻法。

方义　阳明经多气多血，合谷通经活络，运行气血以滋补肾精；内关与冲脉相通，宽胸理气，疏调情志，以稳心神；关元通于诸阴经，滋阴壮阳，固本培元，调节天癸；三阴交为肝脾肾三经交会穴，可调补肝脾肾三脏，以治疗面部烘热；复溜疏通肾经之气，善于治疗潮热汗出。

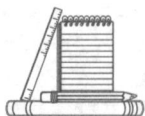

2. 其他治疗

（1）耳针法　取内生殖器、内分泌、肝、肾、脾、皮质下、交感、神门。每次选一侧 3～4 穴，毫针轻刺激；可用埋针或埋丸法。

（2）皮肤针法　取太阳、风池、夹脊穴、内关、太溪。中等强度刺激，每次操作 10 分钟，每日 1 次。

【按语】

1. 针灸治疗本病有较好的疗效。

2. 加强精神疏导与情绪调节，保持乐观豁达心态。

3. 劳逸结合，充足睡眠；加强体育锻炼，增强体质。

复习思考

1. 简述绝经前后诸证的辨证要点。

2. 简述绝经前后诸证的主穴与操作。

3. 简述绝经前后诸证配穴的应用。

项目三　儿科病证

便　秘

便秘是以大便秘结不通，排便次数减少或排便间隔时间延长，或大便艰涩排出不畅为主要表现的病证。本病多由禀赋不足、饮食不节、情志内伤、热病伤津等因素所致。病位在大肠，与脾肝肾三脏有关；主要病机是大肠传导功能失常。

西医学的功能性便秘可参考本病辨治。

【辨证】

1. 实证　病程短，病情轻，粪质多干燥坚硬，腹痛拒按，哭声响亮，汗出烦躁。

乳食积滞者兼见纳呆，手足心热，溲黄，或恶心呕吐，或口臭，舌红、苔黄厚，脉沉有力，指纹紫滞；燥热内结者兼见粪如羊屎，面赤身热，溲短黄，或口干口臭，或口舌生疮，或哭闹不停，舌红、苔黄燥，脉数有力，指纹色紫；气机郁滞者兼见脘腹痞满，嗳气频作，舌红、苔薄白，脉弦，指纹滞。

2. 虚证　病程长，病情顽固，粪质虽不干结，常欲便不出或便出不畅，腹胀喜揉按，哭声无力。

气虚不运者兼见便时努挣难下，汗出短气，便后疲乏，或哭声无力，面色少华，舌淡、苔薄，脉细弱，指纹淡红；血虚肠燥者兼见面白无华，头晕心悸，舌淡苔薄，脉虚弱，指纹色淡。

知识链接

1. 鉴别诊断　临床上需要与先天性巨结肠、机械性肠梗阻相鉴别。

2. 辅助检查　肛门指诊、钡剂灌肠、腹部 X 线等检查有助于诊断。

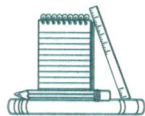

【治疗】

1. 基本治疗

治法　行气通便。取大肠俞募穴及足阳明胃经穴为主。

主穴　大肠俞　天枢　支沟　上巨虚

配穴　实证者加合谷、曲池、中脘；虚证者加脾俞、胃俞、足三里。

操作　毫针浅刺用平补平泻法。

方义　便秘的病位在大肠，主要是大肠的传导功能失常所致。大肠俞与天枢为俞募配穴，上巨虚为大肠的下合穴，三穴配用通调肠腑气机，理气止痛；支沟宣通三焦气机，是通便的有效穴位，诸穴同用，以达通则不痛之目的。

2. 其他治疗

耳针法　直肠下段、大肠区、皮质下、交感、脾。每次取 2 ～ 3 穴，毫针中等刺激，留针 20 ～ 30 分钟，每隔 5 分钟捻转 1 次，每日或隔日 1 次，l0 次为 1 疗程。

【按语】

1. 针灸治疗实秘疗效颇佳；虚秘病程长，需较长时间治疗，必要时可配合服用中药治疗。

2. 须养成小儿定时排便的习惯，脾胃虚弱、少食而便少者应注意扶养胃气，改善饮食，宜食富含纤维的蔬菜。

复习思考

1. 简述便秘的辨证要点。

2. 简述便秘的主穴与操作。

3. 简述便秘配穴的应用。

腹　痛

腹痛是以胃脘以下、脐之四旁及耻骨联合以上部位发生疼痛为主要表现的病证。本病多由感受外邪、伤于乳食、禀赋不足、脏腑虚冷、外伤络等因素所致。病位在脾胃、大小肠，常与肝有关；病机为脾胃肠腑气滞，不通则痛。

西医学的功能性腹痛可参考本病辨治。

【辨证】

1. 实证　突然腹痛，哭闹声高，疼痛拒按。

腹部中寒者常在受凉或饮食生冷后发作，遇冷更剧，得热痛减，面色青白，或兼大便清稀，舌淡、苔白滑，脉沉弦，指纹红；乳食积滞者兼见腹部胀满，纳呆，嗳腐吞酸，恶心呕吐，矢气频作，腹泻或便秘，舌红、苔厚腻，脉滑，指纹紫滞；胃肠结热者兼见腹部胀满，便秘，烦躁不安，手足心热，舌红、苔黄燥，脉滑数，指纹紫滞。

2. 虚证　起病缓慢，时作时止，绵绵疼痛，喜按揉。

脾胃虚寒者兼见面色萎黄，形体消瘦，食欲不振，四肢不温，或食后腹胀，便溏，舌淡、苔薄，脉沉缓，指纹淡红。

【治疗】

1. 基本治疗

治法　健脾和胃，行气止痛。取脾胃俞募穴及足阳明胃经穴为主。

主穴　足三里　合谷　中脘　天枢

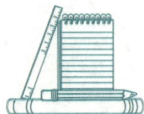

配穴　腹部中寒者加内关、灸神阙；乳食积滞者加里内庭；胃肠结热加曲池、上巨虚、内庭；脾胃虚寒者加脾俞、胃俞、肾俞。

操作　毫针浅刺用平补平泻法。

方义　足三里、中脘温中理气，健运脾胃；合谷为大肠的原穴，行气导滞；天枢乃大肠募穴，通调肠腑气机，行气止痛。

2. 其他治疗

（1）耳针法　取大肠、小肠、胃、脾、神门、交感。每次取 2～3 穴，毫针中等刺激，留针 20～30 分钟，每隔 5 分钟捻转 1 次，每日或隔日 1 次，10 次为 1 疗程；或耳部贴压王不留行籽。

（2）艾灸法　取中脘、天枢、神阙、关元，用艾炷灸 5～7 壮，每日 1 次。

【按语】

1. 小儿腹痛在临床上较为常见，涉及范围较广，必须及早明确诊断。注意鉴别诊断，以免贻误治疗。

2. 避免感受风寒，注意腹部保暖。

3. 注意饮食卫生。不宜过食生冷瓜果，不宜过饱饮食。

4. 对一般功能性腹痛疗效较好。对虫积腹痛，须服驱虫药。对有些器质性病变引起的腹痛可用止痛，但常须做其他处理。

复习思考

1. 简述腹痛的辨证要点。

2. 简述腹痛的主穴与操作。

3. 简述腹痛配穴的应用。

疳　证

疳证是由喂养不当或多种疾病影响，导致脾胃受损，气津耗伤，不能濡养脏腑、经络、筋骨、肌肤而形成的一种慢性消耗性疾病。多见于 5 岁以下的小儿，日久可影响小儿的生长发育。本病多由禀赋不足、喂养不当、久病吐泻、反复外感等因素所致。病位在脾胃，与五脏皆有关；病机为脾失健运，胃纳失常。

西医学的蛋白质—营养不良、维生素营养障碍、微量元素缺乏症等，均可参考本病辨治。

【辨证】

主症　形体消瘦，面色无华，毛发干枯，精神萎靡，烦躁不安，饮食异常，大便不调。

疳气者兼见纳呆，舌淡、苔薄，脉细，指纹淡；疳积者兼见吮指磨牙，揉眉挖鼻，或善食易饥，或嗜食异物，睡卧露睛，舌淡、苔白腻，脉沉细滑，指纹紫滞；干疳者兼见皮肤干瘪起皱，大肉已脱，形似老人，表情冷漠呆滞，腹凹如舟，舌淡、苔花剥或无，脉沉细弱，指纹色淡不显露。

知识链接

1. 鉴别诊断　临床上需要与厌食、积滞相鉴别。

2. 辅助检查　血尿便常规、血生化检查有助于诊断。

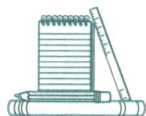

【治疗】

1. 基本治疗

治法　健运脾胃，益中化滞。取足阳明胃经和经验穴为主。

主穴　中脘　足三里　公孙　四缝

配穴　疳气者加下脘、璇玑、腹结；干疳者加脾俞、胃俞、章门、关元；疳积者加百虫窝、天枢、迎香。

操作　婴幼儿可单刺不留针，隔日 1 次，5 次为 1 疗程。四缝穴点刺后挤出黄色液体，用消毒干棉球拭干，隔日 1 次。

方义　中脘为胃之募穴，足三里为胃经合穴、胃之下合穴，公孙为脾经络穴，四缝为治疳积之效穴，四穴相配以消积导滞，健脾益中。

2. 其他治疗

（1）皮肤针法　叩刺华佗夹脊穴（自第 7 胸椎～第 5 腰椎），足太阳膀胱经背部双侧第 1 侧线。点刺脾俞、胃俞、三焦俞、气海俞、足三里、四缝穴。轻刺激，每次叩刺 10～20 分钟，隔日 1 次，10 次为 1 疗程。

（2）穴位贴敷法　选内关、神阙。用桃仁、杏仁、山栀子等分研末，加冰片、樟脑少许，研末拌匀备用。取药末 15～20g，用鸡蛋清调匀涂于穴位上，24 小时除去。

【按语】

1. 婴幼儿尽可能母乳喂养，乳食不宜过饥过饱。防止挑食、偏食。

2. 多带小儿到户外活动，多晒太阳、呼吸新鲜空气，增强体质。

复习思考

1. 简述疳证的辨证要点。

2. 简述疳证的主穴与操作。

3. 简述疳证配穴的应用。

呕　吐

呕吐是因胃失和降，气逆于上，造成乳食从胃中上逆经口而出的病证。本病多由禀赋不足、乳食积滞、外邪犯胃、胃中积热、脾胃虚寒、肝气犯胃等因素所致。病位在胃，与肝、脾密切相关；病机为胃气通降失和。

西医学的消化功能紊乱、消化道畸形、胃炎、胆囊炎、胰腺炎等，均可参考本病辨治。

【辨证】

1. 实证　呕吐突然，呕吐物多为乳食，量较多，气味酸臭。

乳食积滞者兼见胸闷厌食，脘腹胀满，大便酸臭，舌红、苔厚腻，脉滑数有力，指纹紫滞；胃热气逆者兼见食入即吐，身热口渴，烦躁不安，大便臭秽或秘结，小便黄赤，舌红、苔黄，脉滑数，指纹紫滞。

2. 虚证　起病缓慢，时作时止，呕吐物多为清稀痰水或不消化食物，量或多或少，气味不甚臭秽。

脾胃虚寒者兼见饮食稍多即吐，面色苍白，四肢欠温，腹痛喜暖，大便溏薄，舌淡、苔薄白，脉沉缓无力，指纹淡；肝气犯胃者每因情志刺激而作，胸胁胀痛，易怒易哭，舌边红、苔薄腻，脉弦，指纹紫。

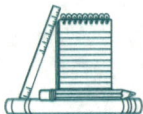

知识链接

    1. 鉴别诊断　临床上需要与溢乳相鉴别。

    2. 辅助检查　血尿便常规、腹部 X 线、B 超等检查有助于诊断。

【治疗】

1. 基本治疗

治法　和胃降逆。取胃经俞募穴及八脉交会穴为主。

主穴　中脘　内关　足三里　公孙

配穴　胃热气逆者加合谷、曲池、内庭；脾胃虚寒者加脾俞、胃俞、神阙。

操作　毫针浅刺用平补平泻法。寒者艾灸。

方义　中脘为胃之募穴，配胃之下合穴足三里，调理胃腑气机，和胃降逆；内关、公孙为八脉交会穴，合于胃、心、胸之间，具有和中理气、降逆止呕之效。

2. 其他治疗

（1）激光法　取中脘、内关、足三里。用 3～7mW 的氦-氖激光针，每穴照射 3～5 分钟，每日 1～3 次。

（2）耳针法　取脾、胃、神门，毫针中强刺激，每日 1 次。

【按语】

    1. 小儿呕吐不仅反映消化道的功能性或器质性疾病，而且常伴发于其他系统的疾病，故必须详细地询问病史，认真检查，并进行综合分析、明确诊断。

    2. 密切观察病情变化。呕吐严重者可使患儿呈呼吸暂停的窒息状态，防止并发吸入性肺炎等呼吸道病变。

    3. 反复呕吐又可导致脱水、酸中毒等，此时应配合中西医疗法进行综合治疗。

复习思考

1. 简述呕吐的辨证要点。

2. 简述呕吐的主穴与操作。

3. 简述呕吐配穴的应用。

厌　食

    厌食是以较长时期厌恶进食、食量减少为主要表现的疾病。多见于 1～6 岁小儿，城市儿童发病率较高，一般精神状态较正常，预后良好，但长期厌食，会影响小儿正常的生长发育，导致小儿抵抗力降低、身材发育矮小、体重减轻等，因此应及时调治。本病多由禀赋不足、喂养不当、情志失调、久病伤脾等因素所致。病变脏腑在脾、胃，病机为脾胃失健，纳化失和。

    本病属中医学的"不思食""不嗜食""恶食"范畴。

【辨证】

主症　厌恶进食，食而无味，食量减少。

    脾失健运者兼见脘腹痞满，大便不调，形体尚可，精神正常，舌红、苔薄腻，脉有力；脾胃气虚者兼见面色无华，形体消瘦，体倦乏力，舌淡、苔薄白，脉缓无力；脾胃阴虚者兼见食

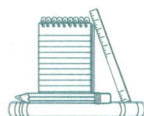

少饮多，皮肤失润，便干溲黄，手足心热，舌红、少津，苔少或花剥，脉细数；肝脾不和者兼见胸胁痞满，嗳气频繁，性情急躁，大便不调，舌淡、苔薄白，脉弦细。

知识链接

1. 鉴别诊断 临床上需要与痹证、夏季热相鉴别。

2. 辅助检查 血尿便常规、血生化检查有助于诊断。

【治疗】

1. 基本治疗

治法　健脾和胃，理气化湿。取任脉、足太阴经穴及经验穴为主。

主穴　四缝　太白　中脘

配穴　脾虚湿滞者加丰隆、三阴交；脾胃虚弱者加足三里、商丘。

操作　毫针刺，平补平泻法，不留针。四缝点刺挤出黄色黏液。

方义　脾常不足是小儿厌食的关键，所以取脾经的原穴太白，配合中脘以健脾益气；四缝是治疗小儿厌食的经验效穴，有健脾消积之功。

2. 其他治疗

（1）穴位注射法　取双侧足三里。用维生素 B_1 注射液，将药液缓慢注入穴内，隔日 1 次，5 次为 1 疗程。

（2）穴位贴敷法　炒神曲、炒麦芽、焦山楂各 10g，炒莱菔子 6g，炒鸡内金 5g。上药共研细面，加淀粉少许，白开水调成稠糊，睡前敷于患儿脐上，外用绷带固定，第 2 日早晨取下，每日 1 次，7 次为 1 疗程。

【按语】

1. 注意饮食规律，避免给予小儿过多零食。

2. 注意饮食结构，丰富饮食种类。

3. 不可过分娇惯小儿，对小儿进行劝导。

复习思考

1. 简述厌食的辨证要点。

2. 简述厌食的主穴与操作。

3. 简述厌食配穴的应用。

夜　啼

夜啼是以白日如常，夜则啼哭不安，时哭时止，或每晚定时啼哭，甚则通宵达旦为主要表现的病证。本病多由禀赋不足、感寒受凉、体内积热、暴受惊恐等因素所致。病位在心脾，病机为脾寒、心热、惊恐。

以下主要讨论婴幼儿不明原因的反复啼哭。

【辨证】

1. 实证 每夜啼哭，哭声响亮，烦躁不寐，甚则彻夜哭啼。

心经积热者兼见哭时面赤唇红，见亮光则啼哭更甚，多汗，便秘，溲赤，舌尖红、苔黄，

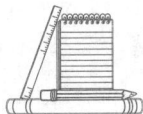

指纹红紫；惊恐伤神者兼见夜间睡眠时突然惊醒而啼哭，哭声刺耳，紧偎母怀，面色青灰，舌苔正常，指纹青紫。

2. 虚证　病程长，哭声低微，时断时续。

脾阳亏虚者兼见睡喜蜷曲，腹部喜温按，四肢不温，纳呆，便溏，溲清，面色青白，唇舌色淡、苔薄白，指纹淡红。

【治疗】

1. 基本治疗

治法　健脾宁心、镇静安眠。取心经与脾经、胃经穴为主。

主穴　少冲　内关　三阴交　足三里

配穴　脾阳亏虚者加下脘、大横；心经积热者加通里、郄门；惊恐伤神者加神门、百会。

操作　毫针浅刺，用平补平泻法

方义　足三里、三阴交表里相配以和胃健脾，少冲、内关理气安神，四穴共奏止啼安眠的作用。

2. 其他治疗

（1）艾灸法　取内关、神门、三阴交、涌泉、百会。每次选用 2～3 个穴位，艾条雀啄灸，每次灸治 5～10 分钟，每日 1 次。

（2）穴位贴敷法　取神阙。用黑丑 7 粒捣碎，温水调成糊状，临睡前敷于肚脐上，胶布固定。每日 1 次。

（3）耳针法　取神门、肝、脾，三焦，每次选 2～3 穴，贴压王不留行籽，隔日 1 次。

【按语】

1. 本病应排除各种皮肤病、疝气、蛲虫病、肠套叠、腹泻、消化不良、感染性疾病等引起的啼哭。

2. 维生素缺乏者，可补充维生素；平时注意居室安静，避免患儿受惊吓。

3. 脾寒者注意保暖；心热者切勿过于保暖。患病期间食用易消化食物，保持室内安静，避免异声异物，防惊恐，乳母应少食生冷、辛辣、厚味等食物。

复习思考

1. 简述夜啼的辨证要点。

2. 简述夜啼的主穴与操作。

3. 简述夜啼配穴的应用。

遗　尿

案例导入

郑某，女，9 岁，学生。2019 年 5 月 20 日初诊。自诉睡中尿床 4 年。诊见面白无华，神疲乏力，四肢不温，每晚熟睡不易叫醒，尿量多，食欲不振，大便溏薄。舌淡、苔白，脉沉迟无力。

问题：写出中医辨证及分型、辨证依据、针灸治疗、医嘱。

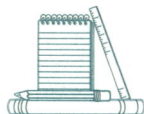

遗尿是以5周岁以上的小儿睡眠中小便经常自遗、醒后方觉为主要表现的病证。亦称尿床。男孩多于女孩，可有明显的家族史，病程长，反复发作。偶因疲劳或饮水过多而遗尿者，不属病态。本病多由禀赋不足、下元虚寒、肺脾气虚、心肾失交、肝经湿热等因素所致。病位在膀胱，与肾、脾、肺相关；病机为三焦气化失司，膀胱约束不力。

【辨证】

主症　睡眠较深，不易唤醒，每夜或隔几日发生睡中遗尿，甚则一夜尿床数次。

肾气不足者兼见尿量多，尿色清，面色淡白，精神不振，形寒肢冷，舌淡、苔白，脉沉迟无力；脾肺气虚者兼见尿频而量多，面色无华，神疲乏力，食欲不振，大便溏薄，舌淡、苔薄，脉缓细；肝经湿热者兼见尿频量少，性情急躁，手足心热，唇红而干，舌红、苔黄，脉弦滑。

知识链接

1. 鉴别诊断　临床上需要与热淋相鉴别。

2. 辅助检查　尿常规、尿细菌培养、腹部B超、腰骶部X线、泌尿道造影等检查有助于诊断。

【治疗】

1. 基本治疗

治法　补肾益气，健脾止遗。取任脉穴和膀胱经背俞穴为主。

主穴　肾俞　关元　三阴交

配穴　肾气不足者加腰阳关、秩边、膀胱俞、太溪；脾肺气虚者加脾俞、肺俞、百会、气海、足三里；肝经湿热者加行间、阴陵泉。

操作　毫针刺用补法。可灸。

方义　三焦为决渎之官，元气之别使，水谷之通道，关元为任脉与足三阴经的交会穴，是人身元气之根，又是三焦之气所出之处，肾主水，开窍于二阴，肾俞是肾气转输于背部之所，二穴共用为俞募配穴，有培元固本之能，肾气充盈，膀胱气化有司，则开阖有权；三阴交为肝、脾、肾三经之交会穴，可健脾利湿，疏肝清热，补肾固元止遗。

2. 其他治疗

（1）耳针法　取皮质下、脑点、内分泌、肾、肺、脾。每次选3～4穴，毫针刺法，每日或隔日1次，每次留针30分钟。

（2）激光法　取穴关元、气海、百会、足三里、三阴交。以15～20mW的氦-氖激光照射，每穴照1～2分钟，每日1次或隔日1次，6～10次为1个疗程，连用2～3个疗程。用于肾气不固与脾肺气虚证遗尿。

（3）皮肤针法　取关元、气海、三阴交、夹脊（11～21椎）。每日1次，每次10分钟，叩刺红晕为度。

【按语】

1. 本病的诊断需排除器质性疾病，如隐性脊柱裂、尿道畸形等。男孩要检查有无包皮过长、尿道口炎，女孩外阴有无分泌物。注意有无蛲虫感染等。

2. 勿使患儿过度疲劳和情绪激动，控制睡前饮水量。每晚尿床的患儿，夜间按时唤醒排尿，逐渐养成自控排尿的习惯。

3. 鼓励患儿消除紧张怕羞情绪，树立战胜遗尿的信心，积极配合服药和各种其他治疗。

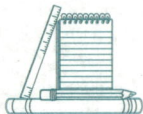

1. 简述遗尿的辨证要点。

2. 简述遗尿的主穴与操作。

3. 简述遗尿配穴的应用。

小儿惊风

小儿惊风是以抽搐、神昏为主要表现的病证。是小儿常见的危急重症，可发生于许多疾病的过程中，因其发病突然，变化迅速，证情凶险，列为中医儿科四大证之一。好发于 1～5 岁小儿，年龄越小，发病率越高。急惊风多由感受外邪、饮食不节、禀赋不足、暴受惊恐等因素所致，病位在心、肝，病机为热极生风；慢惊风多由禀赋不足、喂养不当、久病体虚等因素所致，病位在肝、脾、肾，病机为虚风内动。

西医学的小儿惊厥、矿物元素缺乏症、缺血缺氧性脑病、脑炎后遗症等，均可参考本病辨治。

【辨证】

1. 急惊风　来势急骤，病情凶险，以高热、抽搐、神昏为主。

风热风动者兼见发热，头痛，咽痛，咳嗽，舌红、苔薄白或薄黄，脉浮数；气营两燔者兼见疼痛，项强，恶心呕吐，烦躁嗜睡，口渴，便秘，舌红、苔黄，脉弦数；邪陷心肝者兼见烦躁，口渴，谵语，两目上视，舌红、苔黄腻，脉数；湿热疫毒者兼见谵语，腹痛，呕吐，大便黏腻或夹脓血，舌红、苔黄腻，脉滑数；暴受惊恐者兼见喜投母怀，夜间惊啼，脉率不整，指纹紫滞。

2. 慢惊风　来势缓慢，时作时止，缠绵难愈，以抽搐无力或手足蠕动震颤，伴有昏迷，瘫痪为主。

脾虚肝旺者兼见面色萎黄，嗜睡露睛，便溏，色青绿，四肢不温，舌淡、苔白，脉沉弱；脾肾阳虚者兼见面白无华，四肢厥冷，便溏溲清，舌淡、苔薄白，脉沉微；阴虚风动者兼见形容憔悴，面色萎黄，手足心热，便干，易出汗，舌绛少津、苔少或无苔，脉细数。

知识链接

1. 鉴别诊断　临床上需要与癫痫、厥证相鉴别。

2. 辅助检查　血尿便常规、血生化、脑脊液、脑电图、颅脑 CT、MRI 等检查有助于诊断。

【治疗】

1. 基本治疗

（1）急惊风

治法　清热祛邪，豁痰开窍。以督脉、足厥阴经穴为主。

主穴　水沟　印堂　合谷　太冲

配穴　风热风动者加大椎、十宣放血；湿热疫毒者加曲池、丰隆；暴受惊恐者加神门；口噤者加颊车。

操作　毫针泻法。

方义　水沟、印堂能醒脑镇惊；合谷、太冲相配，谓开四关，擅长治疗惊厥。

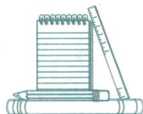

（2）慢惊风

治法　健脾益肾，镇静息风。以督脉、任脉及足阳明经穴为主。

主穴　水沟　印堂　气海　足三里　太冲

配穴　脾虚肝旺者加脾俞、行间；脾肾阳虚者加神阙、关元、肾俞；阴虚风动者加膈俞、肝俞、太溪、阳陵泉。

操作　水沟、印堂、太冲用毫针泻法，气海、足三里用补法。脾肾阳虚者，可施以温和灸或隔盐灸或隔附子饼灸。小儿不合作者也可不留针。

方义　水沟、印堂醒脑镇惊，开窍止惊；气海益气培元，足三里补脾健胃，二穴扶正疗虚；太冲平肝息风，清热止痉。

2. 其他治疗

（1）耳针法　取交感、神门、皮质下、心、肝、脾。急惊风毫针强刺激，慢惊风毫针中等刺激，或用揿针埋藏或用王不留行籽贴压。

（2）皮肤针法　取印堂、内关、阳陵泉、太冲。中等刺激。

【按语】

1. 针灸对惊风有较好的缓解作用，应须查明原因，对病因治疗。

2. 惊风发作时立即让患儿平卧，头偏向一侧，解开衣领，将压舌板缠上多层纱布塞入上、下臼齿之间，防止咬伤舌头。及时给予吸氧，吸出痰涎和分泌物，保持呼吸道通畅。

复习思考

1. 简述小儿惊风的辨证要点。

2. 简述急惊风与慢惊风的主穴与操作。

3. 简述急惊风与慢惊风配穴的应用。

项目四　皮外骨伤科病证

蛇串疮

案例导入

吴某，女，26岁，已婚，农民。2018年6月11日初诊。自诉左侧面颈部和右侧腋窝下烧灼样疼痛，出现绿豆或黄豆大小的水疱3天。诊见左侧面颈部三处簇集状绿豆大小疱疹，右侧腋窝下至肩背部、腹部多处绿豆或黄豆大小的疱疹，患部皮损鲜红，边界清楚，疱壁紧张，内有浅黄色液体，灼热刺痛难忍，口苦咽干，烦躁易怒，便干溲赤。舌红、苔黄厚，脉弦滑数。

问题：写出中医辨证及分型、辨证依据、针灸治疗、医嘱。

蛇串疮是一种疼痛性的急性疱疹性皮肤病。又名"蛇丹""缠腰火丹""蜘蛛疮""火带疮"，俗称"蛇缠腰"等。以突发簇集状丘疱疹，局部烧灼刺痛，呈带状分布为特征；多发于腰腹、

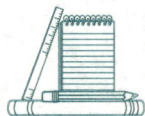

颈项、颜面部；春秋季多见，愈后很少复发。本病多由禀赋不足、年老体弱、情志不遂、感受外邪等因素所致。病位在皮肤，涉及五脏，病机为郁毒蕴结，营卫不调。

西医学的带状疱疹可参考本病辨治。

【辨证】

主症　病初突发局部皮肤灼热刺痛，皮色发红，继则出现簇集性大小不一的丘状疱疹，多呈带状排列，常发生在身体的一侧，尤以腰、胁部多见。

肝经郁热者兼见皮损鲜红，疱壁紧张，灼热刺痛，口苦咽干，烦躁易怒，大便干或小便黄，舌红、苔薄黄或黄厚，脉弦滑数；脾虚湿蕴者兼见颜色较淡，疱壁松弛，口不渴，食少腹胀，大便时溏，舌淡、苔白或白腻，脉沉缓或滑；气滞血瘀者兼见皮疹消退后局部疼痛不止，舌暗、苔白，脉弦细。

知识链接

1. 鉴别诊断　临床上需要与热疮等相鉴别。

2. 辅助检查　血常规、心电图、B超检查等有助于诊断。

【治疗】

1. 基本治疗

治法　泻火解毒，清热利湿，活血通络。取阿是穴及夹脊穴为主。

主穴　阿是穴　夹脊穴

配穴　肝经郁热者加太冲、大敦、侠溪；脾虚湿蕴者加三阴交、内庭；气滞血瘀在颜面部者加阳白、太阳、颧髎；气滞血瘀在胸胁部者加期门、大包；气滞血瘀者加章门、带脉。

操作　毫针刺用泻法。疱疹局部用围针刺法，根据病变部位大小沿皮向疱疹带中央横刺，每针间隔1cm，然后用艾条温和灸10～15分钟，每日1次，直至痊愈。

方义　局部阿是穴围针刺加艾灸可疏通经络，引火毒外出；夹脊穴可泻火解毒，通络止痛。

2. 其他治疗

（1）三棱针法　取大敦、太阳、内庭，三棱针点刺出血，隔日1次。

（2）皮肤针法　疱疹后遗神经痛者可在局部用皮肤针中等刺激后，配合艾条温和灸10～15分钟，每日1次，直至疼痛消失。

（3）穴位注射法　在疱疹后遗神经痛局部，取维生素B_1注射液100mg或胎盘注射液2mL或维生素B_{12}注射液100μg沿皮刺入，隔日1次，7次为1疗程，疗程间休息3～5日，直至疼痛消失。

【按语】

1. 针灸治疗本病有显著的疗效，尤其是围针刺法配合艾灸，一般7日左右即可痊愈。

2. 饮食宜清淡，忌食辛辣、油腻、鱼虾等发物。

3. 加强锻炼，保证充足睡眠。

复习思考

1. 简述蛇串疮的辨证要点。

2. 简述蛇串疮的主穴与操作。

3. 简述蛇串疮配穴的应用。

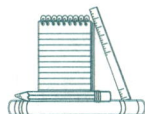

瘾　疹

案例导入

　　尹某，男，37岁，已婚，个体户。2022年4月12日初诊。自诉夜间全身剧烈瘙痒8年，前胸和后背及四肢内侧为甚。诊见前胸和后背及四肢内侧搔抓血痕，心烦易怒，口干苦，手足心热，舌红、少津，脉沉细。查血尿便常规未见异常，皮肤划痕试验阳性。

　　问题：写出中医辨证及分型、辨证依据、针灸治疗、医嘱。

　　瘾疹是一种皮肤出现红色或苍白色风团，时隐时现的瘙痒性、过敏性的皮肤病。俗称"风疙瘩""风疹块"等。本病多由禀赋不足、饮食不节、胃肠湿热、气血亏虚等因素所致。病位在皮肤，或涉及咽喉、胃肠，病机为禀赋不耐，营卫失和。

　　西医学的急、慢性荨麻疹，可参考本病辨治。

【辨证】

主症　发病时在皮肤上突然出现大小不等、形状不一的风团，成块或成片，高起皮肤，边界清楚，有如蚊虫叮咬之疙瘩，其色或红或白，瘙痒异常，发病迅速，消退亦快，此起彼伏，反复发作，消退后不留任何痕迹。

　　风寒束表者兼见风团色白，遇冷或风吹加重，冬季多发，口不渴，舌红、苔薄白，脉浮紧；风热犯表者兼见风团色红，灼热剧痒，遇热加重，或伴发热，咽喉疼痛，舌红、苔薄白或薄黄，脉浮数；血虚风燥者兼见反复发作，迁延日久，午后或夜间加剧。伴心烦易怒，口干，手足心热，舌红少津、苔少或薄黄，脉沉细。

知识链接

　　1. 鉴别诊断　临床上需要与水疥、荨麻疹性血管炎相鉴别。

　　2. 辅助检查　血常规、过敏源点刺实验、免疫功能等检查有助于诊断。

【治疗】

1. 基本治疗

治法　疏风和营。以手阳明、足太阴经穴为主。

主穴　曲池　合谷　血海　膈俞　委中

配穴　风寒束表者加外关、风池；风热犯表者加尺泽、风门；肠胃湿热者加阴陵泉、三阴交；气血两虚者加足三里、三阴交；呼吸困难者加天突；恶心呕吐者，加内关。

操作　针用泻法，风寒束表可灸，气血两虚者只针不灸，补泻兼施。膈俞不得针刺过深，以免伤及肺脏。

方义　"风胜则痒"，肺与大肠相表里，曲池、合谷同属手阳明大肠经，擅于开泄，调和营卫，既可疏风解表，又能清泄阳明；膈俞为血会，委中又名"血郄"，与血海同用，可调理营血，而达"治风先治血，血行风自灭"之效。

2. 其他治疗

（1）耳针法　取神门、肾上腺、内分泌、肺、耳尖、耳背静脉，毫针刺，中强度刺激，耳

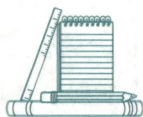

尖、耳背静脉可点刺出血。

（2）拔罐法　取神阙，用火吸法留罐 10 分钟，每日 1 次，连续 7 天为 1 疗程。

【按语】

1.针灸治疗本病有较好效果，但部分慢性发作者较难根除。

2.注意避风寒，忌食鱼虾等过敏性食物，远离过敏原。

3.皮肤瘙痒症亦可参考本病进行针灸治疗。

复习思考

1.简述瘾疹的辨证要点。

2.简述瘾疹的主穴与操作。

3.简述瘾疹配穴的应用。

乳　痈

乳痈是由热毒入侵乳房而引起的急性化脓性病证。好发于产后 3～4 周的初产妇，发于妊娠期的称为内吹乳痈，发于哺乳期的称为外吹乳痈，在非妊娠期和非哺乳期发生的称为不乳儿乳痈，临床以外吹乳痈最为常见。特点是乳房局部肿块，红肿热痛，多伴有恶寒发热等全身症状。本病多由乳汁郁积、肝郁胃热、感受外邪等因素所致。病位在乳房，与肝、脾、胃密切相关，病机为乳络不通，邪毒蕴结。

西医学的急性化脓性乳腺炎，可参考本病辨治。

【辨证】

1.初期　乳房红肿热痛，触之有结块，伴有发热，口渴，纳差。舌红苔黄，脉数。

2.成脓期　乳房肿块增大，皮肤灼热焮红，触痛明显，伴有高热，口渴，便秘溲赤。舌红苔黄腻，脉洪数。

3.溃脓期　乳房肿块触之有波动感，或见乳头有脓汁溢出。舌淡苔薄，脉弱无力。

知识链接

1.鉴别诊断　临床上需要与炎性乳腺癌相鉴别。

2.辅助检查　血常规、乳房 B 超等检查有助于诊断。

【治疗】

1.基本治疗

治法　疏肝散结，清热和胃。取足阳明、足厥阴经穴为主。

主穴　乳根　膻中　期门　梁丘　肩井

配穴　肝郁者加太冲、阳陵泉、内关；胃热者加内庭、支沟；火毒者加大敦、厉兑。

操作　毫针刺用泻法。大敦、厉兑、内庭点刺出血。

方义　乳根、梁丘清泻胃热，散结通络；期门疏肝解郁；膻中宽胸理气；肩井为治乳痈经验效穴。诸穴共用以达气血调和，经络通畅，火毒得清，肿消痛止之功。

2.其他治疗

（1）三棱针法　在背部肩胛区寻找米粒大小的红色斑点，用三棱针挑刺并挤压出血，随之

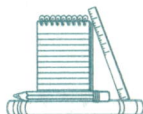

拔罐，每日 1 次，7～10 次为 1 疗程。

（2）耳针法　取乳腺、内分泌、肾上腺、胸椎。毫针刺，留针 30 分钟，每日 1 次。

【按语】

1. 针灸治疗本病未化脓者有较好的疗效，若已化脓应及时转外科治疗。

2. 保持乳房清洁卫生，纠正不良哺乳习惯。

3. 饮食宜清淡，忌过食辛辣厚味。

复习思考

1. 简述乳痈的辨证要点。

2. 简述乳痈的主穴与操作。

3. 简述乳痈配穴的应用。

乳　癖

乳癖是乳腺组织的既非炎症也非肿瘤的良性增生性病证。又称"乳痰""乳核"等。其特点是单侧或双侧乳房疼痛并出现肿块，乳痛和肿块与月经周期及情志变化紧密相关，好发于 20～40 岁的中青年妇女。本病多由禀赋不耐、情志不遂、思虑伤脾等因素所致。病位在乳房，与肝脾相关。病机为冲任失调，乳络不通。

西医学的乳腺增生病，可参考本病辨治。

【辨证】

主症　单侧或双侧乳房发生单个或多个大小不等的肿块，胀痛或压痛，表面光滑，边界不清，质地不硬，活动度好。

肝郁痰凝者兼见急躁易怒，心烦口苦，肿块和疼痛随喜怒消长，失眠多梦，舌淡苔薄，脉弦滑；冲任失调者兼见月经来潮前加重，月经过后减轻，月经量少、色淡，腰膝酸软，体倦乏力，舌淡、苔白，脉沉细。

知识链接

1. 鉴别诊断　临床上需要与乳岩相鉴别。

2. 辅助检查　血常规、B 超、钼钯 X 线摄片、冷光源强光照射、液晶热图像、组织病理学等检查有助于诊断。

【治疗】

1. 基本治疗

治法　理气化痰，通络散结，调理冲任。取足阳明、足厥阴经穴为主。

主穴　乳根　膻中　足三里　期门　太冲

配穴　肝郁痰凝者加内关、丰隆；冲任失调者加气海、三阴交。

操作　毫针刺平补平泻法。乳根、膻中向乳房肿块方向斜刺或平刺。

方义　乳根疏通阳明及乳房局部的经气；足三里和胃化痰；膻中为气会，期门为肝之募穴，太冲为肝经原穴，三穴相配疏肝理气，宽胸散结；且乳根、膻中、期门位近乳房，可疏通乳络，消散痰凝肿块。

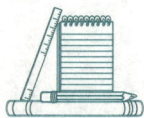

2. 其他治疗

（1）皮内针法　取屋翳。留针 2～3 日，留针期间每日按压 2～3 次。

（2）耳针法　取内分泌、交感、皮质下、乳腺、垂体、卵巢、肝、肾。毫针中等刺激，或用王不留行籽贴敷。

【按语】

1. 针灸治疗本病有较好的疗效，因本病是慢性病，需要坚持治疗才能治愈。

2. 保持心情舒畅，忌忧思恼怒。

3. 注意与乳腺癌相鉴别。

复习思考

1. 简述乳癖的辨证要点。

2. 简述乳癖的主穴与操作。

3. 简述乳癖配穴的应用。

脱　肛

脱肛是直肠黏膜、肛管、直肠全层和部分乙状结肠向下移位而脱出肛门外的一种疾病。常见于小儿、老人和多产妇女。多由于小儿气血未充，肾气不足，或年老体弱中气不足，或多产妇女伤血耗精，肾气亏损，或久咳、久泄、久痢等导致脾气虚弱，中气下陷，或过食辛辣厚味，湿热蕴结，下注大肠，络脉瘀滞，均可使关门不固，致使脱肛。

西医学的直肠脱垂，可参考本病辨治。

【辨证】

1. 湿热下注证　肛门红肿热痛，大便时肛门灼热坠痛，肛门肿物脱出，色紫暗或深红。舌红、苔黄腻，脉弦数。

2. 脾虚气陷证　神疲乏力，劳累则发，大便时肿物脱出，色淡红，纳差，面色不华，心悸，体倦乏力，甚者腰膝酸软，头晕耳鸣。舌淡、苔薄白，脉细弱。

知识链接

1. 直肠脱垂分度

（1）一度脱垂　直肠黏膜脱出，色淡红，长 3～5cm，触之柔软，无弹性，不容易出血，大便后能自行回纳。

（2）二度脱垂　直肠全层脱出，长 5～10cm，呈圆锥状，色淡红，触之较厚，有弹性，肛门松弛，大便后需用手回复。

（3）三度脱垂　直肠及部分乙状结肠脱出，长 10cm 以上，呈圆柱形，触之较厚，肛门松弛无力。

2. 鉴别诊断　临床上需要与内痔脱出相鉴别。

3. 辅助检查　肛门指诊、乙状结肠内窥镜等检查有助于诊断。

【治疗】

1. 基本治疗

治法　升提固脱，清热利湿。取督脉、足太阳经穴为主。

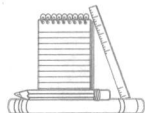

主穴　百会　长强　承山　大肠俞

配穴　脾虚气陷者加气海、脾俞、足三里；湿热下注者加三阴交、阴陵泉。

操作　毫针刺平补平泻法，百会用灸法或补法。

方义　百会具有升阳举陷之效用；长强为督脉之络穴，位近肛门，可加强肛门的约束功能；足太阳经别入肛中，经脉所过，主治所及，承山为足太阳经穴，善于疏通肛门部气血，是治疗肛门病患的经验效穴；大肠俞为大肠背俞穴，功专调理肠腑气机。

2.其他治疗

（1）皮肤针法　在腰骶部和肛门周围弱刺激叩刺，每次 10～15 分钟。

（2）三棱针法　在第 3 腰椎至第 2 骶椎之间，足太阳膀胱经第 1 侧线上任选 1～2 个反应点，用三棱针挑治，每周 2～3 次。

（3）耳针法　取大肠、直肠、皮质下、神门。毫针中等刺激，或皮内针或王不留行籽贴敷。

【按语】

1.针灸治疗轻度脱肛者有较好的疗效，对重度脱肛或局部感染者宜综合治疗。

2.积极治疗原发病证，如久咳、久痢、久泄、便秘等。

3.饮食宜清淡，忌食辛辣厚味，戒烟酒。

4.劳逸适度，加强腹肌和提肛肌功能锻炼。

复习思考

1.简述脱肛的辨证要点。

2.简述脱肛的主穴与操作。

3.简述脱肛配穴的应用。

肠　痈

肠痈是指发生于肠道的痈肿，以转移性右下腹疼痛为特征的病证。又称"缩脚肠痈"。该病可发生于任何年龄，以青壮年多见，男性多于女性。本病多由饮食不节、饮食后奔跳、跌仆损伤、情志不调等因素所致。病位在肠，与肝脾相关；病机为肠络瘀滞，热盛肉腐。

西医学的急性阑尾炎，可参考本病辨治。

【辨证】

主症　转移性右下腹疼痛呈持续性，阵发性加剧。

瘀滞者兼见右下腹局限性疼痛拒按，伴有恶心，纳呆，苔白腻，脉弦紧；湿热者兼见发热口干，脘腹胀满，右下腹压痛和反跳痛，便秘溲赤，舌红、苔黄腻，脉弦数或滑数；热毒者兼见壮热，恶心呕吐，右下腹可触及包块，压痛和反跳痛明显，舌红绛、苔黄厚而干，脉洪数。

知识链接

1.鉴别诊断　临床上需要与急性胃肠炎、急性胆囊炎、急性肠系膜淋巴结炎等相鉴别。

2.辅助检查　血尿便常规、腹部 B 超、腹腔穿刺等检查有助于诊断。

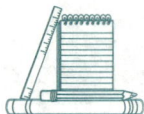

【治疗】

1. 基本治疗

治法　清热导滞，通调腑气。取足阳明经穴为主。

主穴　阑尾　天枢　上巨虚　阿是穴

配穴　瘀滞者加合谷、三阴交；热毒者加内庭、曲池、大肠俞；湿热者加尺泽、支沟、阴陵泉。恶心呕吐者加内关、中脘；壮热者加大椎、曲池、委中。

操作　毫针刺泻法或平补平泻法。动留针 60～120 分钟，每日 2 次。

方义　天枢为大肠募穴，上巨虚为大肠之下合穴，合治内腑，两穴相配功专清泻肠腑积热，导滞通便，通调肠腑气机；阑尾是治疗肠痈的经验效穴；阿是穴直达病所，疏通局部气血，活血通络，消肿止痛。

2. 其他治疗

（1）耳针法　取阑尾、神门、交感、大肠。毫针中等刺激，每次留针 60～120 分钟。

（2）电针法　取天枢、阑尾。刺激强度以患者能忍受为度，每次留针 30～60 分钟，每日 2 次。

【按语】

1. 针灸治疗慢性阑尾炎或急性单纯性未化脓者疗效较好，对已化脓或穿孔或坏死者，应及时转外科处理。

2. 留针时间一般在 2 小时左右，留针期间疼痛不缓解或继续加重者，应立即转科治疗。

3. 平时注意饮食卫生，食后不宜剧烈运动。

复习思考

1. 简述肠痈的辨证要点。

2. 简述肠痈的主穴与操作。

3. 简述肠痈配穴的应用。

颈椎病

案例导入

郭某，女，48 岁，已婚，干部。2022 年 10 月 5 日初诊。自诉颈部僵硬，低头、左右转头不适 5 年。近 7 天出现手第 4、5 指麻木，肘弯部疼痛，有时夜间痛醒，头昏重。诊见面色无华，失眠多梦，心悸气短，体倦乏力，纳呆，舌淡暗、苔薄白，脉弦细。查：X 线提示颈椎生理曲度变直，椎体增生，钩椎关节增生明显，椎间隙变窄，椎间孔变小；MRI 检查提示：颈椎后缘骨质增生，颈 2～3、颈 3～4 椎间盘膨出、颈 4～5、颈 5～6 椎间盘突出，硬脊膜受压，椎管轻度狭窄。

问题：写出中医辨证及分型、辨证依据、针灸治疗、医嘱。

颈椎病是指颈椎间盘退行性变及颈椎骨质增生，刺激或压迫邻近的脊髓、神经根、血管及交感神经而引起的一组综合征。临床以颈肩臂疼痛麻木、颈项僵直、活动受限、眩晕，甚则瘫痪等为主要表现。是中老年人的常见病、多发病，现今有年轻化的趋势。本病多由年老体弱、

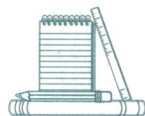

禀赋不耐、跌仆损伤、外邪侵袭等因素所致。病位在颈部，与肝肾相关；病机为经络瘀滞，气血不畅。

【辨证】

1.实证 发病突然，病程短，颈部僵硬，活动不利，患侧颈肩酸困沉重，或肢体麻木。

风寒湿者兼见颈、肩、上肢疼痛，恶寒畏风，舌淡红、苔薄白，脉弦紧；气滞血瘀者兼见颈肩部、上肢刺痛，痛处固定，伴有肢体麻木，舌淡暗、苔薄白，脉弦；痰湿阻络者兼见头晕目眩，头重如裹，四肢麻木不仁，纳呆，舌暗红、苔厚腻，脉弦滑。

2.虚证 起病缓慢，病程长，患侧肢体麻木不仁，时轻时重，甚则肢体发凉、怕冷。

肝肾不足者兼见眩晕头痛，耳鸣耳聋，失眠多梦，面红目赤，舌红少津、苔少或薄黄，脉弦；气血亏虚者兼见头晕目眩，面色苍白，心悸气短，倦怠乏力，舌淡、苔少，脉细弱。

知识链接

1.病理分型

（1）颈型 约占颈椎病的3%。枕颈部痛，颈活动受限，颈肌僵硬，有相应压痛点。X线片示：颈椎生理弧度在病变节段改变。

（2）神经根型 约占颈椎病的60%。颈痛伴上肢放射痛，颈后伸时加重，受压神经根皮肤节段分布区感觉减弱，腱反射异常，肌萎缩，肌力减退，颈活动受限。牵拉试验、压头试验阳性；颈椎X线示：椎体增生，钩椎关节增生明显，椎间隙变窄，椎间孔变小；CT可见椎体后赘生物及神经根管变窄。

（3）脊髓型 占颈椎病的10%～15%。早期下肢发紧，行走不稳，如履沙滩，晚期一侧下肢或四肢瘫痪，二便失禁或尿潴留。受压脊髓节段以下感觉障碍，肌张力增高，反射亢进，锥体束征阳性；X线片示：椎间隙狭窄，椎体后缘增生较严重并突入椎管；CT、MRI检查示：椎管变窄，椎体后缘增生物或椎间盘膨出压迫脊髓。

（4）椎动脉型 占颈椎病的10%～15%。头痛，眩晕，耳鸣，耳聋，视物不清，有体位性猝倒，颈椎侧弯后伸时症状加重。X线片示：横突间距变小，钩椎关节增生；CT检查可显示左右横突孔大小不对称，一侧相对狭窄；椎动脉造影见椎动脉迂曲、变细或完全梗阻。

（5）交感神经型 约占颈椎病的10%。眼睑无力，视物模糊，瞳孔扩大，眼窝胀痛，流泪，头痛，偏头痛，头晕，枕颈痛，心动过速或过缓，心前区痛，血压增高，四肢凉或手指发红发热，一侧肢体多汗或少汗等。X线片见钩椎增生，椎间孔变狭窄，颈椎生理弧度改变或有不同程度错位。椎动脉造影有受压现象。

2.鉴别诊断 临床上需要与落枕、颈脊髓肿瘤、梅尼埃病、心绞痛、体位性低血压等相鉴别。

3.辅助检查 颈部X线、CT、MRT、椎动脉造影等检查有助于诊断。

【治疗】

1.基本治疗

治法 祛风散寒，活血通络，舒筋止痛。取督脉、手足太阳、足少阳经穴为主。

主穴 大椎 风池 天柱 后溪 悬钟 颈椎夹脊

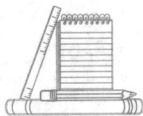

配穴 风寒湿者加风门、风府；气滞血瘀者加膈俞、合谷、太冲；肝肾不足者加肝俞、肾俞、太溪；上肢麻木疼痛甚者加曲池、合谷、外关；头晕目眩者加百会、太阳；恶心、呕吐者加天突、内关。

操作 毫针刺。大椎穴直刺 1～1.5 寸，使针感向肩臂传导；颈椎夹脊穴向颈椎斜刺 0.8～1 寸，使针感向肩背或上肢传导；实证用泻法，虚证用补法；寒者加灸。

方义 大椎为诸阳经之会，通经活络，激发诸阳经之气；风池、天柱位于局部，祛风散寒，活血通络；后溪与督脉经气相通，活血行气，通络止痛；颈椎夹脊穴疏通局部气血，舒筋止痛；悬钟为治疗颈椎病的经验效穴。

2. 其他治疗

（1）耳针法 取颈椎、肩、颈、神门、交感、肾上腺、皮质下、肝、肾，每次选 3～4 穴，用王不留行籽贴压。

（2）皮肤针法 取大杼、肩中俞、肩外俞、大椎，中等刺激。

（3）穴位注射法 取大杼、肩中俞、肩外俞、天宗，用 2% 利多卡因 2mL 或维生素 B_1、维生素 B_{12}，每穴注射 0.5mL，隔日 1 次。

【按语】

1. 针灸治疗颈椎病有较好的疗效，但要详查病因，注意肩颈部保暖。

2. 颈椎病患者平时宜仰头抬臂，协调运动，锻炼颈部后伸肌群。

3. 纠正平时的不良习惯姿势，强调用枕的合理性。

4. 经常反复出现落枕者，多为颈椎病先兆，应及时治疗，以免发展成颈椎病。

复习思考

1. 简述颈椎病的辨证要点。

2. 简述颈椎病的主穴与操作。

3. 简述颈椎病配穴的应用。

落 枕

案例导入

文某，男，32 岁，已婚，工人。2013 年 3 月 14 日初诊。自诉晨起左侧颈部疼痛，头不能向右侧转动 9 小时。查：左侧颈部筋脉拘急，广泛压痛，可触及条索状物，舌淡、苔薄白，脉弦有力。

问题：写出中医辨证及分型、辨证依据、针灸治疗、医嘱。

落枕是以急性单纯性颈项部强痛、活动受限为主症的病证。又称"失枕""失颈""颈部伤筋"，主要由项部肌肉感寒受凉或长时间过分牵拉而发生痉挛所致。多见于成年人，轻者一般 1 周内可自愈，重者可延至数周；反复落枕常是颈椎病的反应。本病多由睡眠姿势不良、感受风寒等因素所致。病位在颈部，病机为经络瘀滞，气血不畅。

西医学的颈肌劳损、颈肌风湿病、颈椎小关节嵌顿、颈部肌肉筋膜炎等，均可参考本病辨治。

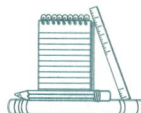

【辨证】

1. 瘀滞型　晨起颈项疼痛，活动不利，活动时患侧疼痛加剧，头部歪向病侧，局部有明显压痛点，有时触及筋结，舌紫暗、苔薄白，脉弦紧。

2. 风寒型　颈项背部僵痛，拘紧麻木，可兼有微恶风、发热，头痛，舌淡，苔薄白，脉弦紧。

病在督脉及太阳经者痛在项背、头部俯仰受限，项背部压痛明显；病在少阳经者痛在颈臂，颈部不能左右回顾和向两侧偏斜，颈项侧部压痛明显。

知识链接

1. 临床表现

（1）一般无外伤史，多因睡眠姿势不良或感受风寒所致。

（2）急性发病，睡眠后一侧颈部出现疼痛、酸胀，可向上肢或背部放射，活动不利，活动时伤侧疼痛加剧，严重者使头部歪向病侧。

（3）患侧常有颈肌痉挛，胸锁乳突肌、斜方肌、大小菱形肌及肩胛提肌等处压痛，在肌肉紧张处可触及肿块和条索状的改变。

2. 鉴别诊断　临床上需要与颈椎病、颈部肿瘤相鉴别。

3. 辅助检查　颈部 X 线、CT、MRI 等检查有助于诊断。

【治疗】

1. 基本治疗

治法　疏通经络，活血止痛，取手太阳、足少阳经穴及督脉穴为主。

主穴　大椎　后溪　悬钟　阿是穴　外劳宫

配穴　病在督脉及太阳经者加风府、天柱、肩外俞；病在少阳经者加风池、肩井。颈项部疼痛剧烈，不能俯仰转侧者加列缺。

操作　毫针泻法或平补平泻法，行针时嘱患者活动颈部；感受风寒者温针灸。

方义　大椎位于项背部，配阿是穴可疏通局部经络气血；后溪、悬钟分属手太阳与足少阳经穴，可宣通两经气血；外劳宫是治疗落枕的经验穴。诸穴远近相配，可使脉络通畅，气血调和，通则不痛。

2. 其他治疗

（1）拔罐法　取大椎、肩井、天宗、阿是穴，用火吸法拔罐，也可在局部走罐。

（2）指针法　取外劳宫，医者以拇指重掐按压，至局部酸胀，医者边按压边嘱患者活动颈部。

（3）耳针法　取颈、颈椎、神门，毫针浅刺，捻转泻法，留针 30 分钟，同时嘱患者活动颈项部。

【按语】

1. 针灸治疗落枕疗效显著，一般 1～2 次即可痊愈。

2 注意调整枕头的高度，一般枕头高度同一侧肩宽为宜。

3. 注意颈部保暖，预防感寒着凉，劳逸适度。

复习思考

1. 简述落枕的辨证要点。

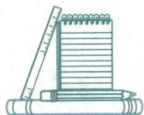

2.简述落枕的主穴与操作。

3.简述落枕配穴的应用。

漏肩风

案例导入

孙某，男，56岁，已婚，干部。2015年11月5日初诊。自诉右侧肩部疼痛、不能活动1个月。1个月前右侧肩部不明原因出现跳动样疼痛，时轻时重，得热或按揉或活动后疼痛减轻，随之疼痛拒按，夜间为甚。诊见面色无华，头晕目眩，气短懒言，心悸失眠。舌暗、苔薄白，脉弦细。查：肩部X线片提示未见异常。

问题：写出中医辨证及分型、辨证依据、针灸治疗、医嘱。

漏肩风是指肩部关节及其周围软组织的急、慢性损伤，或退行性变，引起以肩部酸重疼痛和功能障碍为主要表现的病证。又名"五十肩""冻结肩""肩凝症"等。多见于中老年人，女性多见。本病多由外伤、慢性劳损、肝肾亏虚、气血不足、感受风寒湿邪等因素所致。病位在肩部，与肝肾脾有关；病机为经脉、经筋受损，气血不畅。

西医学的肩关节周围炎，可参考本病辨治。

【辨证】

1.实证 发病突然，病程短，肩部呈跳动样疼痛，昼轻夜重，甚则夜间痛醒，活动后减轻。

风寒湿型兼见得温痛缓，畏风恶寒，或肩部有沉重感，舌质淡、苔薄白或腻，脉弦滑或弦紧；瘀滞型兼见肩部肿胀，疼痛拒按，舌质暗或有瘀斑，舌淡、苔白或薄黄，脉弦或细涩。

2.虚证 起病缓慢，病程长，肩部隐隐作痛，喜温按，肩关节活动明显障碍。

气血虚型兼见肩部酸痛，劳累后疼痛加重，伴头晕目眩，气短懒言，心悸失眠，四肢乏力，舌淡、苔少或白，脉细弱或沉。

患侧肱二头长、短头附着处压痛，后伸疼痛加剧，属太阴经证；肩外侧疼痛、三角肌压痛、外展疼痛加剧，属阳明、少阳经证；肩后侧肩贞、臑俞处疼痛为主，肩内收时疼痛加剧，属太阳经证。

知识链接

1.病变机理 肩关节是人体活动范围最广泛的关节，关节囊较松弛，肌腱、韧带较多，且肌腱血供较差，随着年龄增长，关节周围的肌腱及关节囊易发生退行性改变；同时肩关节活动频繁，容易引起劳损和损伤，从而导致肩关节软组织产生无菌性炎症，局部充血、水肿、粘连以及肌腱钙化，出现肩关节疼痛和功能障碍。

2.鉴别诊断 临床上需要与神经根型颈椎病、冈上肌肌腱炎、肺部肿瘤相鉴别。

3.辅助检查 X线、CT等检查有助于诊断。

【治疗】

1.基本治疗

治法 舒筋通络，行气活血。取手三阳经穴为主。

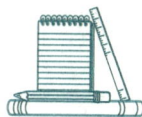

主穴　肩髃　肩髎　肩贞　肩前　阿是穴

配穴　太阴经证加尺泽、阴陵泉；太阳经证加后溪、大杼、昆仑；阳明经证加合谷、条口透承山；少阳经证加外关、阳陵泉。疼痛剧烈者加中平穴（足三里下1寸）。

操作　毫针刺用泻法或平补平泻法。肩前、肩贞要把握好针刺角度和方向，切忌向内斜刺、深刺；阳陵泉透刺阴陵泉；条口透承山可用强刺激；局部受寒发凉可加灸；肩部针后可加拔火罐。

方义　局部取肩髃、肩髎、肩贞分别为手阳明、手少阳、手太阳经穴，配肩前、阿是穴具有疏通肩部经络气血，活血行气，祛风止痛的功效。经络畅通，气血调和，风散邪去则疼痛得除，功能得以恢复。

2. 其他治疗

（1）耳针法　取肩、肩关节、锁骨、神门、对应点等，每穴选3～4穴，用王不留行籽贴压。

（2）刺络拔罐法　对肩部肿胀疼痛明显者，用皮肤针中等度叩刺患部，再行拔火罐，亦可三棱针点刺出血，再行拔火罐，使瘀血外出，每周2次。

（3）穴位注射法　取肩井、天宗、肩髃。用川芎嗪、复方香丹注射液，每穴0.5mL，如压痛点广泛，可选择2～3个压痛最明显处注射，隔日1次。

（4）芒针法　取肩髃透极泉，肩贞透极泉、条口透承山等。肩不能抬举者可局部多向透刺，使肩能抬举。条口透承山时边行针边令患者活动患肢，动作由慢到快，用力不宜过猛，以免引起疼痛。

（5）电针法　取肩前、肩髃、肩髎、天宗、曲池、外关、合谷等，每次3～5穴，接通电针仪，早期用连续波、后期用断续波强刺激10～15分钟。

【按语】

1. 针灸治疗肩周炎效果显著。

2. 坚持每日进行适当的肩部功能练习，如爬墙锻炼、环转运动、摇臂运动等。

3. 注意肩部保暖，避免风寒侵袭。

复习思考

1. 简述漏肩风的辨证要点。

2. 简述漏肩风的主穴与操作。

3. 简述漏肩风配穴的应用。

扭　伤

案例导入

杜某，男，23岁，未婚，学生。2020年5月7日初诊。自诉右侧踝部疼痛10小时。早晨下楼时不小心损伤右侧踝部。诊见患部明显肿胀，皮色青紫，踝关节活动受限，不能站立行走，舌红、苔薄白，脉弦。查：踝部X线摄片未见异常。

问题：写出中医辨证及分型、辨证依据、针灸治疗、医嘱。

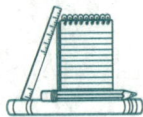

扭伤是以四肢关节或躯体部的肌肉、肌腱、韧带、血管等损伤，而无骨折、脱臼、皮肉破损为主要表现的病证。特点是损伤部位疼痛肿胀和关节活动受限，多发于肩、肘、腕、腰、髋、膝、踝等部位。本病多由剧烈运动、负重持重时姿势不当、牵拉和过度扭转、跌仆损伤等因素所致。病位在局部筋肉、关节，病机为局部经络不通，气血不畅。

【辨证】

1. 急性扭伤 发病突然，患部疼痛剧烈，肿胀拒按，皮色青紫，活动明显受限。

气滞血瘀者兼见舌红边有瘀点、苔薄白，脉弦。

2. 慢性扭伤 多因急性扭伤发展而成，局部隐隐作痛，喜温按，皮色正常，活动多不受限，劳累或活动后肿胀及疼痛加重。

筋脉失养者兼见步行欠力，局部或可触及硬结，舌淡、苔薄，脉弦细。

知识链接

1. 鉴别诊断 临床上需要与肌腱断裂、骨折、关节脱臼相鉴别。

2. 辅助检查 X 线、CT 等检查有助于诊断。

【治疗】

1. 基本治疗

治法 化瘀消肿，通络止痛。以受伤局部腧穴为主。

主穴 肩部：阿是穴 肩髃 肩髎 肩贞

肘部：阿是穴 曲池 小海 天井

腕部：阿是穴 阳溪 阳池 阳谷

腰部：阿是穴 肾俞 腰痛穴 委中

髀部：阿是穴 环跳 秩边 承扶

膝部：阿是穴 膝眼 膝阳关 梁丘

踝部：阿是穴 申脉 丘墟 解溪

配穴 腰部正中扭伤者加人中、后溪；腰部一侧或两侧疼痛明显者加手三里；局部瘀血明显者三棱针刺络拔罐。

操作 诸穴均针用泻法；陈旧性损伤可用灸法。

方义 《肘后歌》言："打扑伤损破伤风，先于痛处下针攻。"扭伤多为关节伤筋，属经筋病，当以扭伤局部取穴为主，以疏通局部经络，散除局部的气血壅滞，消肿止痛，以达通则不痛之功，配以远端取穴加强通经活络、行气止痛的功效。

2. 其他治疗

（1）耳针法 取相应扭伤部位、神门，中强度刺激，或用王不留行籽贴压。

（2）刺络拔罐法 取阿是穴，用皮肤针叩刺疼痛肿胀部，以微出血为度，加拔火罐。适用于新伤局部血肿明显者或陈伤瘀血久留，寒邪袭络等。

【按语】

1. 针灸治疗扭伤有较好疗效，若扭伤后立即采用手足同名经对应取穴法，随咳进针，同时令患者活动患部，常有针入痛止之效。但必须排除骨折、脱位、韧带断裂等情况。

2. 可配合推拿、药物熏洗等疗法。

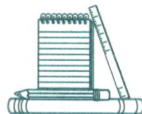

复习思考

1. 简述扭伤的辨证要点。
2. 简述扭伤的主穴与操作。
3. 简述扭伤配穴的应用。

项目五　五官科病证

近　视

近视是以视近清楚、视远模糊为特征的眼病，又称"能近怯远症"。多发于青少年。本病多由禀赋不足、劳心伤神、肝肾亏虚等因素所致。病位在眼，与肝、肾、脾、心密切相关；病机为精血亏虚，神光不聚。

西医学的屈光不正，可参考本病辨治。

【辨证】

主症　视近物清楚、视远物则模糊。

肝肾两虚者兼见失眠健忘，头晕耳鸣，腰膝酸软，两目干涩，舌淡、苔薄，脉细弱或弦细；气血不足者兼见神疲乏力，纳呆便溏，头晕心悸，面色不华，舌淡、苔薄白，脉细弱；心阳不足者兼见面色㿠白，心悸，体倦乏力，舌淡、苔薄白，脉弱。

知识链接

1. 诊断依据　近视力正常，远视力明显减退（5.0对数视力表检查低于1.0），并用凹透镜能加以矫正者，既可诊断为近视。轻度近视为屈光度 –3.0D 内；中度近视为屈光度 –3.0D ～ –6.0D；高度近视为屈光度 –6.0D 以上。

2. 辅助检查　检眼镜、CT 等检查有助于诊断。

【治疗】

1. 基本治疗

治法　益气养血，滋补肝肾，通络明目。取局部和背俞穴为主。

主穴　睛明　承泣　攒竹　足三里　光明　风池　肝俞　肾俞

配穴　肝肾两虚者加太溪、三阴交；气血不足者加脾俞、胃俞、四白。

操作　毫针刺平补平泻法。足三里、肝俞、肾俞可施补法。

方义　睛明、承泣、攒竹均为眼周局部取穴，具有疏通局部经络的作用，是治疗眼疾的常用穴；风池是手足少阳经与阳维脉的交会穴，光明是足少阳经的络穴，可清肝明目；足三里善于调补脾胃，益气血；肝俞、肾俞能补益肝肾而明目。

2. 其他治疗

（1）皮肤针法　取太阳、攒竹、阳白、承泣、风池，轻叩刺至皮肤潮红，每日1次。

（2）耳针法　取眼、目$_1$、目$_2$、肝，毫针中强刺激，留针30分钟；或埋针或王不留行贴敷。

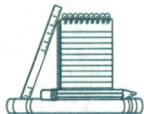

【按语】

1. 针灸治疗本病有一定效果，尤以远视力不低于 0.5 者效佳。
2. 科学用眼，不在暗光线或躺卧时看书报、手机，坚持做眼保健操。

复习思考

1. 简述近视的辨证要点。
2. 简述近视的主穴与操作。
3. 简述近视配穴的应用。

目赤肿痛

案例导入

闫某，女，27 岁，已婚，理发师。2012 年 3 月 20 日初诊。自诉双眼烧灼样疼痛，怕光流泪 2 天。2 天前在理发时突然感到左眼刺痒疼痛，用手揉按后，稍觉舒适片刻，随之双眼红肿且烧灼样疼痛。诊见双眼红肿，怕光流泪，舌红、苔薄黄，脉弦数。

问题：写出中医辨证及分型、辨证依据、针灸治疗、医嘱。

目赤肿痛是以目睛疼痛、羞明多泪为主症的病证。本病多由卒感外邪或疫疠之气、饮食不节、禀赋不足等因素所致。多发于春夏之季，病位在眼，与肺、胃、肝密切有关；病机为热毒蕴结目睛，络脉失和。属于中医学的"天行赤眼""暴风客热"范畴。

西医学的流行性角膜结膜炎、流行性出血性结膜炎、急性卡他性结膜炎、过敏性结膜炎，均可参考本病辨治。

【辨证】

1. 风热外袭 白睛红赤，沙涩灼热，羞明流泪，眵多清稀，头额胀痛。舌红、苔薄白或薄黄，脉浮数。

2. 热毒炽盛 胞睑红肿，白睛赤肿，白睛溢血，黑睛生星翳，羞明刺痛，热泪如汤，口渴引饮，溲赤便结。舌红、苔黄，脉数。

知识链接

1. 鉴别诊断 临床上需要与天行赤眼、暴翳相鉴别。

2. 辅助检查 血常规、眼分泌物涂片、结膜刮片镜检等检查有助于诊断。

【治疗】

1. 基本治疗

治法 清泻风热，消肿止痛。取手阳明、足太阳、足厥阴经穴为主。

主穴 太阳 睛明 合谷 太冲

配穴 风热外袭者加少商、风池；热毒炽盛者加侠溪、行间。

操作 毫针刺用泻法。太阳、少商可点刺放血。

方义 太阳、睛明为局部取穴，可清热明目，消肿止痛；合谷调阳明经气，疏散风热，太

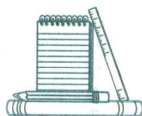

冲清泄肝胆火热，导热下行，热清火泄则诸症得除。

2. 其他治疗

（1）耳针法 取眼、目₁、目₂、肝。毫针中强刺激，留针 20 分钟；或在耳尖或耳背静脉点刺放血。

（2）三棱针法 在肩胛间压痛点处挑刺，隔日 1 次，适用于急性结膜炎。

（3）刺血拔罐法 取太阳穴。三棱针点刺出血后拔罐，使之出血稍多，每日 1 次。

【按语】

1. 针灸治疗本病效果较好，流行季节应注意眼部卫生，以防传染。

2. 针刺睛明穴，针具应严格消毒，以防感染；进、出针宜缓慢，轻捻转不宜提插，出针时用干棉球压迫针孔 1 分钟，以防出血。

复习思考

1. 简述目赤肿痛的辨证要点。

2. 简述目赤肿痛的主穴与操作。

3. 简述目赤肿痛配穴的应用。

耳鸣、耳聋

案例导入

宋某，男，67 岁，已婚，农民。2019 年 10 月 25 日初诊。自诉近距离听不清对方的话语 2 年。2 年前突然出现耳内如蝉鸣响，安静时更明显，进而出现近距离听不清对方的话语，心烦意乱，劳累或思虑过度后加剧。诊见面白无华，失眠健忘，头晕眼花，腰膝酸软，畏寒肢冷，体倦乏力，夜尿频。舌淡、苔薄白，脉细弱。

问题：写出中医辨证及分型、辨证依据、针灸治疗、医嘱。

耳聋、耳鸣是听觉异常的两种常见症状。耳鸣是以自觉耳内鸣响为主症；耳聋是以听力减退或听力丧失为主症。由于两者在病因病机方面有较多共同之处，故一并讨论。本病多由外邪侵袭、情志不遂、肝火、痰饮、瘀血、脏腑虚损等因素所致。病位在耳，与五脏紧密相关；病机为精气亏虚，耳窍失聪。

西医学的突发性聋、药物中毒性聋、原因不明的感音神经性聋，以及各种不同原因导致的耳鸣，均可参考本病辨治。

【辨证】

1. 实证 发病突然，病程短，或耳中堵塞，鸣声如蝉或隆隆不断，按之不减，或听力突然下降。

外邪侵袭者兼见鼻塞、流涕，或头痛、耳胀闷，或恶寒、发热、身痛，舌苔薄白，脉浮；肝火上扰或肝阳上亢者兼见情志抑郁或恼怒之后发作，头晕，头痛，烦躁易怒，口苦口干，便秘尿黄，面红目赤，舌红、苔黄，脉弦数；痰湿或痰火郁结者兼见脘腹痞满，舌红、苔黄腻，脉滑数；气滞血瘀者兼见鼓膜增厚，或有粘连、钙质沉着，舌紫暗、苔薄，脉涩。

2. 虚证 起病缓慢，病程长，或由实证发展而来，鸣声如蚊蝇，时作时止，劳累或思虑过

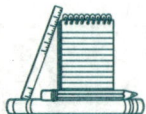

度时加剧，按之鸣声减弱，或听力下降明显或听力全无。

肾精亏损者兼见头晕眼花，腰膝酸软，舌红、苔少，脉细数；气血亏虚者兼见面色无华，食欲不振，舌淡、苔薄白，脉细弱。

知识链接

1. 鉴别诊断　临床上需要与幻听、耳胀、耳异物、脓耳、聤耳等相鉴别。

2. 辅助检查　外耳道及鼓膜检查、听力学检查、颅脑 X 线、CT、MRI 等检查有助于诊断。

【治疗】

1. 基本治疗

（1）实证

治法　清肝泻火，疏通耳窍。以足少阳、手少阳经穴为主。

主穴　翳风　听会　侠溪　中渚

配穴　外邪侵袭者加外关、合谷；肝火上扰者加太冲、丘墟；痰湿或痰火郁结者加阴陵泉、丰隆、内庭；气滞血瘀者加膈俞、内关、三阴交。

操作　毫针泻法。

方义　病位在耳，手、足少阳之脉均入于耳中，故取手少阳之中渚、翳风，足少阳之听会、侠溪，疏通少阳经络之气，疏风祛邪，聪耳开窍，清降肝火。

（2）虚证

治法　益肾养窍。以足少阴、手太阳经穴为主。

主穴　太溪　照海　听宫

配穴　肾精亏损者加肾俞、气海、绝骨；气血亏虚者加脾俞、足三里。

操作　毫针补法。肾气虚可用小艾炷灸患处。

方义　肾开窍于耳，肾精充足则耳聪窍开，太溪、照海补益肾精，培元固本；听宫疏通耳部经络气血。

2. 其他治疗

（1）耳针法　取心、肝、肾、内耳、皮质下。中等刺激量，突发耳聋者，毫针强刺激；耳鸣、耳聋亦可埋针或压丸。

（2）穴位注射法　取听宫、翳风、完骨、绝骨。用 654-2 注射液，每次选 2 穴，每穴注射 5mg；或用维生素 B_{12} 注射液，每穴 0.2～0.5mL。

（3）头针法　取两侧晕听区，毫针刺，间歇运针，留针 20 分钟，每日或隔日 1 次。

【按语】

1. 耳鸣与耳聋的发生，其原因很多，针灸对神经性耳鸣、耳聋效果好。

2. 远离噪声，充足睡眠。

3. 饮食有节，起居有常，保持心情舒畅。

复习思考

1. 简述耳鸣、耳聋的辨证要点。

2. 简述耳鸣、耳聋实证的主穴与操作。

3. 简述耳鸣、耳聋虚证配穴的应用。

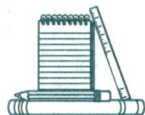

咽喉肿痛

案例导入

　　杨某，女，45 岁，已婚，教师。2021 年 4 月 15 日初诊。自诉咽部疼痛 5 天。5 天前因情志不畅，突然咽部憋胀疼痛，声音嘶哑，伴吞咽困难。诊见面红目赤，口苦咽干，急躁易怒，心悸少寐，时有咳嗽，痰黏稠，色黄，大便干，小便短黄，舌红、苔黄厚，脉弦数有力。查：喉镜提示咽部黏膜充血呈深红色，淋巴滤泡增生；胃镜提示：反流性食道炎；慢性胃炎。

　　问题：写出中医辨证及分型、辨证依据、针灸治疗、医嘱。

　　咽喉肿痛是以咽喉部红肿疼痛或咽部不适感为主症的病证。本病多由外邪侵袭、肺胃热盛、痰热蕴结、阴虚肺燥、肺脾气虚等因素所致。病位在咽喉，与肺、脾、肝、肾等密切相关；病机为邪毒壅络，气津亏虚。

　　西医学的急慢性咽炎、急慢性扁桃体炎、急性喉炎等，均可参考本病辨治。

【辨证】

1. 实证　发病急，病程短，咽喉疼痛较剧，咽部充血明显，受凉、疲劳、多言之后咽喉不适症状加重。

　　风寒外袭者兼见恶寒，不发热或微发热，口不渴，咽黏膜水肿，不充血或轻度充血，舌淡红、苔薄白，脉浮紧；风热外侵者兼见发热，微恶寒，口微渴，咽部轻度充血、水肿，舌边尖红、苔薄白或薄黄，脉浮数；肺胃实热者兼见口渴多饮，咳嗽，痰黏稠，发热，大便偏干，小便短黄，咽部充血较甚，舌红、苔黄或黄腻，脉数有力；痰热蕴结者兼见咳嗽、咳痰黏稠，口渴喜饮，咽黏膜充血呈深红色、肥厚，可见黄白色分泌物附着，舌红、苔黄腻，脉滑数。

2. 虚证　起病缓慢，多由实证发展而成，时轻时重，咽喉干疼、灼热，多言之后症状加重，咽部充血较轻。

　　阴虚肺燥者兼见咽喉干燥欲饮，饮水量不多，呛咳无痰，午后及黄昏时症状明显，咽部充血呈暗红色，黏膜干燥，或有萎缩，或有淋巴滤泡增生，舌红、苔薄，脉细数；肺脾气虚者兼见咽喉干燥，不欲饮，咳嗽，痰易咳，平素畏寒，易感冒，神倦乏力，语声低微，大便溏薄，咽部充血较轻，舌淡、苔白润，脉细弱。

知识链接

　　1. 鉴别诊断　临床上需要与急喉风、喉关痈、咽喉部肿瘤及食道肿瘤相鉴别。

　　2. 辅助检查　血常规、喉镜检查、CT、MRI 等检查有助于诊断。

【治疗】

1. 基本治疗

治法　清热利咽，消肿止痛。取手太阴、手足阳明、足少阴经穴为主。

主穴　少商　商阳　尺泽　合谷　照海　太溪

配穴　风热外袭者加大椎、外关；肺胃实热者加肺俞、内庭；阴虚肺燥者加三阴交、鱼际；

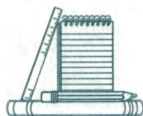

痰热蕴结加阴陵泉、丰隆；肺脾气虚者加肺俞、脾俞、足三里。咽部不适加廉泉。

操作 毫针刺用泻法或平补平泻法；少商、商阳点刺放血。

方义 少商、商阳为井穴，清肺泄热，通利咽喉，消肿止痛；尺泽、合谷清泻肺胃实热；太溪、照海滋养肾阴，润肺降火。

2. 其他治疗

（1）耳针法 取咽喉、心、下屏尖、扁桃体、轮1～轮6毫针中强刺激，留针15～30分钟。每日1次。

（2）三棱针法 取少商、商阳、耳背静脉点刺出血；适用于疼痛明显者，隔日1次，至疼痛减轻。

【按语】

1. 针灸治疗咽喉肿痛有较好效果；如肿大成脓、不能进食者，应及时补液并转科处理。

2. 饮食清淡，忌烟酒及辛辣食物。

3. 加强锻炼，增强体质。

复习思考

1. 简述咽喉肿痛的辨证要点。

2. 简述咽喉肿痛的主穴与操作。

3. 简述咽喉肿痛配穴的应用。

鼻 渊

鼻渊是以邪犯鼻窦，湿热蕴积，酿成痰浊，引起鼻流浊涕、量多为主症的病证。又称"脑漏""脑渗"。多由禀赋不足、外邪侵袭、饮食不节、情志不遂、久病失养、劳欲过度等因素所致。病位在鼻窦，与肺、脾胃、肝胆密切相关；病机为邪壅窦窍，气道不畅。

西医学的急、慢性鼻窦炎，可参考本病辨治。

【辨证】

1. 急性鼻渊 发病迅速，病程较短，鼻塞，流涕量多。

肺经风热者兼见涕多色白或微黄，头痛，咳嗽，咳痰，鼻黏膜充血，鼻甲肿大，舌淡、苔薄白，脉浮数；胆经郁热者兼见头痛较甚，涕多色黄而浊，身热，口渴，大便干燥，鼻黏膜充血明显，且肿胀，鼻腔内可见较多脓性分泌物，舌红、苔黄腻，脉弦数。

2. 慢性鼻渊 起病缓慢，病程较长，鼻塞，流浊涕，时多时少，缠绵不愈。

脾胃湿热者兼见头昏，食欲不振，大便溏薄，鼻黏膜充血肿胀，可见鼻腔内较多黄浊分泌物，舌红、苔黄腻，脉濡数；肺脾气虚者兼见头昏，记忆力减退，面色萎黄或白，少气乏力，大便溏薄，鼻腔黏膜肿胀，可见黏性或脓性分泌物，舌淡、苔白，脉细弱。

知识链接

1. 鉴别诊断 临床上需要与鼻室、鼻菌相鉴别。

2. 辅助检查 血常规、鼻窦X线、CT、MRI等检查有助于诊断。

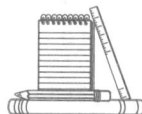

【治疗】

1. 基本治疗

治法　清热泻火，宣通鼻窍。取手太阴、手阳明经穴为主。

主穴　印堂　迎香　合谷　列缺

配穴　肺经风热者加少商、外关；胆经郁热者加行间、侠溪、阳陵泉；脾胃湿热者加阴陵泉、三阴交；肺脾气虚者加肺俞、脾俞、足三里；头痛、头昏甚者加太阳、风池。

操作　毫针刺用泻法。少商、太阳可点刺放血。

方义　印堂、迎香系局部取穴，可疏散鼻窍郁热而宣气通窍；列缺与合谷系表里经配穴，清泻肺热以利窍。

2. 其他治疗

（1）耳针法　取内耳、下屏尖、额、肺。毫针中强刺激，留针 20 分钟，每日 1 次，或埋针或王不留行籽贴压。

（2）穴位注射法　取合谷、迎香，用复合维生素 B 注射液，每穴 0.2 ～ 0.5mL，每次选用 1 穴，隔日 1 次。

【按语】

1. 针灸治疗本病有一定效果，应详查病因，对因治疗。

2. 避免感寒受凉，加强锻炼。

复习思考

1. 简述鼻渊的辨证要点。

2. 简述鼻渊的主穴与操作。

3. 简述鼻渊配穴的应用。

牙　痛

案例导入

沈某，女，45 岁，已婚，工人。2020 年 1 月 20 日就诊。自诉右下牙痛 3 天。3 天前吃火锅后出现右下牙痛，得冷疼痛稍减，咀嚼困难。诊见面红，口臭，便秘，舌红、苔黄厚腻，脉滑数。查：右面颊肿胀，牙龈红肿，牙齿无松动；心电图提示窦性心律，大致正常心电图。

问题：写出中医辨证及分型、辨证依据、针灸治疗、医嘱。

牙痛是指外邪侵袭或脏腑失和所致的以牙齿疼痛为主症的病证。常遇冷、热、酸、甜等刺激时发作或加剧。任何年龄和季节均可发病。本病多由禀赋不足、外邪侵袭、饮食不节、年老体弱等因素所致。病位在牙齿，与肾、胃密切相关；病机为邪犯阳明，经络失和。

西医学的牙髓炎、龋齿疼痛等，均可参考本病辨治。

【辨证】

1. 风热牙痛　牙痛阵发，时而加重，龈肿，遇风发作，遇热加剧，得冷痛减，形寒身热。舌红、苔薄白，脉浮数。

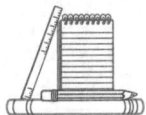

2. 胃火牙痛 牙痛剧烈，齿龈红肿或出脓血，甚则痛连腮颊，咀嚼困难，口臭，便秘。舌红、苔黄，脉洪数。

3. 肾虚牙痛 牙痛隐隐，时作时止，龈肉萎缩，牙齿松动，咬物无力，手足心热。舌红、少苔，脉细数。

知识链接

1. 鉴别诊断 临床上需要与鼻渊、面痛、干槽症及颌骨肿瘤相鉴别。

2. 辅助检查 血常规、颌部 X 线、CT、MRI 等检查有助于诊断。

【治疗】

1. 基本治疗

治法 疏风清热，通络止痛。取手、足阳明经穴为主。

主穴 颊车 下关 合谷

配穴 风火牙痛者加风池、外关；胃火牙痛者加内庭、劳宫；虚火牙痛者加太溪、行间。

操作 毫针刺用泻法或平补平泻法。

方义 手、足阳明经脉分别入下齿、上齿，故取足阳明经的颊车、下关，疏通局部经气，疏风清热，通络止痛；合谷为手阳明经合穴，为治疗牙痛之要穴，既可清热解表，又可清泄大肠郁热。

2. 其他治疗

（1）耳针法 取上颌、下颌、神门、上屏尖、牙痛点。每次取 2～3 穴，毫针强刺激，留针 15～30 分钟，每日 1 次。

（2）穴位注射法 取合谷、颊车。用双黄连或清开灵注射液，每穴注入 0.5～1.0mL，隔日 1 次。

【按语】

1. 针灸治疗一般牙痛效果较好，应明确诊断，对因治疗。

2. 平时注意口腔卫生。

复习思考

1. 简述牙痛的辨证要点。

2. 简述牙痛的主穴与操作。

3. 简述牙痛配穴的应用。

项目六 其他病证

中 暑

中暑是以头晕、头痛、恶心泛呕，甚或猝然昏倒为主症的一种急性病证。伤暑者为轻症，暑厥、暑风为重症。夏季天时酷热，或长时间处在高温环境中或烈日下，则可发病。本病多由体质虚弱，暑热或暑湿秽浊之气乘虚侵袭人体而为病。轻症多因暑热郁于肌表，邪热不得外泄；

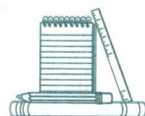

重症多因暑热炽盛，内犯心包，上扰清空，出现高热、神昏、痉厥，甚则虚脱的气阴两竭危候。

西医学的热痉挛、热射病，可参考本病辨治。

【辨证】

轻者身热少汗，头晕，头痛，胸闷，恶心，烦渴，倦怠乏力，舌淡、苔白腻，脉濡数；重者壮热无汗，肌肤灼热，口渴引饮，口唇干燥，烦躁神昏，手足痉挛或抽搐，舌红无津、苔黄，脉洪数；气阴两脱者则见面色苍白，汗出气短，四肢厥冷，舌绛、少苔，脉细数。

知识链接

1. 鉴别诊断 临床上需要与晕厥、虚脱、抽搐等相鉴别。

2. 辅助检查 血常规、心电图、血生化等检查有助于诊断。

【治疗】

1. 基本治疗

治法 清解暑热，和中化湿。取手足阳明经及督脉穴为主。

主穴 合谷 曲池 足三里 大椎 委中

配穴 头痛者加太阳、头维；呕恶者加内关、中脘；神昏者加十宣、人中；手足痉挛者加阳陵泉、太冲；气阴两脱者加神阙、关元。

操作 毫针刺用泻法。委中、十宣可点刺放血；气阴两脱者神阙、关元艾灸或隔盐灸。

方义 大椎为诸阳经之会，宣通阳气，清退热邪；合谷、曲池疏泄阳明，解暑清热；足三里和中化湿，益气扶正；委中清泄暑热之邪。

2. 其他治疗

（1）刮痧法 取颈项、腋窝、肘窝、腘窝、两胁部及脊背两侧，用光滑的陶瓷汤匙或刮痧板，蘸清水或薄荷汁，刮至皮肤呈紫红色为度。

（2）刺络放血法 取耳尖、尺泽、委中，用三棱针刺络放血 1～2mL。

【按语】

1. 中暑发病急骤，应及时抢救，迅速将患者移至通风阴凉处，施以针刺。危重者，严密观察病情，必要时采取综合抢救措施。

2. 搞好高温防暑工作，以防中暑发生。

复习思考

1. 简述中暑的辨证要点。

2. 简述中暑的主穴与操作。

3. 简述中暑配穴的应用。

晕 厥

案例导入

朱某，女，46 岁，已婚，农民。2013 年 4 月 11 日就诊。自诉晨起做饭时突然头晕乏力，眼前发黑，随之失去知觉，神志清醒后发现小便自遗。诊见形体消瘦，面色㿠

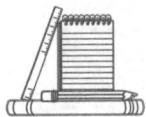

白，四肢不温，气短懒言，心悸少寐，纳呆，腰膝酸软，夜尿频，舌淡、苔薄白，脉沉细无力。

问题：写出中医辨证及分型、辨证依据、针灸治疗、医嘱。

晕厥是以突然发生短暂的意识和行动丧失为主症的病证。本病多由元气虚弱，病后气血未复，产后失血过多，或因情志异常波动，或因外伤剧烈疼痛等因素所致。主要病机是气机逆乱，升降失序，气血阴阳不相顺接。

西医学的脑血管痉挛、低血糖晕厥、直立性低血压、高血压脑病等，均可参考本病辨治。

【辨证】

主症　自觉头晕乏力，眼前发黑，泛泛欲吐，随之突然昏倒不省人事。

实证者兼见呼吸急促，牙关禁闭，舌淡、苔薄白，脉沉弦；虚证者兼见面色苍白，四肢厥冷，气短，汗出，舌淡、苔薄白，脉细缓无力。

知识链接

1. **鉴别诊断**　临床上需要与中风、痫症、昏迷相鉴别。

2. **辅助检查**　血常规、血生化、胸部 X 线、CT 等检查有助于诊断。

【治疗】

1. 基本治疗

治法　苏厥醒神。以督脉、手厥阴经穴为主。

主穴　水沟　中冲　涌泉　足三里

配穴　虚证者加灸气海、关元、百会；实证者加合谷、太冲。

操作　足三里用补法；水沟、中冲用泻法；涌泉用平补平泻法。

方义　督脉入脑上巅，水沟属督脉，有开窍醒神之功，是急救要穴之一；中冲为心包经井穴，涌泉为肾经井穴，二穴位于指端，交通阴阳，以调阴阳经气之逆乱，是治疗窍闭神昏之要穴；足三里补益气血，以滋气血濡养脑窍。

2. 其他治疗

（1）耳针法　取神门、肾上腺、心、皮质下。毫针强刺激。

（2）刺络法　取十二井穴、十宣、大椎。毫针刺大幅度捻转数次，出针后使其出血数滴，适用于实证。

【按语】

1. 针灸对情绪激动、外伤疼痛引起的晕厥效果良好。

2. 晕厥须详细检查，明确原因，以便采取相应治疗措施。

复习思考

1. 简述晕厥的辨证要点。

2. 简述晕厥的主穴与操作。

3. 简述晕厥配穴的应用。

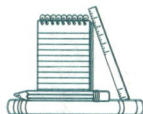

虚 脱

虚脱是以面色苍白、神志淡漠，或昏迷、肢冷汗出、血压下降为主要表现的危重病证。本病多由大量出血、大吐、大泻，或六淫邪毒、情志内伤、药物过敏或中毒、久病虚衰等因素所致。主要病机是气血津液亡失，阴阳衰竭。

西医学的休克，可参考本病辨治。

【辨证】

主症 面色苍白或发绀，神志淡漠，反应迟钝或昏迷，或烦躁不安，尿量减少，张口自汗，肢冷肤凉，血压下降，脉微细或芤大无力。

亡阳者则见呼吸微弱，唇发紫，舌质胖，脉细无力；亡阴者则见口渴，烦躁不安，唇舌干红，脉细数无力；病情恶化可导致阴阳俱脱之危候。

知识链接

1. 鉴别诊断 临床上需要与中暑、中风、痫症、昏迷相鉴别。

2. 辅助检查 血常规、血生化、胸部 X 线、CT 等检查有助于诊断。

【治疗】

1. 基本治疗

治法 回阳固脱，苏厥救逆。以督脉、手厥阴心包经穴为主。

主穴 素髎　水沟　内关　足三里

配穴 神志昏迷者，加中冲、涌泉；肢冷脉微者，加灸关元、神阙、百会。

操作 素髎、水沟用泻法；内关用补法。

方义 素髎、水沟属督脉穴，升阳救逆，开窍醒神，二穴共用发挥苏厥救逆治标之功；内关为心包经络穴，又为八脉交会穴，通于阴维脉，强心安神，收敛心气，协调阴阳；足三里培补后天气血，扶正疗虚，通经活络；内关、足三里二穴配用可使气血充盈，经脉通畅，阴阳调和，以凑神安志满、回阳固脱治本之效。

2. 其他治疗

（1）耳针法　取肾上腺、皮质下、心。毫针刺，中等刺激强度。

（2）艾灸法　取百会、膻中、神阙、关元、气海。艾炷直接灸，每次选2～3穴，灸至脉复汗收为止。

【按语】

1. 虚脱可由多种原因引起，针灸为抢救措施之一，须针对原因进行治疗。

2. 提倡中西医综合治疗。

复习思考

1. 简述虚脱的辨证要点。

2. 简述虚脱的主穴与操作。

3. 简述虚脱配穴的应用。

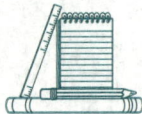

抽 搐

抽搐是以四肢不随意的肌肉抽搐、颈项强直、角弓反张、口噤不开为主症的病证。多由先天禀赋不足，感受时邪，饮食不节，跌仆损伤等因素所致。主要病机是肝风内动。

西医学的破伤风、癫痫、颅脑外伤和癔症等，均可参考本病辨治。

【辨证】

主症 四肢抽搐，颈项强直，或牙关紧闭，角弓反张。

热极生风者兼见起病急骤，有汗或无汗，头痛神昏；痰热化风者兼见壮热烦躁，昏迷痉厥，喉间痰鸣，牙关紧闭；血虚生风者兼见无发热，手足抽搐，露睛，纳呆，脉细无力。

知识链接

1. 鉴别诊断 临床上需要与中暑、痫症相鉴别。

2. 辅助检查 血常规、血生化、胸部 X 线、CT 等检查有助于诊断。

【治疗】

1. 基本治疗

治法 醒脑开窍，息风止痉。以督脉、手厥阴、手阳明、足厥阴经穴为主。

主穴 水沟 百会 内关 合谷 太冲

配穴 发热者加大椎、曲池；神昏者加十宣、涌泉；痰盛者加阴陵泉、丰隆；血虚者加血海、足三里。

操作 毫针泻法。

方义 督脉入络脑，水沟、百会醒脑开窍，调节元神之气；内关为心包经络穴，其脉气通于阴维脉，活血通络，平冲降逆，和调阴阳，安定心神之气；太冲善于疏肝理气，清肝泻火，以治肝风内动，配合谷则称开四关，为息风止痉之效穴。

2. 其他治疗

（1）耳针法 取皮质下、肝、脾、缘中、耳中、心。每次选 3～4 穴，毫针强刺激。

（2）皮肤针法 取印堂、百会、阳陵泉、涌泉。中强刺激。

【按语】

1. 针灸治疗抽搐具有镇惊止痉以救其急的功效，是急救措施之一。

2. 在控制病情的同时应查明病因，及早采取针对病因的治疗措施。

复习思考

1. 简述抽搐的辨证要点。

2. 简述抽搐的主穴与操作。

3. 简述抽搐配穴的应用。

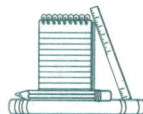

内脏疼痛

一、心绞痛

案例导入

马某，男，56岁，已婚，干部。2020年10月3日急诊。2小时前突因上腹部阵发性剧烈疼痛，伴恶心，呕吐1次，半小时后突然晕厥，出冷汗有濒死感而急诊入院。诊见面色苍白，烦躁不安，四肢不温，心悸气短，体倦乏力，舌淡、苔薄白，脉沉细涩。T：37.9℃，P：108次/分．R：26次/分，BP：70/50mmHg。心律规则，第1心音减弱，两肺及腹部检查无异常。实验室检查：WBC：$11.9×10^9$/L，N：0.72，L：0.30，ESR：26mm/h，心电图提示：$V_1 \sim V_5$ 导联ST段明显抬高，与T波相混呈弓背向上的单向曲线，未见异常Q波。

问题：写出中医辨证及分型、辨证依据、针灸治疗、医嘱。

心绞痛是指因冠状动脉供血不足，心肌急剧的、暂时的缺血与缺氧所引起以胸痛为主要表现的病证。本病属于中医学的"胸痹""心痛"范畴。

【辨证】

1. **实证** 发病突然，心胸窒闷或如物挤压，疼痛如绞，有濒死感。

心血瘀阻者兼见痛处固定不移，入夜为甚，伴有胸闷心悸，面色晦暗，舌紫暗或有瘀斑、舌下络脉青紫、苔薄，脉沉涩或结或代；寒凝心脉者兼见遇寒而作，形寒肢冷，胸闷心悸，甚则喘息不得卧，舌淡、苔白滑，脉沉细或弦紧；痰浊内阻者兼见气短喘促，多形体肥胖，肢体沉重，脘痞，痰多口黏，舌苔浊腻，脉滑，若痰浊化热则心痛如灼，心烦口干，痰多黄稠，大便秘结，舌红、苔黄腻，脉滑数。

2. **虚证** 起病缓慢，隐隐作痛，时轻时重，反复发作。

心气虚弱者兼见胸闷气短，动则喘息，心悸易汗，倦怠懒言，面色㿠白，舌淡暗或有齿痕、苔薄白，脉弱或结或代；心肾阴虚者兼见心悸盗汗，心烦少寐，腰酸膝软，耳鸣头晕，气短乏力，舌红、苔少，脉细数；心肾阳虚者兼见胸闷气短，遇寒则痛，心痛彻背，形寒肢冷，动则气喘，心悸汗出，不能平卧，腰酸乏力，面浮足肿，舌淡胖、苔白，脉沉细或脉微欲绝。

知识链接

1. **临床特征** 典型的心绞痛是突然发作的胸骨下部后方或心前区压榨性、闷胀性或窒息性疼痛，可放射到左肩、左上肢前内侧及环指和小指。疼痛一般持续5～15分钟，很少超过15分钟，伴有面色苍白、表情焦虑、出汗和恐惧感。多因劳累、情绪激动、饱食、受寒等因素诱发。

2. **鉴别诊断** 临床上需要与胃痛、腹痛相鉴别。

3. **辅助检查** 血常规、心电图、心脏B超、血生化、CT、MRI、心脏造影等检查有助于诊断。

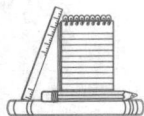

【治疗】

1. 基本治疗

治法 通阳行气，活血止痛。以手厥阴、手少阴经穴为主。

主穴 内关 巨阙 膻中 足三里

配穴 气滞血瘀者加血海、太冲；阳气欲脱者加水沟、百会。

操作 毫针泻法。

方义 内关为心包经络穴，又为八脉交会穴之一，通于阴维脉，平冲降逆，宽胸理气，活血通络，稳心安神，是治疗心绞痛的特效穴；巨阙为心之募穴，膻中为心包之募穴，二穴相配可从阴引阳、舒展阳气、缓急止痛，且膻中又为气会，可疏调气机，通络止痛；足三里补养气血，扶正疗虚。

2. 其他治疗

（1）耳针法 取心、小肠、交感、神门、内分泌。每次选3～5穴，毫针中等刺激。

（2）皮肤针法 取内关、膻中、心俞。毫针中等刺激。

【按语】

1. 针刺镇痛的同时积极对因治疗；明确诊断，心肌梗死者禁止针刺。

2. 饮食清淡，戒烟酒，禁食油腻、辛辣厚味。

3. 适当运动，劳逸结合。

二、胆绞痛

胆绞痛是以右上腹或腹中部阵发性剧烈绞痛为主症的病证。本病属于中医"胁痛"的范畴。西医学的急性胆囊炎、胆石症、胆道蛔虫症等，均可参考本病辨治。

【临床表现】

1. 急性胆囊炎 右上腹痛，呈持续性并阵发性加剧，疼痛常放射至右肩胛区，伴有恶心、呕吐，右上腹胆囊区有明显压痛和肌紧张。部分患者可出现黄疸和高热，或摸到肿大的胆囊。

2. 胆石症 其临床表现决定于结石的部位、动态和并发症，主要为胆绞痛，疼痛剧烈，恶心呕吐，并可有不同程度的黄疸和高热。胆绞痛发作一般时间短暂，也有延及数小时的。胆囊炎、结石症可同时存在，相互影响。

3. 胆道蛔虫症 上腹中部和右上腹突发的阵发性剧烈绞痛或剑突下"钻顶"样疼痛，可向肩胛区或右肩放射，伴有恶心、呕吐，有时吐出蛔虫，继发感染时有发热。疼痛时间数分钟到数小时，一日发作数次。间隔期疼痛可消失或很轻微。

知识链接

1. 鉴别诊断 临床上需要与胃痛、腹痛、真心痛及肝胆肿瘤相鉴别。

2. 辅助检查 血常规、血生化、肝胆B超、CT等检查有助于诊断。

【治疗】

1. 基本治疗

（1）急性胆囊炎、胆石症

治法 疏肝利胆，行气止痛。以足少阳经穴及俞募穴为主。

主穴 胆囊 阳陵泉 胆俞 肝俞 日月 期门

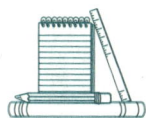

配穴　呕吐者，加内关、足三里；黄疸者，加至阳；发热者，加曲池、大椎。

操作　毫针泻法。

方义　胆俞配日月、肝俞配期门为俞募配穴，以疏肝利胆而止痛；阳陵泉为足少阳之合穴、胆之下合穴，以利肝胆之腑；胆囊穴为治疗胆腑疾病的经验穴。

（2）胆道蛔虫症

治法　解痉利胆，驱蛔止痛。以足少阳及手、足阳明经穴为主。

主穴　胆囊　阳陵泉　迎香　四白　鸠尾　日月

配穴　呕吐者，加内关、足三里。

操作　毫针泻法。迎香透四白，鸠尾透日月。每次留针 1～2 小时。

方义　阳陵泉为足少阳之合穴、胆之下合穴，可利胆止痛；迎香透四白为治疗本病之经验穴；鸠尾透日月疏通局部气血；胆囊穴为治疗胆腑疾病的经验穴。诸穴共奏驱蛔止痛之功。

2. 其他治疗

耳针法　①急性胆囊炎、胆石症：取肝、胰胆、交感、神门、耳迷根。急性发作时毫针强刺激，持续捻针 1～2 分钟；剧痛缓解后再行耳穴压丸法，两耳交替进行，每日 1～2 次。②胆道蛔虫症：取胰胆、艇中、十二指肠、神门、耳迷根。先刺右侧，再刺左侧，强刺激，留针 15 分钟；或用 2% 利多卡因注射液，每次选 2 穴，每穴注射 0.2mL，每日 1～2 次。

【按语】

1. 针刺镇痛效果较好，在止痛的同时积极对因治疗。

2. 饮食清淡，戒烟酒，禁食油腻、辛辣厚味。

三、肾绞痛

肾绞痛是泌尿系结石引起的以剧烈疼痛为主要表现的病证。

【辨证】

主症　腰部绞痛突然发生，多呈持续性或间歇性，并沿输尿管向髂窝、会阴、阴囊及大腿内侧放射，并出现血尿或脓尿，排尿困难或尿流中断，肾区可有叩击痛。

知识链接

1. 鉴别诊断　临床上需要与腹痛、癃闭等相鉴别。

2. 辅助检查　血常规、肾 B 超、CT、MRI 等检查有助于诊断。

【治疗】

1. 基本治疗

治法　清利湿热，通淋止痛。以背俞穴、足太阴经穴为主。

主穴　肾俞　三焦俞　中极　阴陵泉　三阴交

配穴　血尿者加血海、太冲；湿热重者加外关、合谷。

操作　毫针泻法。

方义　肾主水，司开阖，三焦为决渎之官，是气机通行之道，中极为膀胱募穴，肾俞、三焦俞、中极通经活络，疏利膀胱，使膀胱气化有司；三阴交活血通络，利水祛湿，阴陵泉清利湿热，通淋止痛。

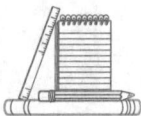

2. 其他治疗

耳针法　取肾、输尿管、交感、皮质下、三焦。毫针刺，强刺激。

【按语】

1. 针刺镇痛效果较好，在止痛的同时中西医结合对因治疗疗效显著。

2. 合理饮食，戒烟酒。

3. 劳逸结合，加强锻炼。

复习思考

1. 简述心绞痛、胆绞痛、肾绞痛的辨证要点。

2. 简述心绞痛、胆绞痛、肾绞痛的主穴与操作。

3. 简述心绞痛、胆绞痛、肾绞痛配穴的应用。

扫一扫，查阅
复习思考题答案

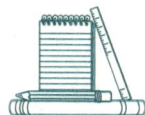

附 篇

针灸歌赋选

项目一　特定穴歌

一、五输穴歌

少商鱼际与太渊，经渠尺泽肺相连。商阳二三间合谷，阳溪曲池大肠牵。
厉兑内庭陷谷胃，冲阳解溪三里随。隐白大都太白脾，商丘阴陵泉要记。
少冲少府属于心，神门灵道少海寻。少泽前谷后溪腕，阳谷小海小肠连。
至阴通谷束京骨，昆仑委中膀胱延。涌泉然谷与太溪，复溜阴谷肾经看。
中冲劳宫心包络，大陵间使曲泽弯。关冲液门及中渚，阳池支沟天井陷。
窍阴侠溪临泣胆，丘墟阳辅阳陵泉。大敦行间太冲看，中封曲泉属于肝。

二、十五络穴歌

太阴列缺公孙量，阳明偏历丰隆详，通里大钟属少阴，支正飞扬络太阳，
厥阴内关和蠡沟，外关光明络少阳，任督鸠尾及长强，脾之大络大包藏。

三、十六郄穴歌

孔最温溜肺大肠，梁丘地机胃脾乡，阴郄养老心小肠，水泉金门肾膀胱，
郄门会宗包三焦，外丘中都胆肝藏，阳维阳交阴筑宾，阴跷交信阳跗阳。

四、八会穴歌

腑会中脘脏章门，髓会绝骨筋阳陵，骨会大杼膈俞血，脉在太渊气膻中。

五、十二背俞穴歌

三肺四厥阴，心五肝九魂，胆十脾十一，胃俞三焦肾，
十二三四椎，十六大肠俞，十八小肠云，膀胱十九寻。

六、十二募穴歌

天枢大肠中府肺，关元小肠巨阙心，中极膀胱京门肾，胆是日月肝期门，
脾募章门胃中脘，气化三焦石门针，心包募穴何处取，胸前膻中窥浅深。

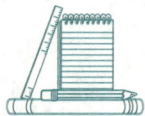

七、下合穴歌

胃经下合三里量，上下巨虚大小肠，胆腑有病取阳陵，膀胱委中焦委阳。

八、八脉交会穴歌

公孙冲脉胃心胸，内关阴维下总同，临泣胆经连带脉，阳维锐眦外关逢，
后溪督脉内眦颈，申脉阳跷络亦通，列缺任脉行肺系，阴跷照海膈喉咙。

九、井荥输原经合歌

少商鱼际与太渊，经渠尺泽肺相连，商阳二三间合谷，阳溪曲池大肠牵。
厉兑内庭陷谷胃，冲阳解溪三里随，隐白大都太白脾，商丘阴陵泉要知。
少冲少府属于心，神门灵道少海寻，少泽前谷后溪腕，阳谷小海小肠经。
至阴通谷束京骨，昆仑委中膀胱焉，涌泉然谷与太溪，复溜阴谷肾经传。
中冲劳宫心包络，大陵间使曲泽连，关冲液门中渚焦，阳池支沟天井言。
窍阴侠溪临泣胆，丘墟阳辅阳陵泉，大敦行间太冲看，中封曲泉属于肝。

十、八脉交会八穴歌

（一）公孙
九种心疼延闷，结胸反胃难停，酒食积聚胃肠鸣，水食气疾膈病。
脐痛腹痛胁胀，肠风疟疾心疼，胎衣不下血迷心，泄泻公孙立应。

（二）内关
中满心胸痞胀，肠鸣泄泻脱肛，食难下膈酒来伤，积块坚横胁抢。
妇女胁疼心痛，结胸里急难当，伤寒不解结胸膛，疟疾内关独当。

（三）后溪
手足拘挛战掉，中风不语痫癫，头疼眼肿泪涟涟，腿膝背腰痛遍。
项强伤寒不解，牙齿腮肿喉咽，手麻足麻破伤牵，盗汗后溪先砭。

（四）申脉
腰背屈强腿肿，恶风自汗头疼，雷头赤目痛眉棱，手足麻挛臂冷。
吹乳耳聋鼻衄，痫癫肢节烦憎，遍身肿满汗头淋，申脉先针有应。

（五）临泣
手足中风不举，痛麻发热拘挛，头风痛肿项腮连，眼肿赤疼头旋。
齿痛耳聋咽肿，浮风瘙痒筋牵，腿疼胁胀肋肢偏，临泣针时有验。

（六）外关
肢节肿疼膝冷，四肢不遂头风，背胯内外骨筋攻，头项眉棱皆痛。
手足热麻盗汗，破伤眼肿睛红，伤寒自汗表烘烘，独会外关为重。

（七）列缺
痔疟变肿泄痢，唾红溺血咳痰，牙疼喉肿小便难，心胸腹疼噎咽。
产后发强不语，腰痛血疾脐寒，死胎不下膈中寒，列缺乳痈多散。

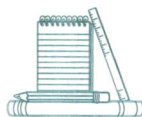

（八）照海

喉塞小便淋涩，膀胱气痛肠鸣，食黄酒积腹脐并，呕泻胃反便紧。

难产昏迷积块，肠风下血常频，膈中快气气核侵，照海有功必定。

项目二　其他腧穴歌

一、四总穴歌（八总诀）

肚腹三里留，腰背委中求，头项寻列缺，面口合谷收。

（八总诀：酸痛取阿是，胸胁内关谋，胁肋支沟取，肩痛阳陵搜）。

二、千金十穴歌

三里内庭穴，肚腹中妙诀。曲池与合谷，头面病可彻。腰背痛相连，委中昆仑穴。

头顶如有痛，后溪并列缺。环跳与阳陵，膝前兼腋胁。

三、马丹阳十二穴主治杂病歌

三里内庭穴，曲池合谷接，委中配承山，太冲昆仑穴，环跳与阳陵，通里并列缺。

合担用法担，合截用法截，三百六十穴，不出十二诀。

四、回阳九针歌

哑门劳宫三阴交，涌泉太溪中脘接，环跳三里合谷并，此是回阳九针穴。

项目三　标幽赋

拯救之法，妙用者针。察岁时于天道，定形气于予心。春夏瘦而刺浅，秋冬肥而刺深。不穷经络阴阳，多逢刺禁；既论脏腑虚实，须向经寻。

原夫起自中焦，水初下漏，太阴为始，至厥阴而方终；穴出云门，抵期门而最后。正经十二，别络走三百余支；正侧偃伏，气血有六百余候。手足三阳，手走头而头走足；手足三阴，足走腹而胸走手。要知迎随，须明逆顺。

况夫阴阳，气血多少为最。厥阴太阳，少气多血；太阴少阴，少血多气；而又气多血少者，少阳之分；气盛血多者，阳明之位。先详多少之宜，次察应至之气。轻滑慢而未来，沉涩紧而已至。既至也，量寒热而留疾；未至者，据虚实而候气。气之至也，若鱼吞钩饵之浮沉；气未至也，似闲处幽堂之深邃。气速至而效速，气迟至而不治。

观夫九针之法，毫针最微，七星上应，众穴主持。本形金也，有蠲邪扶正之道；短长水也，有决凝开滞之机。定刺象木，或斜或正；口藏比火，进阳补羸。循机扪而可塞以象土，实应五行而可知。然是三寸六分，包含妙理；虽细桢于毫发，同贯多歧。可平五脏之寒热，能调六腑之实虚。拘挛闭塞，遣八邪而去矣；寒热痛痹，开四关而已之。

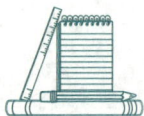

凡刺者，使本神朝而后入；既刺也，使本神定而气随。神不朝而勿刺，神已定而可施。定脚处，取气血为主意；下手处，认水木是根基。天地人三才也，涌泉同璇玑百会；上中下三部也，大包与天枢地机。阳跷阳维并督带，主肩背腰腿在表之病；阴跷阴维任冲脉，去心腹胁肋在里之疑。二陵二跷二交，似续而交五大；两间两商两井，相依而别两支。

大抵取穴之法，必有分寸，先审自意，次观肉分；或伸屈而得之，或平直而安定。在阳部筋骨之侧，陷下为真；在阴分郄腘之间，动脉相应。取五穴用一穴而必端；取三经用一经而可正。头部与肩部详分，督脉与任脉易定。明标与本，论刺深刺浅之经；住痛移疼，取相交相贯之径。

岂不闻脏腑病，而求门海俞募之微；经络滞，而求原别交会之道。更穷四根三结，依标本而刺无不痊；但用八法五门，分主客而针无不效。八脉始终连八会，本是纪纲；十二经络十二原，是为枢要。一日刺六十六穴之法，方见幽微，一时取一十二经之原，始知要妙。

原夫补泻之法，非呼吸而在手指；速效之功，要交正而识本经。交经缪刺，左有病而右畔取；泻络远针，头有病而脚上针。巨刺与缪刺各异，微针与妙刺相通。观部分而知经络之虚实，视浮沉而辨脏腑之寒温。且夫先令针耀，而虑针损；次藏口内，而欲针温。目无外视，手如握虎；心无内慕，如待贵人。左手重而多按，欲令气散；右手轻而徐入，不痛之因。空心恐怯，直立侧而多晕；背目沉掐，坐卧平而没昏。

推于十干十变，知孔穴之开阖；论其五行五脏，察日时之旺衰。伏如横弩，应若发机。阴交阳别，而定血晕；阴跷阳维，而下胎衣。痹厥偏枯，迎随俾经络接续；漏崩带下，温补使气血依归。静以久留，停针候之。必准者，取照海治喉中之闭塞；端的处，用大钟治心内之呆痴。

大抵疼痛实泻，痒麻虚补。体重节痛而输居，心下痞满而井主。心胀咽痛，针太冲而必除；脾冷胃疼，泻公孙而立愈。胸满腹痛刺内关，胁疼肋痛针飞虎。筋挛骨痛而补魂门，体热劳嗽而泻魄户。头风头痛，刺申脉与金门；眼痒眼疼，泻光明与地五。泻阴郄止盗汗，治小儿骨蒸；刺偏历利小便，医大人水蛊。中风环跳而宜刺，虚损天枢而可取。

由是午前卯后，太阴生而疾温；离左酉南，月朔死而速冷。循扪弹弩，留吸母而坚长；爪下伸提，疾呼子而嘘短。动退空歇，迎夺右而泻凉；推内进搓，随济左而补暖。

慎之！大患危疾，色脉不顺而莫针；寒热风阴，饥饱醉劳而切忌。望不补而晦不泻，弦不夺而朔不济。精其心而穷其法，无灸艾而坏其皮；正其理而求其原，免投针而失其位。避灸处而加四肢，四十有九；禁刺处而除六俞，二十有二。

抑又闻，高皇抱疾未瘥，李氏刺巨阙而后苏；太子暴死为厥，越人针维会而复醒。肩井曲池，甄权刺臂痛而复射；悬钟环跳，华陀刺躄足而立行。秋夫针腰俞而鬼免沉疴，王纂针交俞而妖精立出。刺肝俞与命门，使瞽士视秋毫之末；取少阳与交别，俾聋夫听夏蚋之声。

嗟夫！去圣逾远，此道渐坠。或不得意而散其学，或愆其能而犯禁忌。愚庸智浅，难契于玄言；至道渊深，得之者有几？偶述斯言，不敢示诸明达者焉，庶几乎童蒙之心启。

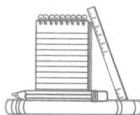

参考书目

1. 山东中医学院、河北医学院.黄帝内经素问校释上、下册［M］.北京：人民卫生出版社，1982.

2. 河北医学院.灵枢经校释上、下册［M］.北京：人民卫生出版社，1985.

3. 石学敏.针灸学［M］.北京：中国中医药出版社，2002.

4. 杨甲三.腧穴学［M］.上海：上海科学技术出版社，1985.

5. 奚永江.针法灸法学［M］.上海：上海科学技术出版社，1985.

6. 李鼎.经络学［M］.上海：上海科学技术出版社，1984.

7. 王启才.针灸治疗学［M］.北京：中国中医药出版社，2007.

8. 高树中.针灸治疗学［M］.上海：上海科学技术出版社，2009.

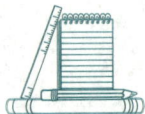

教材目录

注：凡标☆者为"十四五"职业教育国家规划教材。

序号	书名	主编		主编所在单位	
1	医古文	刘庆林	江琼	湖南中医药高等专科学校	江西中医药高等专科学校
2	中医药历史文化基础	金虹		四川中医药高等专科学校	
3	医学心理学	范国正		娄底职业技术学院	
4	中医适宜技术	肖跃红		南阳医学高等专科学校	
5	中医基础理论	陈建章	王敏勇	江西中医药高等专科学校	邢台医学院
6	中医诊断学	王农银	徐宜兵	遵义医药高等专科学校	江西中医药高等专科学校
7	中药学	李春巧	林海燕	山东中医药高等专科学校	滨州医学院
8	方剂学	姬水英	张尹	渭南职业技术学院	保山中医药高等专科学校
9	中医经典选读	许海	姜侠	毕节医学高等专科学校	滨州医学院
10	卫生法规	张琳琳	吕慕	山东中医药高等专科学校	山东医学高等专科学校
11	人体解剖学	杨岚	赵永	成都中医药大学	毕节医学高等专科学校
12	生理学	李开明	李新爱	保山中医药高等专科学校	济南护理职业学院
13	病理学	鲜于丽	李小山	湖北中医药高等专科学校	重庆三峡医药高等专科学校
14	药理学	李全斌	卫昊	湖北中医药高等专科学校	陕西中医药大学
15	诊断学基础	杨峥	姜旭光	保山中医药高等专科学校	山东中医药高等专科学校
16	中医内科学	王飞	刘菁	成都中医药大学	山东中医药高等专科学校
17	西医内科学	张新鹃	施德泉	山东中医药高等专科学校	江西中医药高等专科学校
18	中医外科学☆	谭工	徐迎涛	重庆三峡医药高等专科学校	山东中医药高等专科学校
19	中医妇科学	周惠芳		南京中医药大学	
20	中医儿科学	孟陆亮	李昌	渭南职业技术学院	南阳医学高等专科学校
21	西医外科学	王龙梅	熊炜	山东中医药高等专科学校	湖南中医药高等专科学校
22	针灸学☆	甄德江	张海峡	邢台医学院	渭南职业技术学院
23	推拿学☆	涂国卿	张建忠	江西中医药高等专科学校	重庆三峡医药高等专科学校
24	预防医学☆	杨柳清	唐亚丽	重庆三峡医药高等专科学校	广东江门中医药职业学院
25	经络与腧穴	苏绪林		重庆三峡医药高等专科学校	
26	刺法与灸法	王允娜	景政	甘肃卫生职业学院	山东中医药高等专科学校
27	针灸治疗☆	王德敬	胡蓉	山东中医药高等专科学校	湖南中医药高等专科学校
28	推拿手法	张光宇	吴涛	重庆三峡医药高等专科学校	河南推拿职业学院
29	推拿治疗	唐宏亮	汤群珍	广西中医药大学	江西中医药高等专科学校

序号	书名	主编		主编所在单位	
30	小儿推拿	吕美珍	张晓哲	山东中医药高等专科学校	邢台医学院
31	中医学基础	李勇华	杨频	重庆三峡医药高等专科学校	甘肃卫生职业学院
32	方剂与中成药☆	王晓戎	张彪	安徽中医药高等专科学校	遵义医药高等专科学校
33	无机化学	叶国华		山东中医药高等专科学校	
34	中药化学技术	方应权	赵斌	重庆三峡医药高等专科学校	广东江门中医药职业学院
35	药用植物学☆	汪荣斌		安徽中医药高等专科学校	
36	中药炮制技术☆	张昌文	丁海军	湖北中医药高等专科学校	甘肃卫生职业学院
37	中药鉴定技术☆	沈力	李明	重庆三峡医药高等专科学校	济南护理职业学院
38	中药制剂技术	吴杰	刘玉玲	南阳医学高等专科学校	娄底职业技术学院
39	中药调剂技术	赵宝林	杨守娟	安徽中医药高等专科学校	山东中医药高等专科学校
40	药事管理与法规	查道成	黄娇	南阳医学高等专科学校	重庆三峡医药高等专科学校
41	临床医学概要	谭芳	向军	娄底职业技术学院	毕节医学高等专科学校
42	康复治疗基础	王磊		南京中医药大学	
43	康复评定技术	林成杰	岳亮	山东中医药高等专科学校	娄底职业技术学院
44	康复心理	彭咏梅		湖南中医药高等专科学校	
45	社区康复	陈丽娟		黑龙江中医药大学佳木斯学院	
46	中医养生康复技术	廖海清	艾瑛	成都中医药大学附属医院针灸学校	江西中医药高等专科学校
47	药物应用护理	马瑜红		南阳医学高等专科学校	
48	中医护理	米健国		广东江门中医药职业学院	
49	康复护理	李为华	王建	重庆三峡医药高等专科学校	山东中医药高等专科学校
50	传染病护理☆	汪芝碧	杨蓓蓓	重庆三峡医药高等专科学校	山东中医药高等专科学校
51	急危重症护理☆	邓辉		重庆三峡医药高等专科学校	
52	护理伦理学☆	孙萍	张宝石	重庆三峡医药高等专科学校	黔南民族医学高等专科学校
53	运动保健技术	潘华山		广东潮州卫生健康职业学院	
54	中医骨病	王卫国		山东中医药大学	
55	中医骨伤康复技术	王轩		山西卫生健康职业学院	
56	中医学基础	秦生发		广西中医学校	
57	中药学☆	杨静		成都中医药大学附属医院针灸学校	
58	推拿学☆	张美林		成都中医药大学附属医院针灸学校	

序号　书　名　　　　　主　编　　　　主编所在单位